临证簇药
——张雪梅名中医讲堂

Linzheng Cuyao
Zhang Xuemei
Mingzhongyi Jiangtang

黄昉萌 骆杰伟 马坤 叶颖 著

海峡出版发行集团 | 福建科学技术出版社

图书在版编目（CIP）数据

临证簇药：张雪梅名中医讲堂 / 黄昉萌等著.
福州：福建科学技术出版社，2024. 10. -- ISBN 978-7
-5335-7340-9

Ⅰ. R289.1

中国国家版本馆CIP数据核字第2024JW1809号

出 版 人　郭　武
责任编辑　李　英
装帧设计　刘　丽
责任校对　林峰光

临证簇药 ——张雪梅名中医讲堂

著　　者　黄昉萌　骆杰伟　马　坤　叶　颖
出版发行　福建科学技术出版社
社　　址　福州市东水路76号（邮编350001）
网　　址　www.fjstp.com
经　　销　福建新华发行（集团）有限责任公司
印　　刷　福州德安彩色印刷有限公司
开　　本　700毫米×1000毫米　1/16
印　　张　22
字　　数　337千字
版　　次　2024年10月第1版
印　　次　2024年10月第1次印刷
书　　号　ISBN 978-7-5335-7340-9
定　　价　158.00元

书中如有印装质量问题，可直接向本社调换。
版权所有，翻印必究。

PREFACE

前 言

本书介绍了我国著名的中西医结合专家、福建名中医张雪梅主任团队系统应用中医簇药对的临床经验。张雪梅主任既坚持中医正统传承，又不拘泥于书本知识，不断创新地提出多个中医的新概念与新理念，创立了中医簇药学，让中医焕发出新的生命力。中医簇药学是在中医对药（二味中药组合）、角药（三味中药组合）的概念基础上提出的一个新的中医药学概念，是对对药、角药及角药以上"药串"的药物组合的高度总结。簇的本意就是"一群""一组"，其概念借助于计算机术语"簇（Clust）"，正如磁盘数据存储管理的最小单位也叫"簇"。如《史记·独断》所言："律中太簇，言万物始簇而生。"中医簇药是介于中药与方剂的中间阶段，是一个传统方剂形成前的状态。中医簇药学是以中医基础理论为指导，相伍关系符合中医的整体观、辨证观、恒动观，簇药对是其组方中的单元，是组方的"基因芯片"，每个方剂是由1个或1个以上的簇药对有机组成的。

  本书按各系统的疾病辨证思路来分类编排，仍以现版流行的《伤寒论》《中医内科学》教科书为基本证型框架，应用簇药方法对临证中的处方进行辨析，具有易记、易学、易理解的特点，从不同视角审视中医药的精髓，以求丰富现代中医簇药学内容，更有效地指导中医临床工作，促进中医药事业的发展。

目 录

1 | 第一讲 《伤寒论》簇药对应用规律

一、麻黄汤类方簇药对 6
1. 麻黄、桂枝——辛温解表之簇药 6
2. 麻黄、杏仁、甘草、石膏——宣肺泻热之簇药 ... 7
3. 麻黄、杏仁、甘草——宣肺之簇药 8
4. 麻黄、细辛、附子——温阳里外之簇药 9
5. 麻黄、附子、甘草——温煦里外之簇药 10

二、桂枝汤类方簇药对 10
1. 桂枝、芍药——辛温解肌、调和营卫之簇药 ... 10
2. 桂枝、甘草——辛温解肌、温通心阳、平冲心悸之簇药 14
3. 桂枝、附子——祛风除湿，温经散寒除痹之簇药 14
4. 桂枝、人参——补益营卫、扶正解表之簇药 ... 14

三、葛根汤方类簇药对 15

1. 葛根、桂枝、芍药——辛温解肌之簇药..............15
2. 葛根、黄芩、黄连——清中焦湿热、止下利之簇药..............16

四、抵当汤类方簇药对..............17
桃仁、大黄——泄瘀热之簇药..............17

五、栀子豉汤类方簇药对..............18
1. 栀子、淡豆豉——清热除烦之簇药..............18
2. 栀子、厚朴、枳实——清热除烦理气之簇药..............19
3. 栀子、干姜——清上、温中护脾胃之簇药..............19
4. 栀子、茵陈蒿、大黄——治阳黄之簇药..............20
5. 栀子、黄柏、甘草——治湿热阳黄之簇药..............20

六、陷胸汤类方簇药对..............21
1. 大黄、芒硝、甘遂——泻热逐水之簇药..............21
2. 瓜蒌、半夏、黄连——宽胸散结化痰之簇药..............21
3. 芫花、甘遂、大戟、大枣——攻逐水饮之簇药..22
4. 桔梗、巴豆、贝母——温下寒实之簇药..............22
5. 瓜蒂、赤小豆、淡豆豉——涌吐痰涎宿食之簇药..............23

七、泻心汤类方簇药对..............24
1. 半夏、干姜、黄芩、黄连——辛开苦降、散结消痞之簇药..............24
2. 人参、半夏、生姜、大枣、甘草——健脾和胃增效之簇药..............24
3. 大黄、黄连——热痞之簇药..............25
4. 旋覆花、代赭石——降逆止呃之簇药..............26

八、甘草汤类方簇药对..............27
1. 甘草、桂枝——温心阳之簇药..............27

2. 甘草、附子——温脾阳之簇药 27
3. 甘草、干姜——温肺阳之簇药 27
4. 生地黄、麦冬、白芍、阿胶、麻仁——养心肺阴津之簇药 28

九、苓桂术甘汤类方簇药对 29
1. 茯苓、白术——健脾利水之簇药 29
2. 桂枝、茯苓——温化水气之簇药 30
3. 泽泻、茯苓、猪苓——甘淡利水之簇药 30

十、黄芩黄连汤类方簇药对 32
1. 黄芩、白芍——清肠热缓急之簇药 32
2. 黄连、桂枝、干姜——清肠热温脾散寒之簇药 ..32
3. 黄连、鸡子黄、阿胶——清心肠热、养心脾阴之簇药 32

十一、白虎汤类方簇药对 33
1. 知母、石膏——清气分热之簇药 33
2. 竹叶、石膏、麦冬——清气分热兼益阴之簇药 ..34

十二、承气汤类方簇药对 35
1. 大黄、厚朴、枳实、芒硝——泄热通腑之簇药 ..35
2. 火麻仁、杏仁、芍药、蜂蜜——润肠通便之簇药 36

十三、柴胡汤类方簇药对 37
1. 柴胡、半夏、黄芩——和解少阳、疏肝解郁之簇药 37
2. 大黄、芍药、枳实——泻热除满、消痞止痛之簇药 39
3. 柴胡、枳实、芍药、甘草——疏肝理脾、疏理三焦之簇药 39

十四、芍药当归汤类方簇药对 41
1. 芍药、甘草——柔肝止痛之簇药 41
2. 当归、芍药——养血活血之簇药 41

十五、四逆汤类方簇药对 42
1. 附子、干姜、炙甘草——回阳救逆之簇药 42
2. 附子、干姜、葱白——回阳救逆、宣通上下之簇药 43

十六、其他方类簇药对 44
1. 赤石脂、禹余粮——固收下焦之簇药 44
2. 桔梗、甘草——宣肺利咽之簇药 45
3. 赤石脂、干姜、粳米——温中涩肠止痢之簇药 .. 45
4. 苦酒（醋）、半夏、鸡子清——散结消肿敛疮之簇药 45
5. 半夏、桂枝、甘草——散结消肿之簇药 46
6. 吴茱萸、人参、生姜、大枣——温中补虚、降逆止呕之簇药 46
7. 白头翁、秦皮、黄柏、黄连——清热燥湿、止痢之簇药 46
8. 人参、干姜、炙甘草、白术——温脾阳、运脾胃理中之簇药 47
9. 厚朴、生姜、半夏、甘草、人参——运脾益胃消胀之簇药 47
10. 附子、人参、芍药——温经散寒止痛之簇药 48
11. 牡蛎、蜀漆、海藻、栝楼根——消痰结之簇药；泽泻、葶苈、商陆——泻水之簇药；两对组合为痰水并治之方 48
12. 乌梅、细辛、蜀椒——温脏安蛔之簇药 49

第二讲　肾系疾病辨证与簇药对应用规律

一、水肿辨证思路与簇药对应用规律 52
　　1. 病因病机 52
　　2. 治疗原则 52
　　3. 辨治分型与簇药对应用 52

二、关格辨证思路与簇药对应用规律 56
　　1. 病因病机 56
　　2. 治疗原则 56
　　3. 辨治分型与簇药对应用 57

三、癃闭辨证思路与簇药对应用规律 59
　　1. 病因病机 59
　　2. 治疗原则 59
　　3. 辨治分型与簇药对应用 60

四、淋证辨证思路与簇药对应用规律 63
　　1. 病因病机 64
　　2. 治疗原则 64
　　3. 辨治分型与簇药对应用 65

五、尿浊辨证思路与簇药对应用规律 70
　　1. 病因病机 70
　　2. 治疗原则 71
　　3. 辨治分型与簇药对应用 71

六、阳痿辨证思路与簇药对应用规律 73
　　1. 病因病机 73
　　2. 治疗原则 74
　　3. 辨治分型与簇药对应用 74

七、遗精辨证思路与簇药对应用规律……77
1. 病因病机……77
2. 治疗原则……78
3. 辨治分型与簇药对应用……78

八、早泄辨证思路与簇药对应用规律……81
1. 病因病机……81
2. 治疗原则……81
3. 辨治分型与簇药对应用……82

第三讲 气血津液系辨证与簇药对应用规律

一、消渴辨证思路与簇药对应用规律……86
1. 病因病机……86
2. 治疗原则……87
3. 辨治分型与簇药对应用……87

二、肥胖辨证思路与簇药对应用规律……90
1. 病因病机……91
2. 治疗原则……91
3. 辨治分型与簇药对应用……91

三、血证辨证思路与簇药对应用规律……94
1. 病因病机……94
2. 治疗原则……95
3. 辨治分型与簇药对应用……95

四、郁证辨证思路与簇药对应用规律……107
1. 病因病机……107
2. 治疗原则……107

3. 辨治分型与簇药对应用 107

五、自汗、盗汗辨证思路与簇药对应用规律 111
1. 病因病机 111
2. 治疗原则 112
3. 辨治分型与簇药对应用 112

六、内伤发热辨证思路与簇药对应用规律 114
1. 病因病机 114
2. 治疗原则 115
3. 辨治分型与簇药对应用 115

七、虚劳辨证思路与簇药对应用规律 119
1. 病因病机 119
2. 治疗原则 119

129 | 第四讲　肝胆系辨证与簇药对应用规律

一、胁痛辨证思路与簇药对应用规律 130
1. 病因病机 130
2. 治疗原则 130
3. 辨治分型与簇药对应用 130

二、黄疸辨证思路与簇药对应用规律 134
1. 病因病机 134
2. 治疗原则 134
3. 辨治分型与簇药对应用 135

三、积聚辨证思路与簇药对应用规律 139
1. 病因病机 140
2. 治疗原则 140

  3. 辨治分型与簇药对应用 140

四、鼓胀辨证思路与簇药对应用规律 144
  1. 病因病机 144
  2. 治疗原则 144
  3. 辨治分型与簇药对应用 144

五、头痛辨证思路与簇药对应用规律 149
  1. 病因病机 149
  2. 治疗原则 149
  3. 辨治分型与簇药对应用 149

六、眩晕辨证思路与簇药对应用规律 154
  1. 病因病机 154
  2. 治疗原则 154
  3. 辨治分型与簇药对应用 154

七、中风辨证思路与簇药对应用规律 158
  1. 病因病机 158
  2. 治疗原则 159
  3. 辨治分型与簇药对应用 159

八、瘿病辨证思路与簇药对应用规律 164
  1. 病因病机 164
  2. 治疗原则 165
  3. 辨治分型与簇药对应用 165

九、疟疾辨证思路与簇药对应用规律 167
  1. 病因病机 167
  2. 治疗原则 168
  3. 辨治分型与簇药对应用 168

第五讲　脾胃系辨证与簇药对应用规律

一、胃痛辨证思路与簇药对应用规律 ... 174
　1. 病因病机 ... 174
　2. 治疗原则 ... 174
　3. 辨证分型与簇药对应用 ... 174

二、痞满辨证思路与簇药对应用规律 ... 179
　1. 病因病机 ... 179
　2. 治疗原则 ... 179
　3. 辨证分型与簇药对应用 ... 180

三、呕吐辨证思路与簇药对应用规律 ... 183
　1. 病因病机 ... 183
　2. 治疗原则 ... 184
　3. 辨证分型与簇药对应用 ... 184

四、噎膈辨证思路与簇药对应用规律 ... 188
　1. 病因病机 ... 188
　2. 治疗原则 ... 188
　3. 辨证分型与簇药对应用 ... 188
　附：反胃 ... 191
　1. 病因病机 ... 191
　2. 治疗原则 ... 191
　3. 辨证分型与簇药对应用 ... 191

五、呃逆辨证思路与簇药对应用规律 ... 192
　1. 病因病机 ... 193
　2. 辨证要点 ... 193
　3. 治疗原则 ... 193
　4. 辨证分型与簇药对应用 ... 193

六、腹痛辨证思路与簇药对应用规律..................196
1. 病因病机..................196
2. 治疗原则..................196
3. 辨证分型与簇药对应用..................196

七、泄泻辨证思路与簇药对应用规律..................200
1. 病因病机..................200
2. 治疗原则..................200
3. 辨证分型与簇药对应用..................200

八、痢疾辨证思路与簇药对应用规律..................204
1. 病因病机..................204
2. 治疗原则..................204
3. 辨证分型与簇药对应用..................204

九、便秘辨证思路与簇药对应用规律..................208
1. 病因病机..................208
2. 治疗原则..................208
3. 辨证分型与簇药对应用..................209

213 | 第六讲 肛肠疾病辨证与簇药对应用规律

一、痔病辨证思路与簇药对应用规律..................214
1. 病因病机..................214
2. 治疗原则..................214
3. 辨治分型与簇药对应用..................214

二、肛瘘辨证思路与簇药对应用规律..................217
1. 病因病机..................217
2. 治疗原则..................217
3. 辨治分型与簇药对应用..................218

221 | 第七讲　肿瘤辨证与簇药对应用规律

一、肺癌辨证思路与簇药对应用规律..................222
 1. 病因病机 222
 2. 治疗原则 222
 3. 辨治分型与簇药对应用 222

二、大肠癌辨证思路与簇药对应用规律..................226
 1. 病因病机 226
 2. 治疗原则 226
 3. 辨治分型与簇药对应用 226

三、肝癌辨证思路与簇药对应用规律..................229
 1. 病因病机 229
 2. 治疗原则 229
 3. 辨治分型与簇药对应用 230

四、肾癌辨证思路与簇药对应用规律..................232
 1. 病因病机 233
 2. 治疗原则 233
 3. 辨治分型与簇药对应用 233

五、胃癌辨证思路与簇药对应用规律..................236
 1. 病因病机 236
 2. 治疗原则 236
 3. 辨治分型与簇药对应用 236

241 | 第八讲　肺系辨证与簇药对应用规律

一、感冒辨证思路与簇药对应用规律..................242
 1. 病因病机 242

  2. 治疗原则 ……………………………………………242

  3. 辨治分型与簇药对应用 …………………………242

二、咳嗽辨证思路与簇药对应用规律 ………………246

  1. 病因病机 ……………………………………………246

  2. 治疗原则 ……………………………………………246

  3. 辨治分型与簇药对应用 …………………………246

三、哮病辨证思路与簇药对应用规律 ………………250

  1. 病因病机 ……………………………………………250

  2. 治疗原则 ……………………………………………250

  3. 辨治分型与簇药对应用 …………………………250

四、喘证辨证思路与簇药对应用规律 ………………254

  1. 病因病机 ……………………………………………254

  2. 治疗原则 ……………………………………………254

  3. 辨治分型与簇药对应用 …………………………254

五、肺痈辨证思路与簇药对应用规律 ………………257

  1. 病因病机 ……………………………………………258

  2. 治疗原则 ……………………………………………258

  3. 辨治分型与簇药对应用 …………………………258

六、肺痨辨证思路与簇药对应用规律 ………………260

  1. 病因病机 ……………………………………………260

  2. 治疗原则 ……………………………………………260

  3. 辨治分型与簇药对应用 …………………………261

七、肺胀辨证思路与簇药对应用规律 ………………263

  1. 病因病机 ……………………………………………264

  2. 治疗原则 ……………………………………………264

  3. 辨治分型与簇药对应用 …………………………264

八、肺痿辨证思路与簇药对应用规律..................267

1. 病因病机 267
2. 治疗原则 267
3. 辨治分型与簇药对应用 267

269 | 第九讲 心系辨证与簇药对应用规律

一、心悸辨证思路与簇药对应用规律..................270

1. 病因病机 270
2. 治疗原则 270
3. 辨治分型与簇药对应用 270

二、胸痹辨证思路与簇药对应用规律..................274

1. 病因病机 275
2. 治疗原则 275
3. 辨治分型与簇药对应用 275

三、真心痛辨治分型与簇药对应用 279

四、不寐辨证思路与簇药对应用规律..................280

1. 病因病机 280
2. 治疗原则 281
3. 辨治分型与簇药对应用 281

五、多寐辨证思路与簇药对应用规律..................284

1. 病因病机 284
2. 治疗原则 285
3. 辨治分型与簇药对应用 285

六、健忘辨证思路与簇药对应用规律..................287

1. 病因病机 287

2. 治疗原则 ……………………………………………288
　　3. 辨治分型与簇药对应用 ………………………288

七、癫狂辨证思路与簇药对应用规律 ……………290
　　1. 病因病机 ……………………………………290
　　2. 治疗原则 ……………………………………291
　　3. 辨治分型与簇药对应用 ………………………291

八、痫病辨证思路与簇药对应用规律 ……………295
　　1. 病因病机 ……………………………………295
　　2. 治疗原则 ……………………………………296
　　3. 辨治分型与簇药对应用 ………………………296

九、痴呆辨证思路与簇药对应用规律 ……………300
　　1. 病因病机 ……………………………………300
　　2. 治疗原则 ……………………………………300
　　3. 辨治分型与簇药对应用 ………………………301

十、厥证辨证思路与簇药对应用规律 ……………305
　　1. 病因病机 ……………………………………305
　　2. 治疗原则 ……………………………………305
　　3. 辨治分型与簇药对应用 ………………………306

第十讲 "止血修络"理论、肢体经络系辨证与簇药对应用规律

一、"止血修络"理论 …………………………………310
　　1. 中医止血理论用于修络护脉的现代延伸 ……310
　　2. "止血修络"簇药对临床应用 ………………311

二、痹证辨证思路与簇药对应用规律..................314
1. 病因病机..................314
2. 治疗原则..................314
3. 辨治分型与簇药对应用..................315

三、腰痛辨证思路与簇药对应用规律..................318
1. 病因病机..................319
2. 治疗原则..................319
3. 辨证分型与簇药对应用..................319

四、痉证辨证思路与簇药对应用规律..................322
1. 病因病机..................322
2. 治疗原则..................322
3. 辨证分型与簇药对应用规律..................322

五、颤证辨证思路与簇药对应用规律..................325
1. 病因病机..................326
2. 治疗原则..................326
3. 辨证分型与簇药对应用..................326

张雪梅名中医讲堂

临证簇药

第一讲

《伤寒论》簇药对应用规律

《伤寒杂病论》这本书是中医的灵魂与精髓,研究中医临床首先应从此书入手,细读品味其成书的历史与沿革。《伤寒杂病论》是中医学四大经典著作之一,《伤寒论》和《金匮要略》在宋代都得到了校订和发行,我们现在所看到的就是宋代的校订本。《伤寒杂病论》成书于东汉,公元200—210年,作者张仲景(公元150—154年至公元215—219年),名机,字仲景,南阳涅阳县(今邓州穰东镇张寨村)人士,东汉末年伟大的医学家,历代被尊称为"医圣"。建安年间(公元196—219年),曾任长沙太守。但其兴趣在于医学,立志通过行医来拯救苦难病痛的百姓。他坚持临床,在从政期间,每逢农历初一、十五两天,不问政事,坐堂衙门,接诊了大量来自各地的患者,积累了大量的临证经验,开创了医生坐大堂的先例,此举动被传为千古佳话,为了纪念张仲景的功绩,后世把坐在药铺里给病人瞧病的大夫称为"坐堂郎中"或者"坐堂大夫"。

张仲景博览群书,博采众长,兼收并蓄,广泛收集民间医方,沥尽毕生心血撰成医学巨著《伤寒杂病论》,传承百世。相对于杂病而言,伤寒指的是一切外感病的总称,也包括瘟疫传染病。宋本之前,有说是"古代《伤寒论》传抄本丢失",有《隋书经籍志·医方论》说:"梁有张仲景《辨伤寒》十卷。亡。"[《辨伤寒》为《伤寒论》;"梁有"指梁代著名目录学家阮孝绪(479—536年)《七录》中著录此书],也有孙思邈说:"江南诸师秘《仲景要方》不传。"这些似乎说明《辨伤寒》十卷丢失,或因战乱而散佚零乱,几至失传。但钱超尘教授考证认为《辨伤寒》没有丢失,而且保存基本完好,是国家医学考试必读用书。北宋林亿《校定备急千金要方后序》曾讲:"臣尝读唐令,见其制:为医者皆习张仲景《伤寒》、陈延之《小品》。"("制"即为帝王之法令)。王焘(公元670—755年)在《外台秘要》也大量引用《伤寒杂病论》条文。晋代王叔和对《伤寒杂病论》流传百世有着重大的贡献,王叔和32岁时为魏国少府的太医令,利用太医令这个有利条件,阅读了大量的医药典籍和医书,著述有《脉经》《王叔和脉诀》,整理校勘散在于各种医书的条文及不同《伤寒杂病论》传抄本,把年代已久、散落佚失或残缺不全的《伤寒杂病论》分编为《伤寒论》和《金匮要略》两部。其中《伤寒论》共10卷,共计397条,专门论述了外感热病,著论22篇,记述了397条治法,载方113首,总计5万余字。《伤寒论》载方113首,《金匮要略》载方262首,除去重复,两书实收方剂269首,使用药物达 214 种，基本概括了临床各科的常用方剂，故《伤寒杂病论》被后世誉为"众方之宗，群方之祖"。清代徐大椿对王叔和的历史性贡献的评价为"苟无叔和，焉有此书"。王叔和在《脉经》序里说："夫医药为用，性命所系。和鹊之妙，犹或加思；仲景明审，亦候形证，一毫有疑，则考校以求验。"也说明了王叔和对《伤寒杂病论》的研究有很深的造诣。

张仲景的《伤寒杂病论》确立了中医"辨证论治"诊治原则，是中医学的基本原则，是中医学思维精髓、思想灵魂所在，是研学中医的必备著作，既有理论，也有实践，在医学史上影响巨大，一直是指导中医临床经典之作，是历代医学教育的必读本，指导后世医生的临床实践。他系统分析伤寒病的病因、症状、发展、邪正关系、干预。张仲景按照《素问·热论》六经传变的原则，对伤寒病进行"六经"辨证施治分类，把外感热病发展过程中各个阶段所呈现的各种综合症状概括为 6 个类型，即太阳病、阳明病、少阳病、太阴病、少阴病、厥阴病，以此作为辨证论治的纲领，并介绍了各经病证的特点和相应的治法，阐述了各经病证的传变、合病、并病，以及因处治不当而引起的变证、坏证与其补救方法等，体现了辨证论治原则性和灵活性的有机结合。《金匮要略》以疾病分 25 篇，以论述内科杂病为主，兼及外、妇科疾病，以《黄帝内经》的阴阳五行、脏腑经络理论为依据，在诊断方面，对望闻问切、舌象与脉象都有深入的阐发。而且《金匮要略》与《黄帝内经》"不治已病治未病"的预防思想一脉相承，对杂病的预防、病因、病种、传变、诊断方法及治疗原则等做了较为详细的论述。他重视疾病的预防，如在《脏腑经络先后病脉证第一》篇中，有："问曰：上工治未病，何也？师曰：夫治未病者，见肝之病，知肝传脾，当先实脾……中工不晓相传，见肝之病，不解实脾，惟治肝也。"说明了在古时代就能认识到早期治疗、积极防变的重要性。这些理论极具创新性，奠定了理、法、方、药的中医理论基础。

在方剂学方面，《伤寒杂病论》创造了很多剂型，记载了大量有效的方剂，贡献巨大，南北朝陶弘景曾曰："惟张仲景一部，最为众方之祖。"目前对于方剂学的贡献认识，主要体现在以下几个方面：一是提出了完整的组方原则——君、臣、佐、使相配合的组方原则；二是将中医的八法运用于方剂之中，八法为汗、下、吐、和、温、清、补、消等八种治疗方法；三是创造了许多剂型，有汤剂、丸剂、散剂、酒剂、洗剂、浴剂、熏剂、膏剂、滴耳剂、灌鼻剂、肛门栓剂等，以及大量的有效方剂，大多疗效可靠，具有临证实用性，应用至今。但在这里，要强调的是，我们提出了《伤寒杂病论》有一个最重要的贡献是，创造了诸多的有名的簇药对，而且每一个处方大多是建立在簇药对有机配伍之上，或单用一个簇药对，或联用两个以上的簇药对，而且具有举一反三的簇药配伍处方应用规律，如在众多处方用"**人参、生姜、大枣、甘草**"，或"**生姜、大枣、甘草**"，或"**人参、生姜、大枣、甘草、半夏**"，或"**生姜、大枣、甘草、半夏**"，这些簇药对都广泛配伍应用于《伤寒论》中有名方剂中，那么这几对簇药有什么功效呢？可以窥视张仲景的重要的医学学术思维，脾胃五行属土，属于中焦，同为"气血生化之源"，共同承担着化生气血的重任，是后天之本。《素问·灵兰秘典论》："脾胃者，仓廪之官，五味出焉。"李中梓的《医宗必读》中也说："一有此身，必资谷气，谷入于胃，洒陈于六腑而气至，和调于五脏而血生，而人资之以为生者也，故曰后天之本在脾。"这些理论都说明了，脾胃为后天之本，如何应用这个理论，让人无限遐想，很多创新性的理论都基于这个基本理论之上，后世"补脾派"是这个理论的具体体现与衍生。在处方中加入上述的簇药对，一是起到了养脾胃之功，促进脾胃功能，保胃护肠防止药物的不良反应，提高患者服药的依从性。二是我们认为这些簇药可以促进配方中的其余药物吸收，或把功效达到更高疗效。三是提高正气、增强免疫力。正如《黄帝内经》所言"正气存内，邪不可干，邪之所凑，其气必虚"。因为先有正气虚在内，方有邪气侵入。

中医簇药学是在中医学上的对药（二味中药组合）、角药（三味中药组合）的概念基础上提出的一个新的概括性概念，是对对药、角药及角药以上，如"药串"的药物配伍的更高层次总结。其概念借助于计算机术语中的"簇（Clust）"，簇的含义为"一群""一组"，磁盘数据存储管理的最小单位叫"簇"，《史记·独断》说：律中太簇，言万物始簇而生。中医簇药是介于中药与方剂的中间发展阶段，是每个传统方剂形成前的形态，是以中医基本理论为指导，相伍关系符合中医的整体观与辨证观，而簇药是其方剂中的组成单元，是方剂中的"基因芯片"，一个方剂是由1个或1个以上的簇药对有机组成的。簇药学学科的构建和文献中的"药群""动—定序贯"的思想理念等是类似的，是对历代方剂组方配伍思想的发展与挖掘，发展丰富了中医学理论。从不同时代、不同代表性名家的著名方剂中，可以看出不同的方剂是相对固定的簇药对单元所组成的；上至张仲景《伤寒杂病论》，下至张锡纯《医学衷中参西录》及现代名家名方，均有规律可循，这种规律其实就是簇药对的有机组合，这种组合是历代名医经过临床的锤炼与实践，不断总结而成的具有不同时代特征的组合结构，能反映不同时间段疾病谱的治疗方法，以及对疾病的发生、发展的认识过程。以下举例学习《伤寒论》应用簇药对的规律。

一、麻黄汤类方簇药对

1. 麻黄、桂枝——辛温解表之簇药

功效： 辛温解表，宣肺止咳，提肺利水。

主治病症：

（1）风寒束表证。症见恶寒无汗或少汗，发热，头身疼痛，鼻塞流涕，咳嗽，舌苔薄白，脉浮紧。

（2）风寒郁肺证。症见气喘，咳嗽，舌苔薄白，脉浮紧。

（3）风水水肿。症见全身水肿，兼见表证者。

（4）风寒痹证、阴疽、痰核。

簇药配伍释义：

此簇药源于《伤寒论》的麻黄汤。麻黄苦、微辛，善开腠理，祛除表寒；宣肺平喘，开闭郁之肺气；利水消肿，有利邪水从尿中排出。而桂枝辛、甘、温，温通经脉，助阳化气，发汗解肌。桂枝不但入表分，又可入营血，助麻黄发汗、宣肺、开郁、利水、止痛，二者相须为用，为辛温解表宣肺之良品组合，表寒得散，营卫畅通，肺气宣通。

此簇药与杏仁、甘草宣肺簇药对相伍成麻黄汤，发汗解表、宣肺平喘，用于治疗外感风寒表实证。与干姜、细辛、五味子、半夏祛寒饮敛肺，及桂枝、芍药调营卫两组簇药对相伍，组成小青龙汤，共奏解表散寒、温肺化饮之功，治疗外寒里饮证。与麻黄、杏仁、石膏、甘草（清热）及生姜、大枣、甘草（养胃护肠）两组簇药对相伍，组成大青龙汤，具有发汗解表，兼清郁热的功效，治疗外感风寒，兼有里热，恶寒发热，身疼痛，无汗烦躁，脉浮紧。也治疗溢饮，除了上述见症，兼有喘咳面浮者。分别与知母、石膏、黄芩（清里热），葳蕤、芍药、天门冬（养阴开咽），升麻、当归（养血散毒），茯苓、白术、干姜、甘草（健脾护肠）4组簇药对相伍，组成麻黄升麻汤，具有发越郁阳、清上温下之功效。主治厥阴病上热下虚之证，为伤寒六七日，大下后，寸脉沉而迟，手足厥逆，下部脉不至，咽喉不利，吐脓血，泄利不止。此簇药具有解热镇痛、抗病毒抑菌、利尿消肿、镇咳止喘

等作用，应用于感冒、支气管炎、肺炎、哮喘等。

张雪梅主任常在此症的处方中加入一簇药对增强止泻的作用：木香 15g（后下）、砂仁 6g（后下）、白术 15g、灵芝 15g。此簇药对有较强的止泻健脾调肠之功。

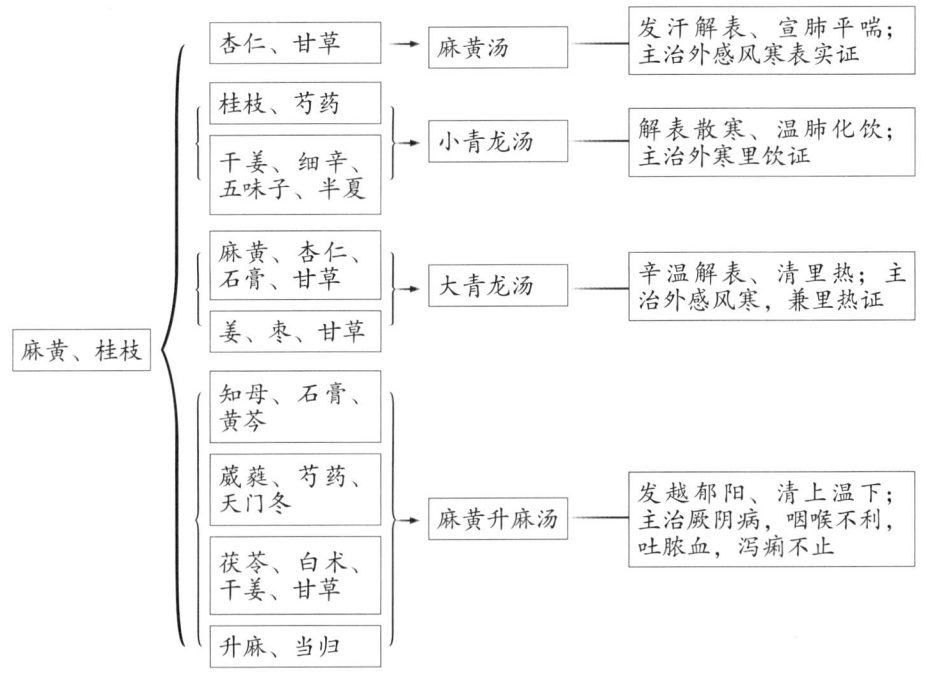

图 1　麻黄、桂枝簇药对配伍应用规律

2. 麻黄、杏仁、甘草、石膏——宣肺泄热之簇药

功效：辛凉解表，清肺平喘。

主治病症：

（1）外感风邪，邪热壅肺证。症见身热不解，咳逆气急，鼻煽，口渴，有汗或无汗，舌苔薄白或黄，脉滑而数。

（2）麻疹已透或未透而出现身热烦躁，咳嗽气粗而喘者。

簇药配伍释义：

此簇药源于《伤寒论》的麻杏石甘汤。麻黄辛，温，开宣肺气以平喘，开腠解表以散邪；石膏辛、甘，大寒，清泄肺热以生津，辛散解肌以透邪；

石膏倍麻黄，以辛凉为主，一温一寒，相制为用，宣肺清肺。杏仁味苦性平，降利肺气而平喘咳；甘草甘、平，润肺止咳，泻火解毒，调和诸药，益气补中。四药相簇而用，解表与清肺并用，以清为主，宣肺与降气结合，以宣为主，共奏辛凉解表、清肺平喘之功。

此簇药单独组成麻杏石甘汤，具有辛凉解表、清肺平喘之功，治疗外感风热壅肺证。或可以理解为**麻黄、杏仁、甘草**簇药宣肺发展而来，加一味石膏清热而成，此簇药具有解热、镇痛、抗病毒抑菌、解痉平喘等作用，用于治疗感冒、上呼吸道感染、支气管哮喘、急慢性支气管炎、支气管肺炎等。

张雪梅主任常在此证的处方中加减3组簇药对增强清肺热的作用：**桑白皮、地骨皮**清肺热；**金荞麦、金钱草、鬼针草、马鞭草**清肺毒；金荞麦有清热解毒、排脓去瘀之功。如见肺霉菌感染，则加**白头翁、地榆、秦皮、黄柏**簇药对清热燥湿，此簇药对也可以外用治疗体表真菌类感染。

3. 麻黄、杏仁、甘草——宣肺之簇药

功效：宣肺解表，止咳平喘。

主治病症：

外感风寒，肺气不宣证。症见鼻塞声重，语音不出，咳喘痰多，胸闷气促，头痛目眩，无汗，口不渴，苔白，脉浮等。

簇药配伍释义：

此簇药源于《太平惠民合剂局方》的三拗汤，是宣肺解表的基础方。麻黄发汗散寒，宣肺平喘，其不去根节，为发中有收，使不过于出汗；杏仁宣降肺气，止咳化痰，以不去皮尖，为散中有涩，使不过于宣；甘草不炙，乃取其清热解毒，协同麻、杏利气祛痰。三药相配，共奏疏风宣肺、止咳平喘之功。

此簇药与**连翘、赤小豆、桑白皮**解毒清利泻肺消肿，**生姜、甘草、大枣**养胃护胃簇药对配伍形成麻黄连翘赤小豆汤，解表发汗，清热利湿，主治阳黄兼表证。发热恶寒，无汗身痒，周身黄染如橘色，脉浮滑；与**陈皮、茯苓、苏子、桑白皮**祛痰止咳簇药对相伍组成华盖散，宣肺解表、祛痰止咳，用于治疗素体痰多、外感风寒证者。此簇药具有解热、镇痛、抗炎、镇咳平

喘、祛痰、抗细菌病毒、抗过敏等作用，应用于感冒、支气管炎、肺炎、哮喘等。

张雪梅主任经常应用此方治疗阳水，见急慢性肾炎，兼有表证或有热毒，但认为此类疾病大多为素体虚损，则内生邪毒，外有六淫邪气引动。要有多个簇药对相伍协同，方有长效。如经常加入**黄芪、白术、防风**（来自玉屏风散），或**黄芪、黄精、白术**，或**山药、山茱萸、熟地黄**（来自六味地黄丸的"三补"），或**党参、白术、茯苓、甘草**（来自四君子汤）扶正簇药对；或**爵床、六月雪、蝉花**，或**白花蛇舌草、半枝莲、半边莲**，或**黄芩、黄柏、黄连**（清三焦热毒"三黄"），或**金银花、野菊花、蒲公英、紫花地丁、紫背天葵子**（来自五味消毒饮）等簇药对，具有解毒功效，均可配伍入方；或加入活血簇药对，如来自桃红四物汤的簇药对：**桃仁、红花、当归、川芎、赤芍、丹参**。张主任认为肾病久病入络，如已有症状端倪，则说明蕴育于体内的病机已久，活血是必需的。麻黄、杏仁、甘草簇药对与簇药他对相伍规律见图2。

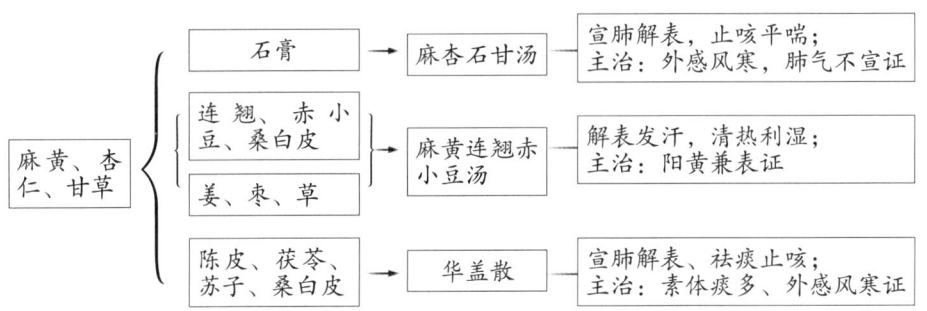

图2 麻黄、杏仁、甘草簇药对配伍应用规律

4. 麻黄、细辛、附子——温阳里外之簇药

功效： 助阳解表。

主治病症：

（1）素体阳虚，外感风寒证。发热，恶寒甚剧，虽厚衣重被，其寒不解，神疲欲寐，脉沉微。

（2）暴哑。突发声音嘶哑，甚至失音不语，或咽喉疼痛，恶寒发热，神疲欲寐，舌淡苔白，脉沉无力。

簇药配伍释义：

此簇药源于《伤寒论》的麻黄细辛附子汤。麻黄辛温，发汗解表，行表以开泄皮毛，逐邪于外；附子辛热，温经助阳，温里以振奋阳气，鼓邪达外；细辛芳香走窜，通彻表里，助麻黄发汗解表，协附子内散阴寒。三药并用，补散兼施，使外感风寒之邪得以表散，在里之阳气得以维护，共奏助阳解表之效。此簇药单独组成麻黄细辛附子汤，温经解表，治疗素体阳虚、外感风寒证者。此簇药具有解热、镇痛、抗感染等作用，用于感冒、流行性感冒、支气管炎、病窦综合征、风湿性关节炎、过敏性鼻炎、暴盲、暴哑、喉痹、皮肤瘙痒等属阳虚感寒者。

5. 麻黄、附子、甘草——温煦里外之簇药

此簇药对麻黄、附子、甘草出自《伤寒论》麻黄附子甘草汤，具有助阳解表的作用，主治少阴阳虚，外感风寒证。此簇药单独组成麻黄附子甘草汤，具有解表散寒、固本通阳的功效，主治少阴病，恶寒身疼，无汗，微发热，脉沉微者。麻黄、附子一散一温，固本通阳，则病去而不伤阳气，配伍甘草调和，共奏助阳解表散寒之效。《医宗金鉴》："此少阴脉而表反热，便于表剂中加附子以预固其阳，是表热阳衰也。夫发热无汗太阳之表，脉沉但欲寐少阴之里，设用麻黄开腠理，细辛散浮热，而无附子以固元阳，则太阳之微阳外亡。惟附子与麻黄并用，则寒邪散而阳不亡，此里病及表，脉沉而当发汗者，与病在表脉浮而发汗者径庭也。"

二、桂枝汤类方簇药对

1. 桂枝、芍药——辛温解肌、调和营卫之簇药

功效： 解肌发表，调和营卫。

主治病症：

（1）外感风寒表虚证，症见恶风发热，头痛汗出（局部出汗），鼻鸣

干呕，苔白不渴，脉浮缓或浮弱。

（2）用于自汗，盗汗，或无汗、脉浮弱等汗证者。

簇药配伍释义：

此簇药源于《伤寒论》的桂枝汤。桂枝辛温，解肌祛风，温助卫阳，温通经络，可助散卫分之邪。芍药酸苦微寒，养血益阴，又可敛固外泄营阴。二者相伍为用，一温一寒，一散一收，使发汗解表而阴不伤，固敛营阴而邪不留，营卫同治，祛邪与调正兼顾。

此簇药与**生姜、大枣、甘草益气和中簇药对**相伍组成桂枝汤，解肌发表、调和营卫，治疗外感风寒表虚证。在此基础上，或**加量芍药**组成桂枝加芍药汤，温脾和中，缓急止痛，治疗太阳病误下伤中，土虚木乘之腹痛；或**加葛根**组成桂枝加葛根汤，解肌发表，生津舒经，治疗风寒客于太阳经输，营卫不和证，桂枝汤证兼项背强几几者；或**加附子**组成桂枝加附子汤，调和营卫，回阳固表。治太阳病发汗太过伤阳气，遂致汗出不止，恶风，小便难，四肢拘急，难以屈伸者；或**去芍药**组成桂枝去芍药汤，用于解肌祛风，去阴通阳。治太阳病，误下之后，伤及心阳，脉促胸满者，去掉芍药考虑可能是恐阴性药再碍脾胃之阳，如再出现"若微恶寒者"，为阳气虚损，胸阳不振，或兼表邪未解的病机，则在这个基础上再**加附子**温经复阳，为桂枝去芍药加附子汤；或**去桂枝加茯苓、白术**簇药对组成桂枝去桂加茯苓白术汤，有利水通阳之效，主治太阳病服桂枝汤，或下之，仍头项强痛，翕翕发热，无汗，心下满微痛，小便不利者。考虑系误治伤及阴津及脾胃，恐桂枝伤津；或**加倍桂枝**组成桂枝加桂汤，温通心阳，平冲降逆，治疗心阳虚弱、寒水凌心之奔豚之证。或与**厚朴、杏仁止咳平喘**簇药对相伍组成桂枝加厚朴杏子汤，解肌发表、降气平喘，治疗宿有喘病，又感表寒见有桂枝汤证者，或风寒表证误下后，表证未解而微喘者。或加**芍药、生姜**各一两，**人参**三两组成桂枝新加汤（或称为桂枝加芍药生姜各一两人参三两新加汤、新加汤），补益气血，散留置未尽之邪，温补其营卫。主治发汗后，身疼痛，脉沉迟。脉沉迟，或痹，或四肢拘挛、心下痞塞者。桂枝汤证身痛明显，胃气虚、脉沉迟者为辨治要点，气血不足，络脉空虚，不能濡养经络则痛，这个条文症状在妇人产后也经常见到，可用此方。或**去芍药加蜀漆、牡蛎、龙骨**组成桂枝去芍药加蜀漆牡蛎龙骨救逆汤，具有镇惊安神之功，主治伤寒脉浮，医者以火迫劫之，亡阳，必惊狂，卧起不安者。系太阳病误用火法，出现心阳受损、心神浮越的烦躁证，主证见心悸怔忡、冲气上逆，烦躁、多汗、脉弱或结代。**加桂枝**（重用桂枝五两而成）组成桂枝加桂汤，具有温通心阳、平冲降逆之功，主治烧针令其汗，针处被寒，核起而赤者，必发奔豚，气从少腹上冲心者。系阳气虚弱、阴寒上冲之奔豚病证。**加芍药**（由三两增加到六两）组成桂枝加芍药汤，具有调和营卫、理脾和中、缓急止痛之功效。主治本太阳病，医反下之，因而腹满时痛者，属太阴也。辨证要点为发热汗出恶风、腹满时痛、喜按，当然无表证亦可以应用，达到调和肝脾、通络化瘀止痛的作用；或**加大黄**组成桂枝加大黄汤，有解肌发表、调和营卫、通泻腑实之功效。主治太阳表证未解，内有实热积滞，腹满实痛，大便不通。

桂枝、芍药簇药对，与**麻黄、桂枝、杏仁、甘草**祛风寒簇药对，及**姜、枣、草**养胃健脾之簇药对，按不同比例共同配伍组成桂枝麻黄各半汤或桂枝二麻黄一汤，分别主治太阳病日久，伤寒表郁轻证，或治疗太阳中风轻证。桂枝麻黄各半汤为各取桂枝、麻黄二方剂量的三分之一，桂枝与麻黄量的比例为5：3，为发汗轻剂，小制其剂，小汗解邪，且无过汗伤正气之弊。桂枝二麻黄一汤中的桂枝与麻黄量的比例为5：2，具有解肌散邪、小和营卫的作用，主治太阳病，服桂枝汤，大汗出，脉洪大，形似疟，一日再发者。这样相伍似乎在散邪发汗之中有止汗益阴之用途；或与姜、枣、草护胃养脾之簇药对，及与**麻黄、石膏**清肺胃热的簇药对，共同相伍组成桂枝二越婢一汤，可微发其汗，兼清里热之功。主治太阳病，发热恶寒，脉微弱者。取桂枝汤剂量的1/4，越婢汤剂量的1/8组成，按桂枝汤/越婢汤的比例为2：1。为表里双解轻剂，共奏宣解郁阳、散热透邪之功，治疗微邪不解，阳郁化热之病证。或者此簇药倍量芍药加饴糖，与姜、枣、草护胃养脾之簇药对组成小建中汤，具有温中补虚、和里缓急之功，主治中焦虚寒，肝脾不和证。症见：腹中拘急疼痛，喜温喜按，神疲乏力，虚怯少气；或心中悸动，虚烦不宁，面色无华；或伴四肢酸楚，手足烦热，咽干口燥。舌淡苔白，脉细弦。此方在临床应用广泛，张雪梅主任尤其喜欢用于虚性痛证。

桂枝、芍药此簇药具有扩张血管、改善血液循环、促进发汗等作用。应用于感冒、原因不明的低热、妊娠呕吐、冻疮、荨麻疹等。

桂枝、芍药簇药对与簇药他对相伍规律见图3。

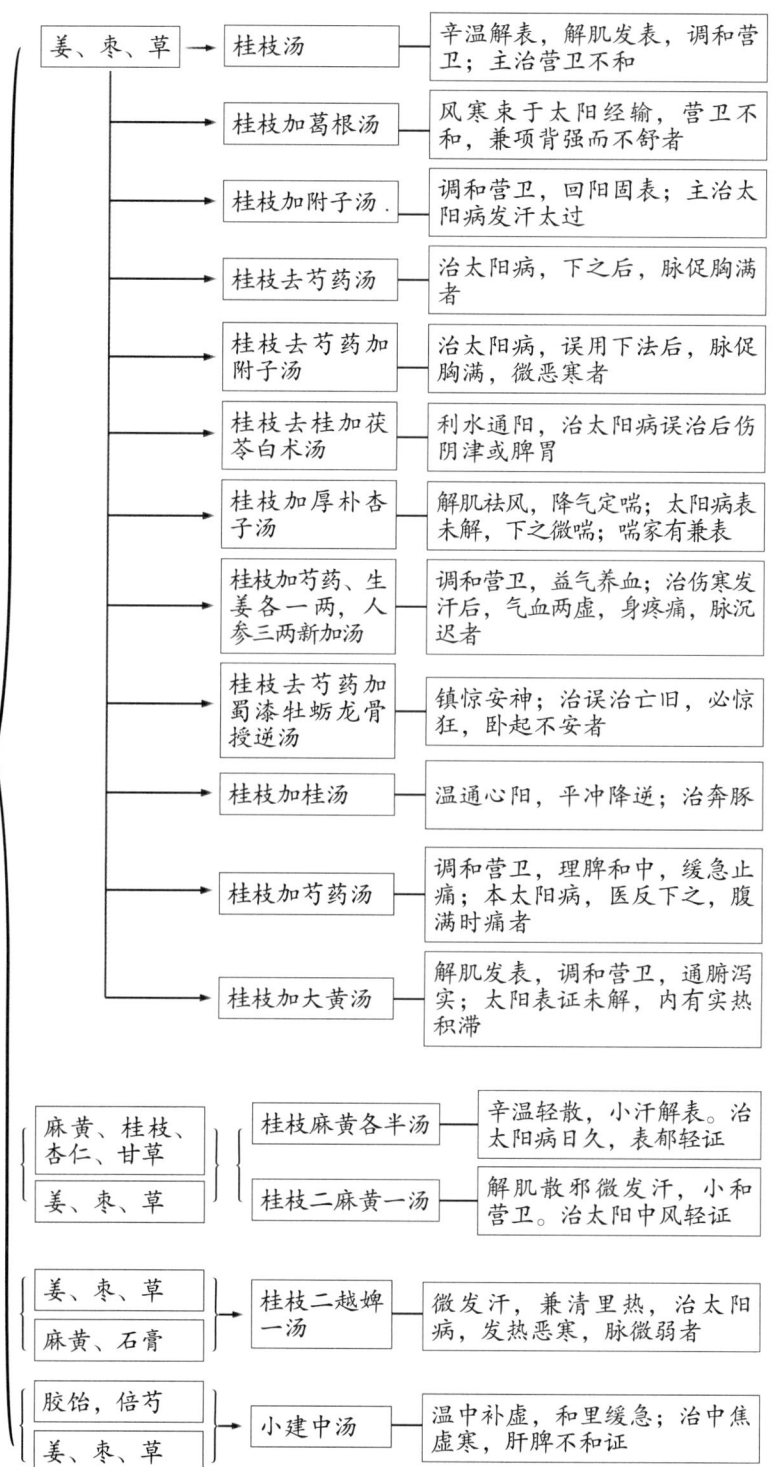

图 3 桂枝、芍药簇药对配伍应用规律

2. 桂枝、甘草——辛温解肌、温通心阳、平冲心悸之簇药

此簇药对出自《伤寒论》桂枝甘草汤，桂枝、甘草二味既可以组成簇药，又可以独立成为辛温解肌、温通心阳、平冲心悸方剂桂枝甘草汤。这方具有补助心阳、生阳化气之功效。主治发汗过多，其人叉手自冒心，心下悸，欲得按者。簇药对中桂枝用量要倍于炙甘草，桂枝味辛，性温，温通心阳。炙甘草甘，温，益气安中。二者相伍，辛甘化阳，补益心阳。此簇药对为温通心阳方剂之单元，可"顿服"，可急复心阳，平复心悸。或加**龙骨**、**牡蛎**平肝潜阳簇药对，组成为桂枝甘草龙骨牡蛎汤，此方出自《伤寒论》，可温补心阳，安神定悸，则主治心阳不足证，症见烦躁不安、心悸，或失眠，心胸憋闷，畏寒肢冷，气短自汗，面色苍白，舌淡苔白，脉迟无力。现代药理认为可以抗心律失常、扩张冠状动脉、抗凝、抗炎、抗病毒等功效。

3. 桂枝、附子——祛风除湿，温经散寒除痹之簇药

此簇药对桂枝、附子出自《伤寒论》桂枝附子汤，本簇药对中附子温阳气、祛寒湿，与桂枝相伍，共奏振奋阳气、驱散风寒湿邪之效，与**生姜**、**大枣**、**甘草**护胃增效簇药对，共同组成桂枝附子汤，具有祛风温经、助阳化湿之效，主治伤寒八九日，风湿相搏，身体疼烦，不能自转侧，不呕不渴，脉浮虚而涩者；治疗风湿寒邪相搏或因为正虚内寒所致的病证。如果桂枝附子**汤去桂加白术**就组成桂枝附子去桂加白术汤，此方出自《伤寒论》，能助里阳以逐表湿，有白术则祛风湿之力得到增强，主治伤寒八九日，风湿相搏，身体疼烦，不能自转侧，不呕不渴，大便硬，小便自利者。《注解伤寒论》言此方：桂枝发汗走津液；此小便利、大便硬，为津液不足，去桂加术。此方还可以理解这两对簇药对组成：**附子、白术**温阳健脾、温经利湿簇药对，与姜、枣、草护胃增效簇药对相伍而成桂枝附子去桂加白术汤。我们经常应用此方治疗风湿寒痹、心绞痛、脾阳不足脾胃功能紊乱者。

4. 桂枝、人参——补益营卫、扶正解表之簇药

此簇药对桂枝、人参出自《伤寒论》桂枝人参汤，本簇药对具有补益调

和营卫、扶正健脾、运化水液、发表解肌之功效，可用于治疗气虚感冒，体虚营卫失调，疗效显著；用于风寒湿久痹；还可用于胸阳不振、阳气不足；还可以用于三焦肺脾肾功能失司，水液泛滥水肿者。与**人参、白术、干姜、甘草**理中健脾、温中焦的簇药对组成桂枝人参汤，此方和解表里，在《伤寒论》中主治太阳病，外证未除，而数下之，遂协热下利，利下不止，心下痞硬，症见表里不解者。此方原为治疗脾胃虚寒，复感风寒表证之常用方，主症见下利不止，心下痞硬，兼发热恶寒，脉浮虚。目前此方常用于感冒、流行性感冒等有此症特点的，及胃、十二指肠溃疡，急慢性胃肠炎等证属中阳不足，或兼有外证者均可。

三、葛根汤方类簇药对

1. 葛根、桂枝、芍药——辛温解肌之簇药

此簇药对**葛根、桂枝、芍药**出自《伤寒论》葛根汤，簇药对中葛根解肌散邪，生津通络，与桂枝、芍药通络调节营卫，三者具有良好的生津舒经、解内外肌功著，兼解表邪，可解在外紧张之肌肉，也可解内脏挛之肌。配合**麻黄、桂枝**疏散风寒实邪簇药对，及姜、枣、草调和脾胃、鼓舞脾胃生发之气之簇药对，诸簇药配伍组成葛根汤，共奏发汗解表、生津舒经之功效，治疗太阳伤寒表实证，风寒外束，内迫阳明，导致大肠传导失司，出现水粪夹杂下下利症。本方也可以理解为是**桂枝汤**加入**葛根、麻黄**簇药对组成而成。而**葛根、桂枝、芍药**解肌和营卫；**麻黄、桂枝**疏散风寒；姜、枣、草、半夏护胃止呕三对簇药则可以组成葛根加半夏汤，治疗太阳伤寒表实证，均有风寒外束，内迫阳明，导致胃气上逆，出现呕逆症。在发汗解表基础上，加半夏一味，降逆止呕。葛根、桂枝、芍药簇药对与簇药他对相伍规律见图4。

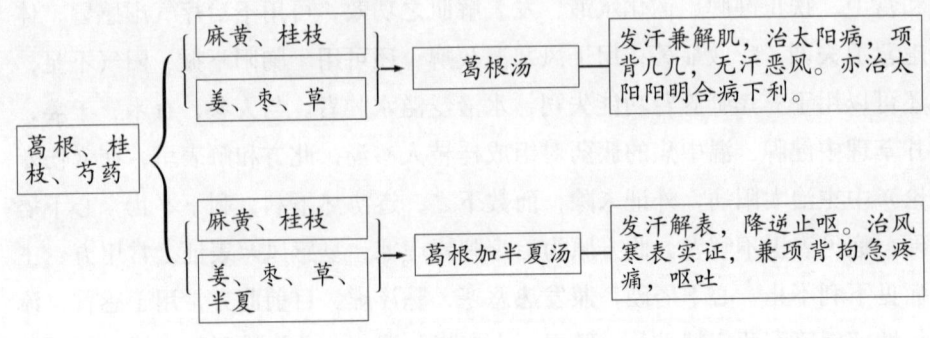

图 4　葛根、桂枝、芍药簇药对配伍应用规律图

2.葛根、黄芩、黄连——清中焦湿热、止下利之簇药

功效：解肌发表，清热祛湿。

主治病症：

外感表证未解、热邪入里之协热下利证。症见身热，下利臭秽，肛门有灼热感，心下痞，胸脘烦热，喘而汗出，口干而渴，苔黄，脉数等。

簇药配伍释义：

此簇药源于《伤寒论》的葛根芩连汤。葛根入肺、脾经，可发表解肌以退热，其性甘凉，于清热之中，又可升举脾胃清阳之气以止泻生津，使表解里和。黄芩、黄连苦寒，清里热祛湿，厚肠止利，通里气之热，降火清金，而下逆气。三药相簇为用，表里同治，外疏内清，共奏表里双解、清热止利之功，则身热下利自愈。与**甘草**相伍和中，协调诸药的独味簇药组成葛根芩连汤，可解表清里，治疗表证未解、邪热入里之协热下利证。此簇药具有抗菌、抗病毒、解热、增强机体免疫力、提高机体耐缺氧能力、解痉、抑制胃肠运动、抗心律失常等作用，用于治疗急性肠炎、细菌性痢疾、肠伤寒、胃肠型感冒等。

四、抵当汤类方簇药对

桃仁、大黄——泄瘀热之簇药

功效： 活血祛瘀，泄热攻积。

主治病症：

（1）瘀热互结证。症见瘀血阻滞引起的各部位疼痛，如腹痛、胸胁疼痛、跌打损伤肿痛、痛经等，还可表现为热结便秘、腹部胀满、面红身热、心烦口干，癥瘕痞块，舌暗红，有瘀斑，苔黄等。

（2）产后恶露不下、痛经、闭经、肺痈、肠痈等。

簇药配伍释义：

此簇药源于《伤寒论》的桃核承气汤。桃仁苦甘平，入心肝血分，活血散瘀、推陈致新力强，《珍珠囊》言其"治血结、血秘、血燥、破蓄血"，无论新瘀久瘀均可。大黄有活血祛瘀之效，其味苦，能降上炎之火以清热，其性寒，能清热以凉血，苦寒通泄能泻下攻积，使瘀热共祛。正如《素问·阴阳应象大论》所云"六经为川，肠胃为海"，海盈则川塞溢，海浅则川畅通，故通利肠道可加速血液运行，从而使瘀血尽去。二药相簇为用，泻热导滞、活血化瘀，使瘀热假肠道以出。

此簇药与**大黄、芒硝、甘草**缓下热结簇药（此簇药可组成调胃承气汤）、**桂枝、甘草**活血温心阳、平复浮越心神之簇药，相伍组成桃核承气汤，逐瘀泻热，主治下焦蓄血证，少腹急结，小便自利，神志如狂，甚则烦躁谵语，至夜发热；以及血瘀经闭，痛经，脉沉实而涩者。桂枝、甘草簇药在此方中的意义，我们认为除了与桃仁、大黄配伍活血下瘀（**桃仁、大黄、桂枝**为下瘀热之簇药）之外，还具有平复心阳浮越、心神异常出现的烦躁之功效，与证候相符，这是此方的奥妙之处。与**䗪虫**活血破瘀，相伍组成下瘀血汤，专以攻下血瘀为用，主治瘀血化热、瘀热内结证。与**水蛭、虻虫**活血破瘀簇药对，相伍组成抵当汤，破血逐瘀，主治妇人经水不利，太阳蓄血证，亦可治男子膀胱满急有瘀血者，或严重者导致狂躁，精神类疾病。与**虻虫、水蛭、蛴螬、䗪虫、干漆**破瘀活血，及**芍药、地黄、杏仁、黄芩、甘草**滋阴润燥清热,二组簇药对相伍组成大黄䗪虫丸,祛瘀生新,主治五劳虚极、干血内停证,症见形体羸瘦、少腹挛急、腹痛拒按或按之不减、腹满食少、肌肤甲错、两目无神、目眶暗黑、舌有瘀斑、脉沉涩或弦。下瘀血汤、大黄䗪虫丸二方虽然在《金匮要略》中,但与桃仁、大黄此簇药明显相关,所以放到此处讲解。

此簇药具有抗血栓、改善血液流变学、助排便、镇痛、抗炎、抗菌、抗过敏等作用。常用于治疗急性盆腔炎、胎盘滞留、附件炎、肠梗阻、子宫内膜异位症、急性脑出血等证属瘀热互结下焦者。

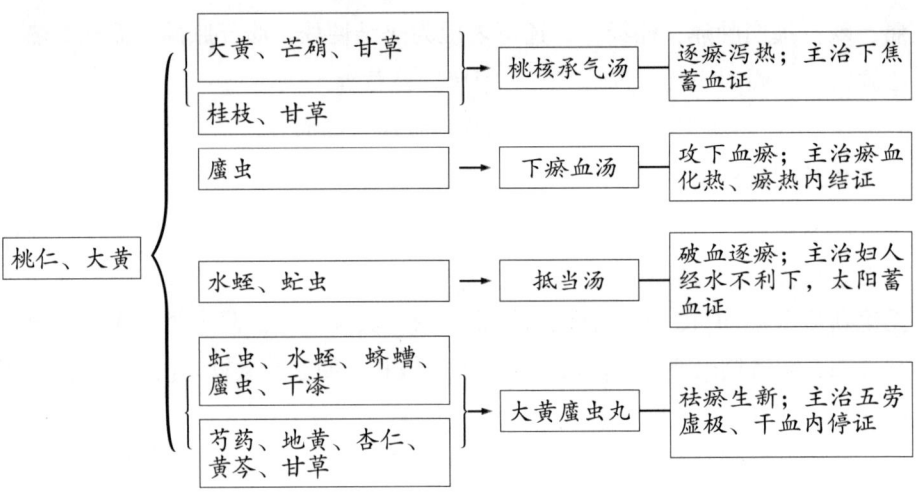

图5　桃仁、大黄簇药对配伍应用规律

五、栀子豉汤类方簇药对

1. 栀子、淡豆豉——清热除烦之簇药

此簇药对栀子、淡豆豉出自《伤寒论》栀子豉汤,本簇药对具有清热除烦、宣发郁热之功效。主治热郁胸膈不寐证。主症见身热心烦,虚烦不得

眠，或心中懊憹，反复颠倒，或心中窒，或心中结痛，舌红苔微黄，脉数。栀子上能清透心胸郁热以除烦，又可导火下行以除热，协以豆豉，轻清辛凉宣散，透邪畅中，可以宣泄胸中郁热而助栀子除烦，又能开壅散中满而和胃。加甘草补中益气扶正虚簇药组成栀子甘草豉汤开膈清热除烦、益气安中，用于治疗栀豉证之若少气者；虚烦不得眠，心中懊憹，或反复颠倒，卧起不安，或身热，兼少气等证候；伤寒、温病，经汗、下后，心中懊憹，虚烦不得眠，短气。加生姜止呕安中簇药组成栀子生姜豉汤清宣郁热止呕，治疗发汗吐下后，虚烦不得眠，若剧者，必反复颠倒，心中懊憹，呕者。加枳实导滞理气簇药组成枳实栀子豉汤清热除烦，宽中行气，治疗大病愈后劳复者，症见发热、虚烦、胸腹胀满者。此簇药对具有镇静、解热、消炎利胆、止血及利尿等功效。

2. 栀子、厚朴、枳实——清热除烦理气之簇药

此簇药对栀子、厚朴、枳实独自组成《伤寒论》治疗太阳病的栀子厚朴汤（或称栀子厚朴枳实汤），功效：调肠胃，清邪热；清烦热，除痞满。主治伤寒下后，心烦腹满，卧起不安者；心烦腹满，卧起不安，黄疸。三味簇药对相伍可以治疗邪热内扰、气机壅滞的心烦腹满证。枳实、厚朴也是簇药对，可以行气导滞；而栀子清泻郁热，降泄结气。此簇药临床上常用于胆囊炎、胰腺炎、肠炎、胃肠功能紊乱等。

3. 栀子、干姜——清上、温中护脾胃之簇药

此簇药对栀子、干姜独自组成《伤寒论》治疗太阳病中的栀子干姜汤，功效清上温下；清热除烦，温中暖脾。主治由表证误下，中阳受损，余热留扰胸膈所致的"伤寒，医以丸药大下之，身热不去，微烦者"；治木火犯中，呕吐等症；上热下寒证。身热，微烦，便溏。病机为上热下寒，脾胃失调有寒。栀子清胸膈之热，干姜温中护脾胃肠，临床常用于上热下寒的胸膈烦热，大便溏软，腹痛者。我们的经验是，这种配伍在临床上应该广泛使用，寒热并用，清上温下，有此症可用，没有此症也可以用，只是二药的比例适可调整，没有下寒，用之如调味，可以保护中下焦，制约栀子伤气，又可增进栀子有效成分的吸收。此簇药对也经常应用于疾病的晚期，有寒证又有热邪。

4. 栀子、茵陈蒿、大黄——治阳黄之簇药

此簇药对栀子、茵陈蒿、大黄独自组成《伤寒论》治疗阳明病的茵陈蒿汤，功效清热、利湿、退黄。主治湿热黄疸。症见一身面目俱黄，黄色鲜明，发热，无汗或但头汗出，口渴欲饮，恶心呕吐，腹微满，小便短赤，大便不爽或秘结，舌红苔黄腻，脉沉数或滑数有力。谷疸。症见寒热不食，食即头眩，心胸不安。茵陈苦泄下降，善于清热利湿，为治黄疸要药；栀子清热降火，通利三焦，助茵陈引湿热从小便而去；大黄泻热逐瘀，通利大便，导瘀热从大便而下。三药合用，利湿与泄热并进，通利二便，前后分消，湿邪得除，瘀热得去，黄疸自退，共奏清热利湿退黄之效。此簇药单独组成茵陈蒿汤，清热利湿退黄，治疗湿热黄疸。此簇药具有保肝、抑菌、降压等作用。此簇药对应用于急性黄疸型传染性肝炎、胆囊炎、胆石症、钩端螺旋体病等。

5. 栀子、黄柏、甘草——治湿热阳黄之簇药

此簇药对栀子、黄柏、甘草独自组成《伤寒论》治疗阳明病的栀子柏皮汤，具有清泄湿热之功效。主治伤寒，身黄发热者。本簇药对中黄柏苦寒，善

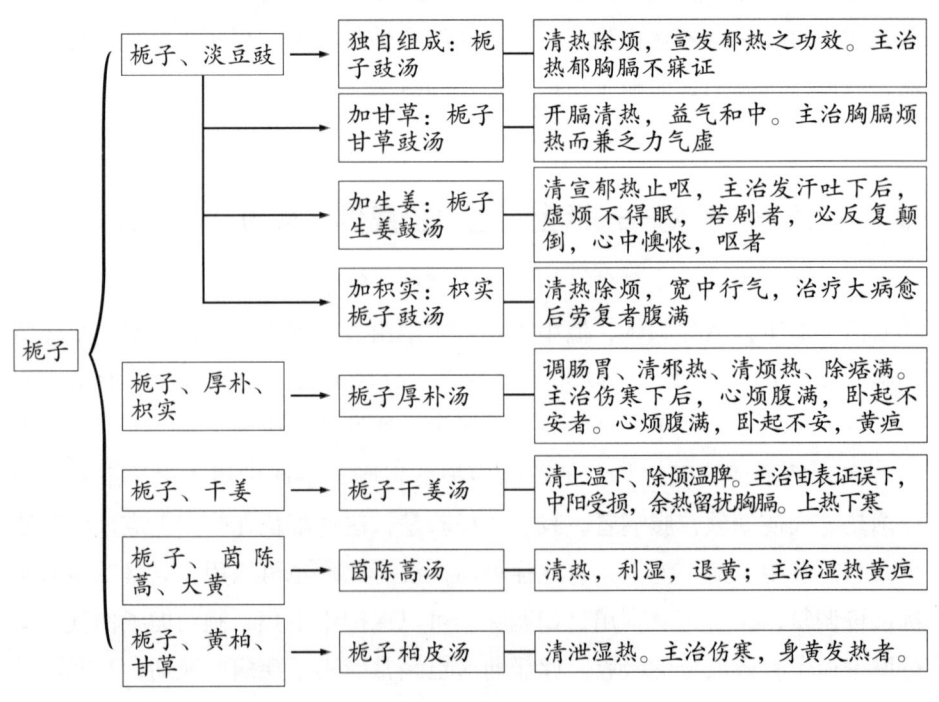

图 6　栀子相关簇药配伍应用规律

清脏腑结热、泄湿退黄。栀子苦寒清泄三焦、通调水道，可使湿热从小便而出。甘草甘平，和中护胃，防栀柏苦寒伤胃。三药共奏清泄里热祛湿功效。此簇药对临床常用于急性黄疸型肝炎、重症肝炎、胆囊炎、胰腺炎等治疗。

六、陷胸汤类方簇药对

1. 大黄、芒硝、甘遂——泻热逐水之簇药

簇药对**大黄、芒硝、甘遂**组成了《伤寒论》的大陷胸汤。甘遂善攻逐水饮，泻热破结，直达水气所结之处，使水热之邪从下而解；大黄味苦性寒，清热泻火解毒，使上炎之火下泄，又可活血凉血止血，攻积活血；芒硝咸苦寒，泻热通便，润燥软坚，清火消肿，与大黄相须为用，软坚通滞、泻热破结之力更强。三味峻药相伍而用，泻热与逐水并施，势猛力专效宏，使水热之邪从大便而去，为泻热逐水之峻剂。此簇药单独组成大陷胸汤，泻热逐水散结，治疗结胸证，注意大黄需先煎，是因为"治上者治宜缓"，大黄久煎泻下减效，但保留清热活血凉血。在《伤寒论》中主治水热互结之结胸证。症见心下至少腹疼痛硬满而拒按，晡小有潮热，短气烦躁，大便秘结，舌上燥而渴，舌红，苔黄腻或兼水滑，脉沉紧或沉迟有力。如与**葶苈子、杏仁**肃降宣发肺气簇药对，配伍组成大陷胸丸，具有泻热逐水之功效，主治热实结胸，胸中硬满而痛，颈项强直，自汗出，大便不通，脉沉实。具有调节上焦、下焦，促进水液代谢的作用，同时通调上、下游水道，给水出路。制成丸剂，逐水破结，峻药缓攻。此簇药有促进肠蠕动、抑菌抗炎、利尿等作用。临床常用于治疗急性胰腺炎、急性肠梗阻、胆石症、肝脓肿、渗出性胸膜炎、胆囊炎、腹水等属于水热互结者。

2. 瓜蒌、半夏、黄连——宽胸散结化痰之簇药

簇药对**瓜蒌、半夏、黄连**独自组成了《伤寒论》的小陷胸汤。瓜蒌甘寒，能清热化痰，除胸中痰热邪气、利气散结以宽胸，又质润能滑利润燥通

便，使邪热从大便而走，又可防半夏燥热太过。黄连苦寒，能泄热除痞，清热燥湿解毒，善清泻心、胃、肝经诸热；半夏辛温而燥而善化痰浊，辛开苦降而长于降逆散结以消痞。二药合用，一苦一辛，体现"辛开苦降"之法，促进散结开痞。三药相簇为用，实为除烦涤痰、开结宽胸之剂。在《伤寒论》中主治痰热互结之结胸证，症见心下痞闷，按之则痛，咳痰黄稠，或是感胸部闷痛，舌红苔黄腻，脉滑数等。现代此簇药有抗炎抑菌、解热、镇痛镇静、止咳祛痰、抗血小板聚集等作用。常用于治疗急性支气管炎、胸膜炎、胸膜粘连、肋间神经痛、急慢性胃炎等属痰热结胸者。

3. 芫花、甘遂、大戟、大枣——攻逐水饮之簇药

簇药对芫花、甘遂、大戟、大枣独自组成《伤寒论》的十枣汤。甘遂功善泻水逐饮，破积通便，善行经隧之水湿；大戟专于逐水通便，消肿散结，善泄脏腑之水邪；芫花涤痰逐水，善消胸胁伏饮；三药合用，各有专攻，逐水之力甚强。用大枣顾护脾胃、补土制水。此四药为伍，攻逐水饮，邪去而正不伤。在《伤寒论》中主治悬饮，症见咳唾胸胁引痛，心下痞硬，干呕短气，头痛目眩，胸背掣痛不得息；实水，症见一身悉肿，尤以身半以下肿甚，腹胀喘满，二便不利，舌苔白滑，脉沉弦。此簇药单独组成十枣汤，攻逐水饮，治疗悬饮、实水。此簇药有刺激肠管、增强肠蠕动、抑菌抗炎、镇痛等作用，用于治疗渗出性胸膜炎、肝硬化、慢性肾炎所致之胸水、腹水或全身水肿属于邪胜而体实者。现代用量用法需注意：芫花1.5~3g，甘遂0.5~1g，大戟1.5~3g，三者各等分，捣为散，每服1g，以大枣10枚煎汤送服，每日1次，清晨空腹服用，体虚者及孕妇忌用。

4. 桔梗、巴豆、贝母——温下寒实之簇药

簇药对桔梗、巴豆、贝母独自组成《伤寒论》的三物白散。簇药对中以巴豆之辛热温通寒实，温下攻逐痰水；贝母涤痰散结；桔梗开泄肺闭。三味相伍药性峻猛。要注意的是巴豆辛热有毒，攻泻较烈，又能催吐，可吐邪实偏在上者，又可利邪结偏在下者。此簇药独自组成三物白散，具有温下寒实、涤痰破结之功，用于治疗寒实结胸的胸肺疾病等。注意用法用量，用量需轻少。

5. 瓜蒂、赤小豆、淡豆豉——涌吐痰涎宿食之簇药

此簇药瓜蒂、赤小豆、淡豆豉源于《伤寒论》的瓜蒂散。瓜蒂性味苦寒，善涌吐痰涎宿食，有催吐作用；赤小豆可除烦满祛湿，又因其为谷物，兼有和胃安中之效，可使邪祛而胃不伤；用豆豉煎汤调服，香豉轻清宣泄、宣解胸中邪气，协助涌吐，又可和中顾护胃气。三者合用，相须为用，酸苦涌泄，促进痰涎宿食涌吐而出，以除胸胃中之实邪，又可清胸膈郁热，为吐剂第一品也。此簇药独自组成瓜蒂散，涌吐痰涎宿食，治疗痰涎宿食、壅滞胸脘证，症见胸中痞硬，懊憹不安，欲吐不出，气上冲咽喉不得息，寸脉微浮者。此簇药具有促进胃肠道蠕动、化痰等作用。此簇药对用于治疗暴饮暴食之胃扩张、误食毒物、精神分裂症等证属痰食壅滞胸脘者。注意用法用量，赤小豆1~3g；瓜蒂1~3g，有毒，非形气俱实者慎用，用淡豆豉9g煎汤送服。若食已离胃入肠，痰涎不在胸膈者，禁用。陷胸汤类簇药对相伍规律见图7。

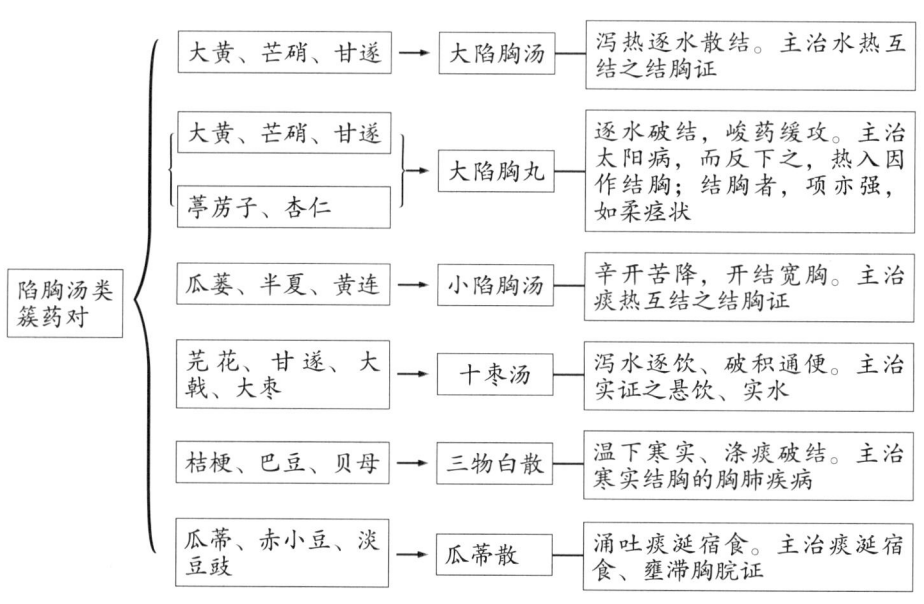

图 7　陷胸汤类簇药对配伍应用规律

七、泻心汤类方簇药对

1. 半夏、干姜、黄芩、黄连——辛开苦降、散结消痞之簇药

功效：平调寒热，散结除痞。

主治病症：

寒热互结之痞证。症见寒热中阻，心下痞满而不痛，或干呕，或呕吐，肠鸣下利，苔腻微黄。

簇药配伍释义：

此簇药半夏、干姜、黄芩、黄连源于《伤寒论》的半夏泻心汤。半夏辛温，能消痞散结，又可降逆止呕，干姜辛热，守而不走，长于温中散寒、健运脾阳，温暖中焦，二药合用，辛开以散结消痞。黄芩、黄连均苦寒，能清热燥湿、泻火解毒，黄芩善清泻肺火及上焦实热，而黄连长于入中焦、大肠以清泻中焦、大肠的湿热，又善于清泻心、胃二经之实热，二药相用苦寒性降以泄热开痞。四药相伍为用，共奏调和寒热、辛开苦降、散结消痞之功效。

此簇药半夏、干姜、黄芩、黄连与人参、半夏、生姜、大枣、甘草益气和胃簇药对减生姜，相伍组成半夏泻心汤，以寒热平调、补脾和中、消痞散结，主治寒热错杂之痞证。半夏泻心汤加重炙甘草用量可组成甘草泻心汤，调和寒热、益胃消痞，主治胃气虚弱痞证。另，此簇药对减干姜二两，与**人参、半夏、生姜、大枣、甘草**益气和胃簇药对加重生姜，相伍组成生姜泻心汤，和胃消痞、宣散水气、调和寒热，主治水热互结痞证。在《伤寒论》中主治伤寒汗后，胃阳虚弱，水饮内停，心下痞硬，肠鸣下利。此簇药也治妊娠恶阻，噤口痢。

此簇药有解热、镇静、抗炎、抗病毒抑菌、降压、降脂、保胃等作用。现代可用于治疗急慢性胃肠炎、慢性结肠炎、胃下垂、胃扩张、神经性胃炎、慢性肝炎、早期肝硬化等属寒热互结证者。

2. 人参、半夏、生姜、大枣、甘草——健脾和胃增效之簇药

功效：益气健脾，和胃止呕。

主治病症：

脾胃虚弱证（脾胃气虚或脾胃虚寒证）。症见脘腹痞胀，或胃脘嘈杂，食少纳呆，或食后腹胀，恶心呕吐，嗳气肠鸣，大便不调，脉缓弱等。

簇药配伍释义：

此簇药人参、半夏、生姜、大枣、甘草是《伤寒论》众多方剂中经常配伍之簇药对，此簇药对包括不同组合小簇药对，均在这五味基础上选择的，要有深刻的认识，这是《伤寒论》中的配伍真谛。人参甘、微温，入脾、肺经，有补气救脱、益心复脉、安神、生津、补肺、健脾等功效；半夏辛温，入中焦脾胃，长于降逆和胃止呕，又可辛开痞结；生姜辛微温，发表散寒、温中止呕；大枣甘温，可以补中益气、养血安神；甘草甘平，补脾益气、协和诸药；人参、大枣、甘草相伍益气健脾，半夏、生姜和胃降逆止呕，各药物相伍为用，共奏益气健脾、和胃止呕之功效。此簇药与**柴胡、黄芩、半夏**和解少阳簇药对相伍组成小柴胡汤，和解少阳，治疗伤寒少阳证；又与**干姜、黄芩、黄连**调和寒热簇药对相伍组成生姜泻心汤，行水消痞、调和寒热，治疗水热互结痞证。在《伤寒论》中的方剂组方中比比皆是，令人拍案叫绝，叹为观止。

此簇药具有健脾胃、抗疲劳、增强机体免疫功能、抗炎、抗菌、抗过敏、保肝、保护胃黏膜、镇咳祛痰、止痛、抗肿瘤、促进他药吸收等作用，可用于治疗多种疾病证见脾胃虚弱者。

3. 大黄、黄连——热痞之簇药

此簇药大黄、黄连独自组成《伤寒论》的大黄黄连泻心汤。有一说是可能后面的书漏了黄芩一味药，林亿的按语：大黄黄连泻心汤诸本皆二味，又后附子泻心汤，用大黄、黄连、黄芩、附子，恐是前方中亦有黄芩，后但加附子一味也。《活人书》中本方有黄芩这味药。我们认为极大可能有黄芩这味药。用大黄、黄连的苦寒导泄心下的虚热。不用煎煮，用麻沸汤渍服，取其气薄而泄虚热，有导泻邪热胃壅积滞之功，具有泻热消痞和胃之效。主治心下痞，按之濡，其脉关上浮者。经方中有**大黄、黄连、黄芩**三味簇药泻热痞，再加**附子**组成附子泻心汤，泻热消痞、扶阳固表，可主治阳虚热结，心下痞闷，恶寒汗出，脉沉者。此证有虚寒元素。

4. 旋覆花、代赭石——降逆止呃之簇药

此簇药旋覆花、代赭石源于《伤寒论》的旋覆代赭汤。旋覆花性温而能下气消痰，降逆止嗳；代赭石质重而沉降，善镇冲逆，助旋覆花降逆下气；另有一簇药对中的有半夏辛温，祛痰散结，降逆和胃；三药相须为用，为祛痰降逆最佳组合，使痰涎得消，逆气得平，则心下之痞硬除，而嗳气、呕呃可止。此簇药与前一条簇药对的人参、半夏、生姜、大枣、甘草调和脾胃增效簇药对，相伍组成旋覆代赭汤，降逆化痰、益气和胃、下气止噫，治疗胃虚痰气逆阻证，症见胃脘痞闷胀满，频频嗳气，或见呕吐、呃逆、恶心，纳差，舌苔白腻，脉滑。此簇药具有祛痰镇咳、抑菌抗炎、保护胃黏膜、促进胃肠蠕动等作用。此簇药临床常用于治疗胃神经官能症、幽门不完全性梗阻、胃及十二指肠溃疡、胃扩张、慢性胃炎、神经性呃逆、膈肌痉挛等。

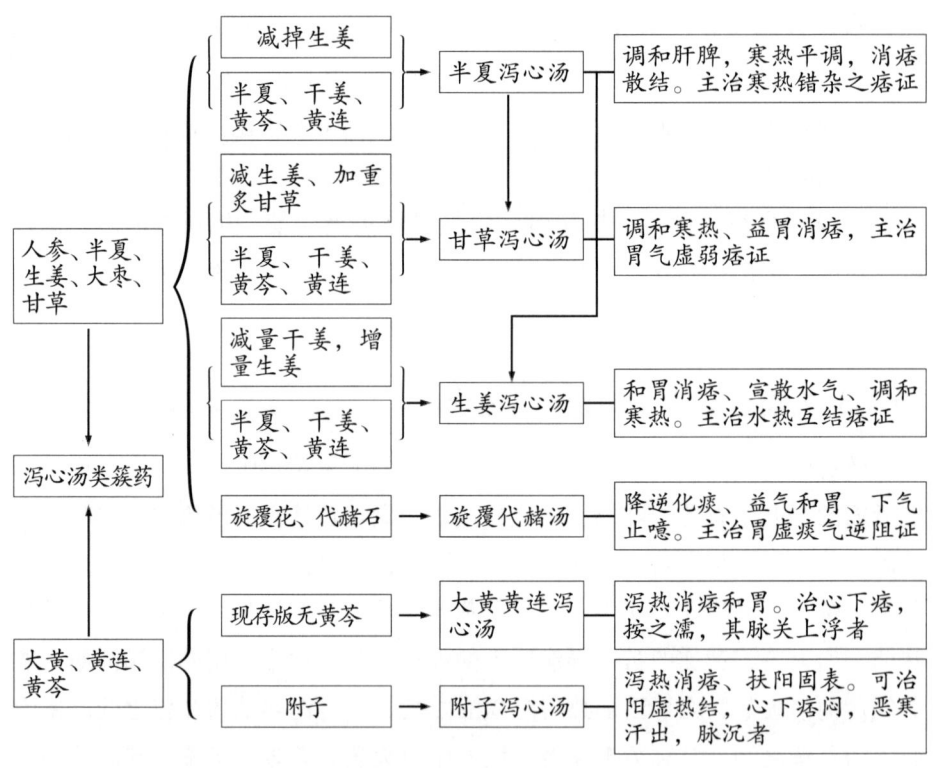

图 8　泻心汤类簇药对配伍应用规律

八、甘草汤类方簇药对

1. 甘草、桂枝——温心阳之簇药

与"桂枝、甘草"条释义互参。此簇药甘草、桂枝补心阳,与**人参、姜、枣、草**调节脾胃补心气之簇药对,与**生地黄、麦冬、白芍、阿胶、麻仁**养心肺阴津之簇药对,配伍组成炙甘草汤,此方益气滋阴,通阳复脉;专治阳气阴血虚弱,心脉失养证。症见脉结代,心动悸,虚羸少气,舌光少苔,或质干而瘦小者;还有虚劳肺痿。症见干咳无痰,或咳吐涎沫,量少,形瘦短气,虚烦不眠,自汗盗汗,咽干舌燥,大便干结,脉虚数。现代常用于治疗心律不齐、风湿性心脏病、病毒性心肌炎、冠心病、甲状腺功能亢进、焦虑症等,表现为心悸怔忡、气短、脉结代等属于阴血不足,阳气不足者。

2. 甘草、附子——温脾阳之簇药

综观《伤寒论》所有证方,毫无疑问,与桂枝、甘草温心阳,或干姜、甘草温肺阳的簇药思路一样的,此簇药甘草、附子在处方中是温脾肾阳气之地位。甘草和中益气缓急,调和诸药。附子温经散寒,除湿止痛。二药相佐具有温中下焦之阳,可祛里外寒气。与桂枝、白术温经健脾之簇药组成了甘草附子汤,走表里,助阳温经,祛湿利关节,其方在《伤寒论》中主治表里阳虚、风湿在表,病位偏里、湿淫关节的风湿病。如风湿相搏,骨节疼烦,掣痛不得屈伸,近之则痛剧,汗出短气,小便不利,恶风不欲去衣,或身微肿者。虽然在这里讲的是风湿客束经络在表。但从组方来讲,这个簇药对及方子更是针对脾阳不足的。其与桂枝、甘草及干姜、甘草二对簇药并列为治疗三焦的不同位置的阳虚。

3. 甘草、干姜——温肺阳之簇药

此簇药甘草、干姜独自组成《伤寒论》的甘草干姜汤,具有温肺脏阳气虚损。甘草补脾益气、润肺止咳、清热解毒功效,干姜温中散寒,回阳通脉,温肺化饮。二者配伍为温肺阳之经典组合。《伤寒论》中主治伤寒脉

浮，自汗出，小便数，心烦，微恶寒，脚挛急，误用桂枝汤解表之后，出现咽中干，烦躁吐逆；肺痿，吐涎沫而不咳者。

4. 生地黄、麦冬、白芍、阿胶、麻仁——养心肺阴津之簇药

此簇药生地黄、麦冬、白芍、阿胶、麻仁源于《伤寒论》的炙甘草汤（复脉汤）。白芍功以养血调经、柔肝止痛、敛阴止汗、平抑肝阳，为养阴之品，跟桂枝、甘草相伍，可以调节营卫、助补心肺阳气之功。生地黄甘寒质润，滋阴养血，《名医别录》谓其"补五脏内伤不足，通血脉，益气力"。阿胶为血肉有情之品，为补血药品，长于滋阴润燥，补养阴血；麦冬甘寒，功善养阴润燥，清热生津；麻仁滋阴润燥；五药合用，共奏滋阴养血之效。此簇药与甘草、生姜、人参、大枣健脾益气复脉之簇药对，及与甘草、桂枝补心阳之簇药对共同组成炙甘草汤，滋阴养血、益气温阳、复脉定悸，主治气血阴阳不足证。症见形瘦短气，虚烦不眠，潮热盗汗，咽干舌燥，两颧潮红，大便干结，或见干咳无痰，或见消渴，脉虚数。虚劳肺痿、阴虚便秘、血热出血等。也可与白芍、甘草敛阴簇药对相伍组成加减复脉汤，滋阴养血、生津润燥，治疗温热病后期，邪热久羁，阴液亏虚证。此簇药有提高机体免疫、止血、降压、降糖、抑菌等作用。现代常应用于慢性呼吸系统疾病、慢性胃炎、便秘、肺结核、糖尿病、高血压、功能性心律不齐、冠心病、甲状腺功能亢进等。

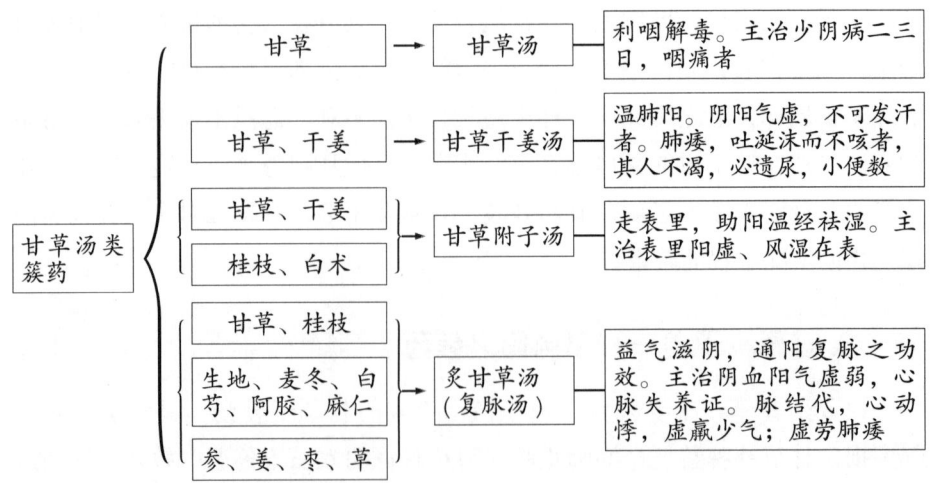

图9 **甘草汤类**簇药对配伍应用

九、苓桂术甘汤类方簇药对

1. 茯苓、白术——健脾利水之簇药

此簇药**茯苓、白术**源于《伤寒论》的苓桂术甘汤。茯苓健脾利水,渗湿化饮,既能消除已聚之痰饮,又善平饮邪之上逆;白术健脾燥湿,苓、术相须,奏健脾祛湿之效,有治生痰之源以治本之意;桂枝功能温阳化气,平冲降逆,二药合用有温化痰饮之功;炙甘草用于本方中,一可合桂枝以辛甘化阳,以襄助温补中阳之力,二可合白术益气健脾,崇土以利制水,三可调和诸药,功兼佐使之用。四药合用,温而不燥,利而不峻,标本兼顾,温阳健脾以助化饮,淡渗利湿以平冲逆,为治疗痰饮病之和剂。利水之簇药对**茯苓、白术**与**甘草、桂枝**温化心阳之簇药对组成苓桂术甘汤,温阳化饮、健脾利水,治疗痰饮病心阳不足或中阳不足证。上中焦虚寒之痰饮病,症见胸胁支满,目眩心悸,短气而咳,舌苔白滑,脉弦滑或沉紧。此组合具有强心利尿、增强免疫力、护胃、利尿、抑菌、镇静等作用。

在《金匮要略》中,利水之簇药对**茯苓、白术**与**甘草、干姜**温化中下焦脾肾阳之簇药组成甘草干姜茯苓白术汤(又名肾著汤)。重用干姜温中祛寒,散寒通痹。二对簇药合用,共奏祛寒除湿、健脾利水、温脾胜湿之功。主治寒湿腰痛。症见腰部冷痛沉重,但饮食如故,口不渴,小便不利,舌淡苔白,脉沉迟或沉缓,及妊娠腰脚肿痛。此组合现代应用于治疗心源性水肿、慢性支气管炎、支气管哮喘、慢性肾小球肾炎水肿、梅尼埃病、神经官能症等。

此簇药对**茯苓、白术**健脾淡渗利水簇药对与**附子、生姜、白芍**温化肾水之簇药对,共同组成了真武汤,功用温阳利水,主治阳虚水泛证。症见畏寒肢厥,小便不利,心下悸动不宁,头目眩晕,身体筋肉𥆧动,站立不稳,四肢沉重疼痛,浮肿,腰以下为甚,或腹痛泄泻,或咳喘呕逆,舌质淡胖,边有齿痕,舌苔白滑,脉沉细。附子辛甘性热,用之温肾助阳,以化气行水,兼暖脾土,以温运水湿。生姜温散,既助附子温阳散寒,又合苓、术宣散水湿。白芍利小便以行水气,缓肝急以止腹痛,敛阴舒筋以解筋肉𥆧动,又防

止附子燥热伤阴，以利于久服缓治。温阳利水，诸药相簇为用，温脾肾以助阳气，利小便以祛水邪。真武汤可以理解为不同组合而成：既可以理解为茯苓、白术、白芍健脾敛阴利水，与附子、生姜温肾化气两对簇药对组成；也可以理解为茯苓、白术健脾利水，与附子、生姜、白芍温化肾水两组簇药对组成。附子、生姜、白芍的配伍和桂枝与白芍配伍的意义类似，桂枝、芍药调节上焦营卫内外，而附子、生姜、白芍调控下焦肾之内外，一阴一阳，生生不息。

2. 桂枝、茯苓——温化水气之簇药

此簇药桂枝、茯苓源于《伤寒论》的苓桂术甘汤，为有名的阳化水气药对。桂枝功擅温阳化气、平冲降逆，合茯苓健脾利水气。茯苓、桂枝相伍为温阳化气、利水平冲之常用组合，与利水之簇药对茯苓、白术温化心阳之簇药对甘草、桂枝共同组成苓桂术甘汤，温阳化饮、健脾利水，治疗痰饮病心阳不足或中阳不足证。或与甘草、大枣滋助脾土之簇药对，共同组成茯苓桂枝甘草大枣汤，功擅降肾气，《伤寒论》中主治发汗后，其人脐下悸，欲作奔豚。《医宗金鉴》言：此方即苓桂术甘汤去白术加大枣倍茯苓也。彼治心下逆满，气上冲胸，此治脐下悸，欲作奔豚。此簇药桂枝、茯苓与生姜、甘草温化水气散邪簇药，共同组成茯苓甘草汤，温中化饮，通阳利水，治伤寒水气乘心，厥而心下悸者。《普济方》解为：茯苓、甘草之甘，益津液而和卫，桂枝、生姜之辛，助阳气而解表。《医方集解》言："惟饮之为悸，甚于它邪，以水停心下，无所不入，侵于肺则咳，传于胃为呕，溢于皮肤为肿，渍于肠间为利。故经曰：先治其水，后治其厥。"

3. 泽泻、茯苓、猪苓——甘淡利水之簇药

此簇药泽泻、茯苓、猪苓源于《伤寒论》的五苓散，三味药相伍，甘淡渗利为主，使水湿之邪从小便而去。与桂枝、茯苓、白术温化水气之簇药对（也可以分解为桂枝、茯苓与茯苓、白术二对簇药），共同组成五苓散，功用利水渗湿，温阳化气。主治膀胱气化不利之蓄水证。症见：小便不利，头痛微热，烦渴欲饮，甚则水入即吐；或脐下动悸，吐涎沫而头目眩晕；或短气而咳；或水肿、泄泻。舌苔白，脉浮或浮数。五苓散体现了《素问·灵兰秘典论》之思想："膀胱者，州都之官，津液藏焉，气化则能出矣。"

此簇药泽泻、茯苓、猪苓与阿胶、滑石利水清热滋阴之簇药对，共同组成了猪苓汤，利水渗湿、清热养阴，治疗水热互结伤阴证，症见小便不利，发热，口渴欲饮，或心烦不寐，或兼有咳嗽、呕恶、下利，舌红苔白或微黄，脉细数。且可以治疗血淋。**阿胶、滑石**簇药对特点：滑石甘寒，清膀胱湿热而通利水道以分清浊，又可清热解暑以祛湿热，阿胶滋阴润燥以退虚火，又补血止血以养阴精，体现了利水而不伤阴、滋阴而不碍湿的配伍特点。如《古今名医方论》曰："猪苓一汤……特用阿胶、滑石以润之，是滋养无形以行有形也。利水虽同，寒温迥别。"

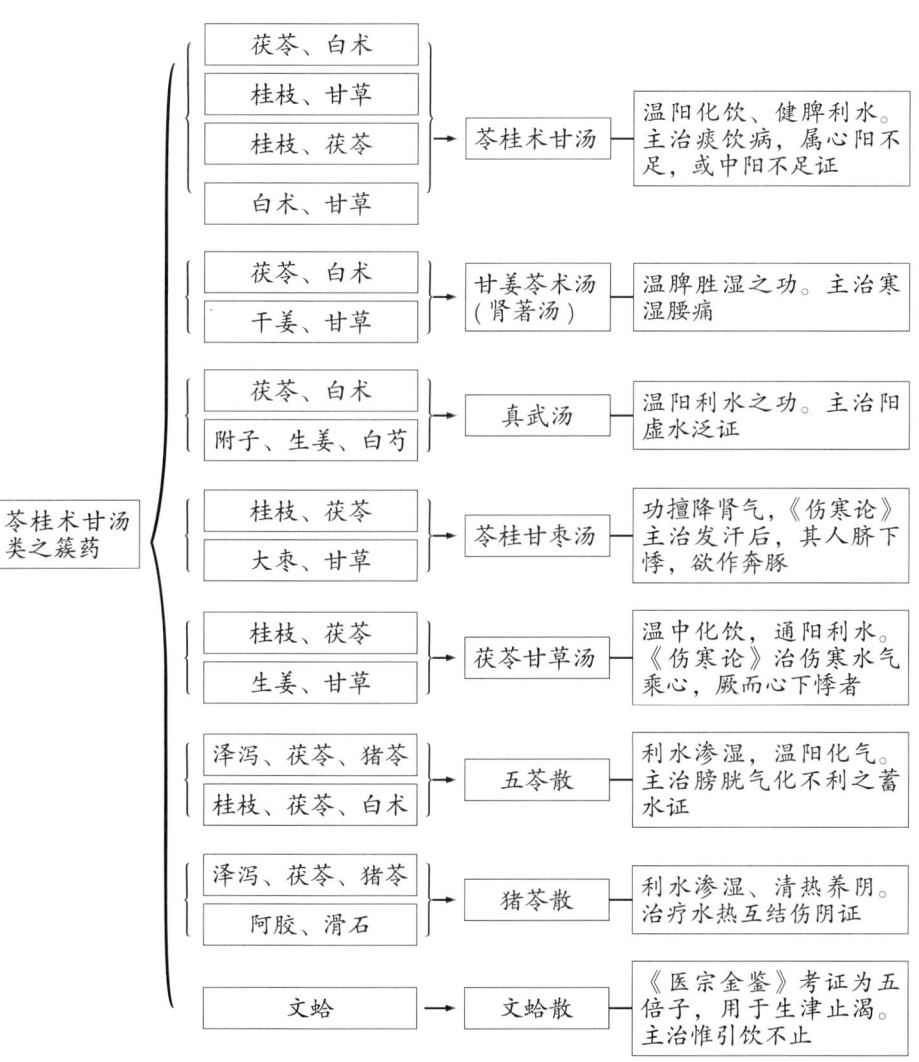

图10　**苓桂术甘汤**类簇药对配伍应用规律

十、黄芩黄连汤类方簇药对

1. 黄芩、白芍——清肠热缓急之簇药

此簇药黄芩、白芍源于《伤寒论》的黄芩汤，此方功效：清热止痢，和中止痛。《伤寒论》中主治：太阳、少阳二经合病下利。《本草纲目》言黄芩：治风热湿热头疼，奔豚热痛，火咳肺痿喉腥，诸失血。白芍功于养血调经、柔肝止痛，敛阴止汗、平抑肝阳。黄芩可以清热泻火，白芍酸涩，可以收敛止痛，切合太阳、少阳二经脉病邪导致的泄泻下利；而黄芩、白芍清肠热缓急之簇药与甘草、大枣甘柔和太阴经之簇药组成黄芩汤。其中白芍、甘草也是缓急止痛之经典簇药。

而黄芩、白芍之簇药与甘草、大枣、半夏、生姜之健脾止呕之簇药相伍组成黄芩加半夏生姜汤，此簇药甘、枣、半、姜系上述的簇药对人参、半夏、生姜、大枣、甘草调中土之簇药发展化裁而来的。黄芩加半夏生姜汤，清肠热、安中止呕，主治痢疾或泄泻，身热不恶寒，腹痛口苦，干呕；胆咳，咳而呕苦水者。在《伤寒论》主治太阳与少阳合病，自下利而兼呕者。在《金匮要略》主治干呕而利。

2. 黄连、桂枝、干姜——清肠热温脾散寒之簇药

此簇药黄连、桂枝、干姜源于《伤寒论》的黄连汤，功效为平调寒热、和胃降逆。《伤寒论》中主治伤寒，胸中有热，胃中有邪气，腹中痛，欲呕吐者。本证寒邪入里，其深入胸中郁热者，所谓"胸中有热"：邪入胃脘，传而不化，寒邪凝结中焦，故腹中痛。与人参、半夏、大枣、甘草调中土之簇药共同组成黄连汤。这个方子在临床上经常用到，寒热并用，用于寒象明显又有郁热的患者。

3. 黄连、鸡子黄、阿胶——清心肠热、养心脾阴之簇药

此簇药黄连、鸡子黄、阿胶源于《伤寒论》的黄连阿胶汤，是安神剂、交通心肾剂之代表方，具有扶阴散热之功，主治少阴病，心中烦，不得卧；

邪火内攻，热伤阴血，下利脓血。此簇药黄连、鸡子黄、阿胶与黄芩、白芍清肠热缓急之簇药相伍组成的黄连阿胶汤，此方苦寒与咸寒兼施，降火与滋阴并用，邪正兼顾，体现了泻心火、滋肾水，为交通心肾功能之要剂。要注意的是这个方子对于脾阴不足的肠热泄泻也是适用的。黄芩黄连汤类簇药对相伍规律见图11。

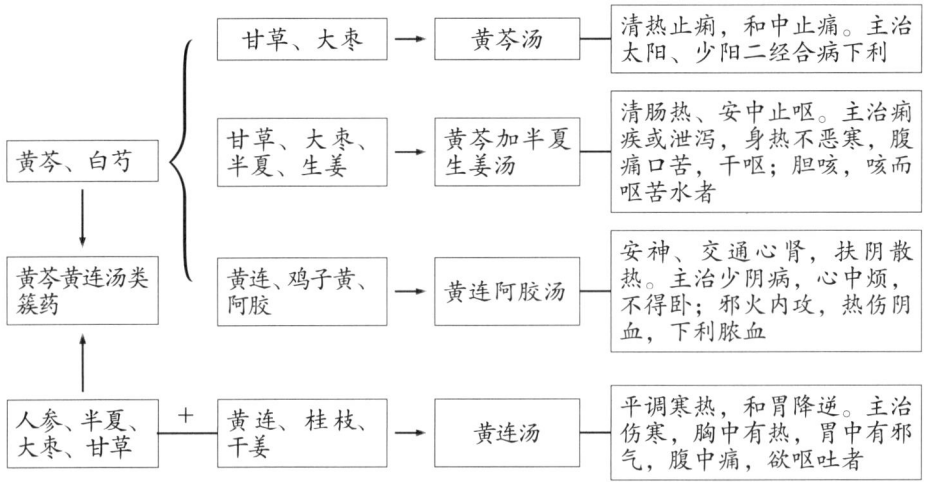

图 11　黄芩黄连汤类簇药对配伍应用规律

十一、白虎汤类方簇药对

1. 知母、石膏——清气分热之簇药

功效：清热生津。

主治病症：

（1）气分实热证。症见高热、汗出、心烦、口渴、脉洪大有力。

（2）肺热咳喘证或肺燥干咳证。症见咳嗽伴痰黄黏稠或干咳少痰。

（3）胃热证。症见口疮，口渴，咽肿，牙龈肿痛、头痛等。

簇药配伍释义：

此簇药知母、石膏源于《伤寒论》的白虎汤。《医学衷中参西录》言"石膏之退热，逐热外出也"，石膏苦辛甘，大寒，善清气分实热、肺胃实火而除烦渴，兼解肌表之热。知母苦寒质润，苦寒泻火，润以滋燥，能清热生津止渴，其除石膏清热泻火之能外，更能缓和热盛伤津之口渴多饮。二药相伍，既能入肺、胃二经以清热泻火，又可滋养为热邪已伤之阴，可有清热不留邪，祛邪不伤正之功。此簇药与**粳米**、**甘草**益胃簇药对相伍组成白虎汤，清热生津止渴，用于治疗气分热盛证。此簇药具有退热、抗菌消炎、解痉止痛、利胆、降糖等作用，应用于肺炎、急性胃肠炎、牙龈炎、糖尿病等。

在此要提及另外两组簇药对，在**石膏**、**知母**此簇药对基础上加味，临床应用广泛。

（1）**知母**、**石膏**、**桂枝**，清卫分、气分热之簇药，并兼调营卫。桂枝辛甘温，具有温通经脉、温助阳气、调和营卫的作用，配伍石膏、知母二味甘寒之药，凉性虽大，但不妨碍桂枝的使用，寒温并用，共奏清热通络、调和营卫之功效。此簇药与**粳米**、**甘草**和胃簇药对相伍组成白虎加桂枝汤，清热和营通络，治疗温疟或风湿热痹。此簇药具有解热、镇痛、镇静、抗菌消炎、抗病毒、利尿等作用。常用于治疗疟疾、风湿性关节炎、中暑、痛风等疾病。

（2）**知母**、**石膏**、**人参**，此簇药源于《伤寒论》的白虎加人参汤，是在石膏、知母此簇药对基础上加入人参。石膏、知母作用如上所述。人参甘温，大补元气，生津止渴。三药相伍，在清热生津之功效上，更能益气生津，对气津两伤证尤为适合。此簇药与**粳米**、**甘草**益气和胃簇药对相伍组成白虎加人参汤，清热泻火、益气生津，用于治疗气分热盛、气津两伤证。主治伤寒、温病、暑病气分热盛，津气两伤，身热而渴，汗出恶寒，脉虚大无力；火热迫肺，上消多饮者。此簇药除退热、抗炎、解痉止痛、利胆、降糖等作用外，还能降脂、抗氧化、抗血栓形成等，可应用于治疗急性胃肠炎、病毒性心肌炎、肺炎、糖尿病等。

2. 竹叶、石膏、麦冬——清气分热兼益阴之簇药

此簇药竹叶、石膏、麦冬源于《伤寒论》的竹叶石膏汤，功以清热生

津，除烦止渴。主治热证后期余热未清，津液损伤证。症见身热汗出，口干喜饮，心胸烦热，或虚烦不眠，舌红苔少，脉虚数。竹叶甘苦性寒，能清热泻火生津，善于治疗多种热证所致的烦渴，又清心利尿，可使热邪从小便而解；麦冬甘苦微寒，功善养阴益胃生津、清心除烦，为滋阴生津之良品；此二药与清气分实热之石膏相伍，共奏清热生津、除烦止渴之功。此簇药与**人参**、**半夏**、**粳米**、**甘草**益气和中簇药对相伍组成竹叶石膏汤，清热生津、益气和胃，治疗伤寒、温病、暑病，余热未清，气津两伤证。此簇药具有退热、消炎抑菌、降糖等作用，常应用于肺炎、中暑、流行性乙脑、糖尿病等。白虎汤类簇药对相伍规律见图12。

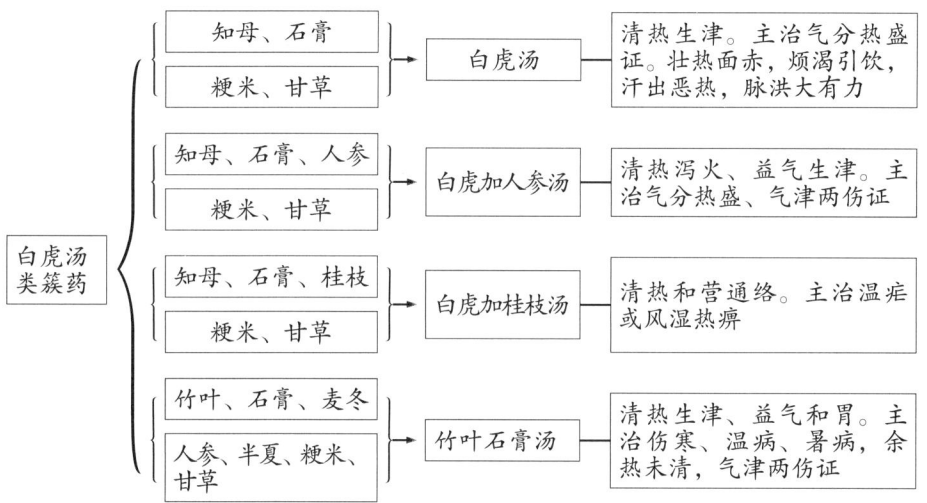

图12　白虎汤类簇药对配伍应用规律

十二、承气汤类方簇药对

1. 大黄、厚朴、枳实、芒硝——泄热通腑之簇药

功效：泄热通腑，峻下热结。

主治病症：

（1）阳明腑实证。症见大便不通，矢气频，痞满腹胀，或按之硬痛而拒按，甚或潮热，谵语，手足濈然汗出，舌苔黄燥起刺，或焦黑燥裂，脉沉实。

（2）热结旁流证。症见下利清水，色纯青，脐腹疼痛，按之坚硬有块，口干舌燥，脉滑数。

（3）里热实证之热厥、痉病或发狂等。症见四肢厥逆，身热面赤，唇燥大渴，口干苦，目闭或不闭，小便赤涩短少，大便燥结，不省人事；或表现为卒然口噤、四肢抽搐、角弓反张；或者表现为打人毁物、弃衣而走、登高而歌等。

簇药配伍释义：

此簇药大黄、厚朴、枳实、芒硝源于《伤寒论》的大承气汤。大黄为君，苦寒泄热通便，荡涤肠胃，且能活血化瘀，以推陈致新；芒硝为臣，咸寒泄热，软坚润燥，助大黄泄热通便；厚朴辛行苦燥，能下气宽中，行气散结，除满消痞；枳实破气力强而性猛，善行中焦之气，能泄满除滞、破气散结。四药相簇而用，共同组成大承气汤，这四味也独自组成泄热通腑之簇药，泻下与行气并重，使得胃肠壅滞之气机得以畅通，里实热结得以峻下通泄，阴液得存，症结得解。常用于痞、满、燥、实四证及脉实者的阳明腑实证而峻下热结。

此簇药去芒硝，组成小承气汤，形成了**大黄、厚朴、枳实**轻下热结之簇药对，主治阳明腑实轻症及痢疾初起。

此簇药去厚朴、枳实，加甘草和中组成调胃承气汤，组成了**大黄、芒硝、甘草**缓下热结的簇药对，治疗以燥、实为主的阳明腑实证。

此簇药具有促进肠蠕动、抑菌灭菌、降压、助消化、抗炎、利尿等作用，常用于急性胰腺炎、治疗急腹症、非机械性肠梗阻、急性胆囊炎、急性阑尾炎等属阳明腑实证者。通下者需大黄后下，芒硝溶服。

2. 火麻仁、杏仁、芍药、蜂蜜——润肠通便之簇药

此簇药火麻仁、杏仁、芍药、蜂蜜源于《伤寒论》的麻子仁丸（又名脾约丸）。功擅润肠通便，主治肠燥便秘，症见大便干结，小便频数，脘腹痞胀，舌红苔黄而干。麻子仁性味甘平，质润多脂，能润肠通便，滋养补虚；

杏仁宣降肺气，功专降气，且肺与大肠相表里，能通过宣上而调节大肠气机、促进排便，且其质润多脂，还能润肠通便；白芍滋养阴血、柔肝止痛而和里，加之蜂蜜补中润燥。四药相簇为用，使大肠气机通调，津液得行，增强了润燥通便的作用。

此簇药与大黄、厚朴、枳实（即小承气汤）泻热通便、行气除满簇药对相伍组成麻子仁丸，润肠通便、行气消胀，治疗脾约证。其方尚蕴含有一个**大黄、枳实、芍药**簇药对，有通便泻热、理气消胀、缓急止痛之功。此簇药有润滑通肠、促进肠蠕动、抑菌抗炎、缓解肠痉挛等作用，现代常用于治疗各种便秘，如习惯性便秘等。承气汤类簇药对相伍规律见图13。

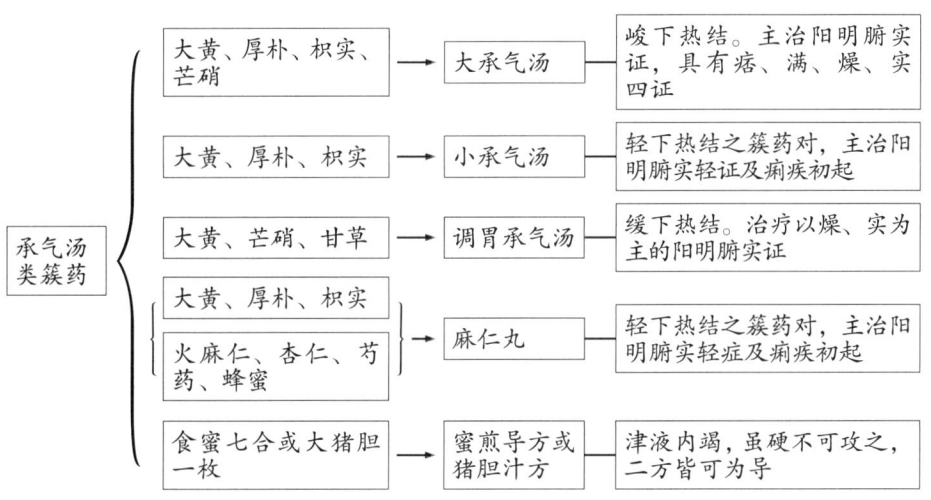

图13 承气汤类簇药对配伍应用规律

十三、柴胡汤类方簇药对

1. 柴胡、半夏、黄芩——和解少阳、疏肝解郁之簇药

此簇药柴胡、半夏、黄芩源于《伤寒论》的小柴胡汤。此簇药功擅和解少阳、疏肝解郁、降逆和中，治疗伤寒少阳证，症见往来寒热，胸胁苦满，

默默不欲饮食，心烦喜呕，口苦咽干，目眩，苔薄白，脉弦等；妇人热入血室证，症见经水中断，寒热发作有时；感冒、疟疾、慢性肝炎、慢性胆囊炎等属少阳证者。

柴胡苦、辛，平，入肝、胆经，善于清透少阳之邪，解表退热，疏畅气机，使半表半里之邪可以透解；黄芩苦寒，入中上焦，长于清泻肺火、少阳之热等实热；半夏辛温而燥，能燥湿化痰，又降逆止呕而和中。柴胡之升散及黄芩之清泄、降泄合用，一升一降，一散一清，共同疏泄少阳半表半里之邪而和解少阳。胆气犯胃，胃失和降，以半夏和胃降逆止呕，三药配伍共奏和解少阳、和胃止呕之效。此簇药与**人参**、**甘草**、**生姜**、**大枣**益气和胃簇药对相伍组成小柴胡汤，和解少阳、益气和胃，治疗伤寒少阳证。

此簇药柴胡、黄芩、半夏与**大黄**、**芍药**、**枳实**泻下热结，及生姜、大枣和胃护胃簇药对相伍组成大柴胡汤，和解少阳、内泄热结，治疗少阳阳明合病。

此簇药柴胡、黄芩、半夏与参、草、姜、枣益气和胃簇药，再与芒硝软坚泻下簇药，共同组成柴胡汤加芒硝汤，解表攻里，在《伤寒论》中主治伤寒十三日不解，胸胁满而呕，日晡潮热，已而微利，病属于少阳阳明。

此簇药柴胡、黄芩、半夏与参、草、姜、枣益气和胃簇药，再与**桂枝**、**芍药**调节营卫、活血通络簇药，共同组成柴胡桂枝汤，具有和解少阳、调和营卫之功效。主治外感风寒，发热自汗，微恶寒，或寒热往来，鼻鸣干呕，头痛项强，胸胁痛满，脉弦或浮大。

簇药柴胡、黄芩、半夏、大黄入少阳清泄肝胆经实火，**桂枝**、**茯苓**入太阳经，平冲逆、化水气之簇药，与参、夏、姜、枣益气和胃簇药，再与**龙骨**、**牡蛎**、**铅丹**重镇安神簇药，共同组成柴胡加龙骨牡蛎汤，和解清热，镇惊安神。主治伤寒往来寒热，胸胁苦满，烦躁惊狂不安，时有谵语，身重难以转侧。现用于神经症、癫痫、焦虑症、小舞蹈病、精神失常等见有胸满烦惊为主症者。

簇药柴胡、黄芩和解少阳，**桂枝**、**干姜**、**甘草**温脾阳或心阳祛寒簇药，**瓜蒌根**、**牡蛎**、**甘草**生津敛阴止渴之簇药，共同组成柴胡桂枝干姜汤，功效和解散寒，生津敛阴。主治伤寒少阳证，往来寒热，寒重热轻，胸胁满微结，小便不利，渴而不呕，但头汗出，心烦；牝疟寒多热少，或但寒不热。刘渡舟教授认为此症是胆热脾寒之征，广泛推荐治疗此证肝病或糖尿病。

此簇药柴胡、黄芩、半夏有广泛的临床用途，有抗病原微生物、抗炎解热、镇痛镇静、止咳、抗氧化、抗肿瘤等作用。

2. 大黄、芍药、枳实——泻热除满、消痞止痛之簇药

此簇药源大黄、芍药、枳实源于《金匮要略》的大柴胡汤。此簇药功效为泻热除满、消痞止痛，主治阳明热结证。症见心下痞硬或满痛，大便秘结，或协热下利，舌苔黄，脉弦数有力。其中大黄苦寒，可内泻阳明热结，泻下攻积、荡涤肠腑，又能苦降泻火、清热解毒，《药性论》言："大黄主寒热，消食，炼五脏，通女子经候，利水肿，破痰实，冷热积聚，宿食，利大小肠，贴热毒肿。"芍药苦酸，微寒，入肝、脾经，可柔肝缓急止痛，与枳实可理气和血、除心下急痛。枳实苦、辛，微寒，可破气消痞，《名医别录》言其"除胸胁痰癖，逐停水，破结实，消胀满"，气锐性猛，善行中焦之气而散结除满。三药配伍，相簇为用，共奏泻热除满、行气消痞之效。此簇药与柴胡、黄芩、半夏清解少阳，及生姜、大枣调胃增效，二对簇药对相伍组成大柴胡汤，和解少阳、内泻热结，主治少阳阳明合病。与火麻仁、杏仁、芍药、蜂蜜润肠通便，及杏仁、厚朴行气宣肺，两对簇药对相伍组成麻子仁丸（脾约丸），具有润肠泄热、行气通便功效，治疗胃肠燥热、脾约便秘证。此方根据"肺与大肠相表里"的理论，除用大黄、枳实、厚朴簇药对畅通大肠的气机，还用杏仁润肺开宣肺气利于大肠枢机运转。此簇药有镇痛解痉、促进肠蠕动、抗炎、抗凝、调节免疫、扩张血管等作用，广泛应用于治疗急腹症、肝炎等属阳明热结证者。

3. 柴胡、枳实、芍药、甘草——疏肝理脾、疏理三焦之簇药

此簇药柴胡、枳实、芍药、甘草源于《伤寒论》的四逆散。功用透解郁热，疏肝理脾。主治阳郁厥逆证，症见手足不温，或身微热，或咳，或悸，或小便不利，或腹中痛，或泄利下重，四肢厥逆，脉弦；肝脾不和证，症见胁肋胀闷，脘腹疼痛，泄利下重，脉弦。而柴胡苦辛微寒，入肝胆经，可使阳气升发，肝郁疏解，邪透于外；白芍苦酸微寒，可敛阴养血柔肝，两药相合，升散而无伤阴血，达到敛阴合阳、舒畅肝气的目的。枳实苦辛微寒，行气解郁，泄热破结，性善下行破气，《名医别录》言其"破结实，消胀满，心下急痞痛逆气"，与柴胡一升一降，可升清降浊，舒畅气机。甘草补脾益

气、缓解止痛、调和诸药。四药配伍，共奏透解郁热、疏肝理脾之效。此簇药独立组成四逆散之名方，功效透解郁热、疏肝理脾、调和胃气、和解表里、疏理三焦，主治阳郁厥逆证及肝脾不和证，经常在临床上配伍诸方应用，起到良好的协同之功，尤其是在肝胆、脾胃系疾病中。柴胡汤类簇药对相伍规律见图14。

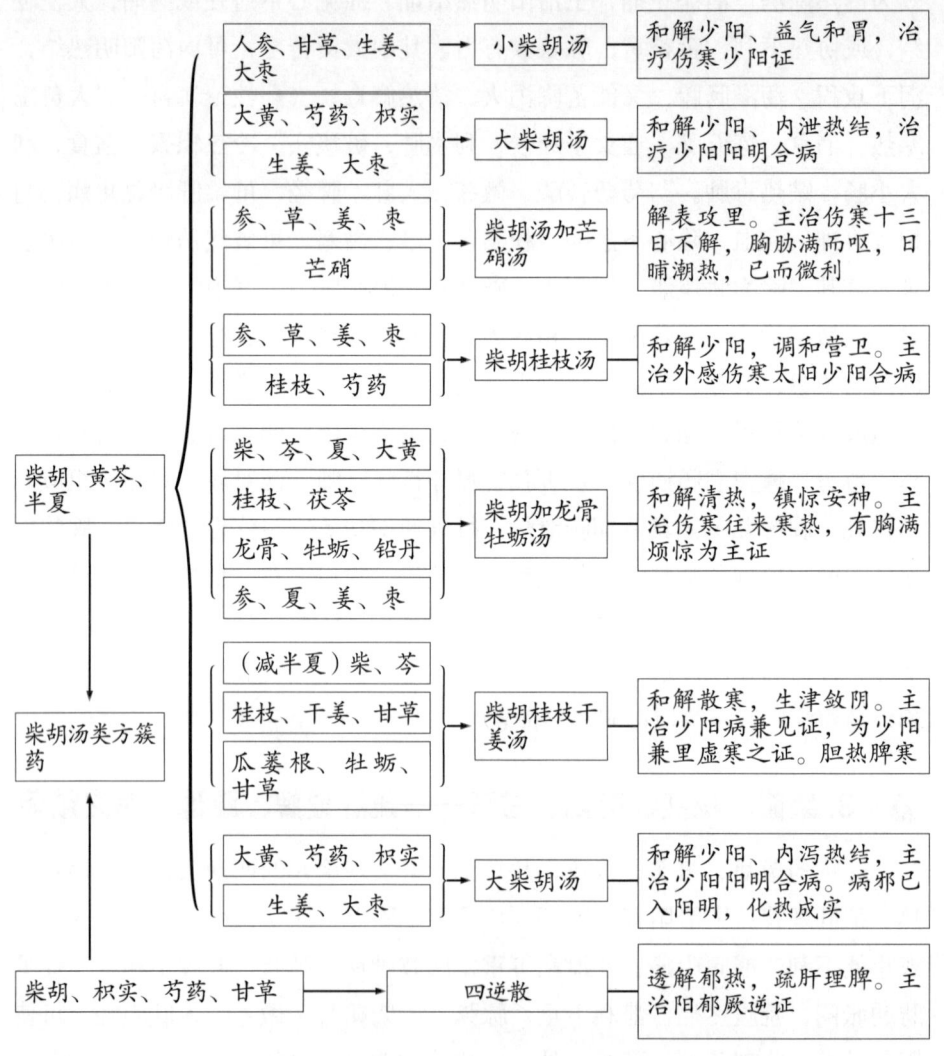

图14　**柴胡汤类簇药对配伍应用规律**

十四、芍药当归汤类方簇药对

1. 芍药、甘草——柔肝止痛之簇药

此簇药**芍药**、**甘草**在《伤寒论》中独立配伍组成芍药甘草汤。芍药甘草汤功效养阴柔肝止痛。在《伤寒论》中，此簇药对主治伤寒伤阴，津液阴血不足，筋脉失濡养所致诸证，症见腿脚挛急，心烦，微恶寒，肝脾不和的脘腹疼痛。芍药酸寒，养血敛阴，柔肝止痛；甘草甘温，健脾益气，甘缓止痛。二药配伍，酸甘化阴，调和肝脾，柔筋止痛，并有养肝功效，现在用于血虚津伤、阴血亏虚、肝脾失调者所致的肌肉痉挛、体表内外诸痛。

加**附子**温阳散寒簇药组成芍药甘草附子汤，适用于阴阳两虚，肌肤失温，筋脉失养等病症。芍药配甘草，酸甘化阴，柔肝补营阴；附子与甘草相伍，辛甘化阳，可补卫阳。

2. 当归、芍药——养血活血之簇药

簇药**当归**、**芍药**源于《伤寒论》中的当归四逆汤。此方功效为温经散寒、养血通脉，用于治疗血虚寒厥证，症见手足厥寒，或腰、股、腿、足、肩臂疼痛，口不渴，舌淡苔白，脉沉细或细而欲绝。此方也用于治疗现代常见诸种脉管炎等。而簇药当归、芍药为养血通脉、活血调经的第一重要簇药对。后世的四物汤、桃红四物汤、血府逐瘀汤等活血汤剂均起源于此。当归甘温，养血和血活血通脉，白芍养血和营，与当归协同补益营血。此簇药当归、**芍药**，与**桂枝**、**细辛**、**通草**温经通脉畅血行之簇药，及与**大枣**、**甘草**和中护胃养血之簇药，共同组成当归四逆汤，而重用大枣和中补血，兼甘草和中调药性，二者为益气健脾养血、护胃增效之佳配，又合归、芍以补营血，又防桂枝、细辛燥烈太过，伤及阴血。而桂枝、细辛、通草簇药对既有辛温走表之能，又有通络扩张血管之效。诸簇药对相伍主要是针对营血虚弱，寒凝经脉，血行不利之病机。此方也可以理解为**桂枝汤去姜**，**倍大枣**和中养血、健脾护胃，加当归、**细辛**、**通草**通络。

此簇药当归、**芍药**，与**桂枝**、**细辛**、**吴茱萸**、**通草**温经通脉畅血行之簇

药,及与大枣、甘草、生姜和中温胃养血之簇药,共同组成当归四逆加吴茱萸生姜汤,在《伤寒论》中主治素体血虚,内有久寒,又复外受寒邪,手足厥逆,舌淡苔白,脉细欲绝,或兼见头顶痛、干呕、吐涎者。此方所治病情较当归四逆汤证寒性更重。芍药当归汤类簇药对相伍规律见图15。

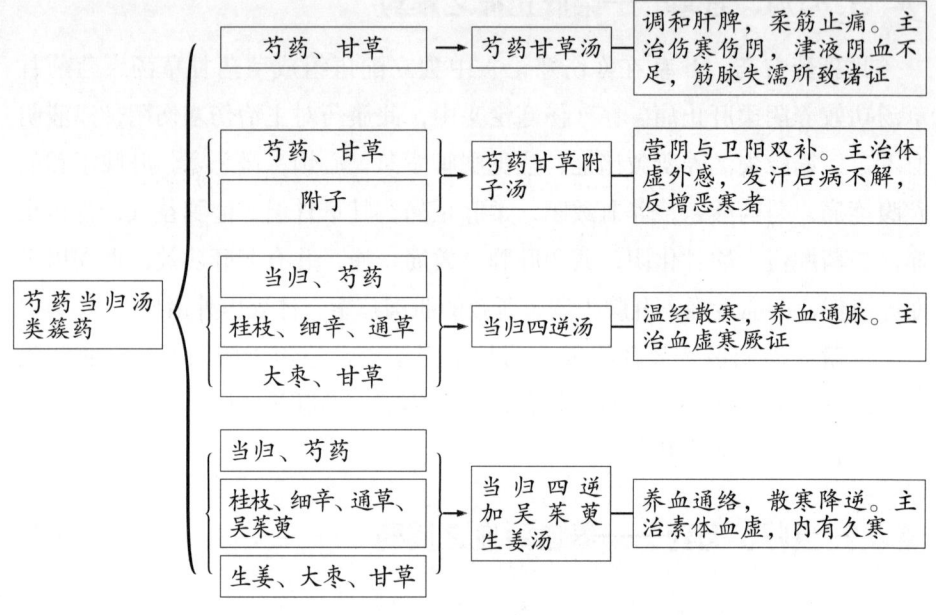

图15　芍药当归汤类簇药对配伍应用规律

十五、四逆汤类方簇药对

1. 附子、干姜、炙甘草——回阳救逆之簇药

此簇药附子、干姜、炙甘草源于《伤寒论》的四逆汤。附子,辛甘大热,上助心阳,中温脾阳,下补肾阳,为心脾肾阳虚等阳虚证之良药。附子又擅长补元阳,益火之源以消阴翳,破散阴寒,性猛能迅速通达周身内外,为回阳救逆第一品,治疗亡阳证之主药。干姜,辛热之品,温中散寒、助阳

通脉，与附子相须为用，温阳散寒通脉之力倍增。甘草，缓附姜药性之猛烈，既具有补益之功，又防回阳药导致的阳气暴散，调和药性。此簇药为回阳救逆基础组合。独自组成四逆汤，回阳救逆，主治亡阳证，症见手足厥冷，肌肤不温，冷汗淋漓，汗质稀薄，神情淡漠，面色苍白，舌淡而润，脉微欲绝。心肾阳虚证，症见四肢厥逆，怕冷喜蜷卧，精神萎靡，面色苍白，腹痛下利清谷，腰膝酸软，夜尿多，舌苔白滑，脉微细。

此簇药**附子、干姜、炙甘草**，加人参则为四逆加人参汤，回阳救逆、益气固脱，用于治疗少阴病，亡阳脱液。

此簇药**附子、干姜、炙甘草**加人参、茯苓益气健脾、强心利尿之簇药，共同组成茯苓四逆汤，回阳救逆固脱、益气健脾强心，在《伤寒论》中治伤寒汗下之后，病证不解而烦躁者。

在此簇药**附子、干姜、炙甘草**基础上重用姜、附用量，则为通脉四逆汤，功善破阴回阳、通达内外，用于治疗少阴病，阴盛格阳证。若"吐已下断，汗出而厥，四肢拘急不解，脉微欲绝者"，是真阴真阳大虚欲脱危象，故加苦寒之胆汁，为通脉四逆汤加猪胆汁汤，既防寒邪拒药，又引虚阳复归于阴中，也可以有反佐之用。

此簇药具有抗休克、强心、抗寒、促进代谢、抗心肌缺血、抗炎镇痛、抗溃疡、抗凝活血等作用。附子 3~10g，可重用至 30g 或更大剂量，但需先煎 0.5~1 小时，至口尝无麻辣感为度，此药有毒，临床要用其炮制之品，且需久煎或先煎。

2. 附子、干姜、葱白——回阳救逆、宣通上下之簇药

此簇药**附子、干姜、葱白**源于《伤寒论》的白通汤。原文中是因下利甚者，阴液耗损，所以把附子、干姜、甘草簇药对中减干姜之燥热，去掉甘草之缓，寓有顾护阴液之意。此簇药对功用破阴回阳，宣通上下，在《伤寒论》中用于少阴病阴盛戴阳证，手足厥逆，下利，脉微，面赤者。

此簇药**附子、干姜、葱白，加猪胆汁、人尿**反佐簇药即为白通加猪胆汁汤。在《伤寒论》少阴病篇中，若利不止，厥逆无脉，干呕烦者，是阴寒盛于里，阳气欲上脱，阴气欲下脱之危象，所以当下之急是用大辛大热之剂通阳复脉，并加胆汁、人尿滋阴以和阳，是反佐之法。原文有"服汤，脉暴出者死，微续者生"。方后还有"若无胆，亦可用"，此处是指无猪胆时，用

人尿。这是白通加猪胆汁汤证治辨证加减之处，与通脉四逆汤加猪胆汁汤之"无猪胆，以羊胆代之"的反佐法是一样道理的。可见，此簇药具有破阴回阳、宣通上下之功效，主治少阴病，阴盛格阳，下利不止，厥逆无脉，面赤干呕而烦躁，及寒湿腰痛。四逆汤类簇药对相伍规律见图16。

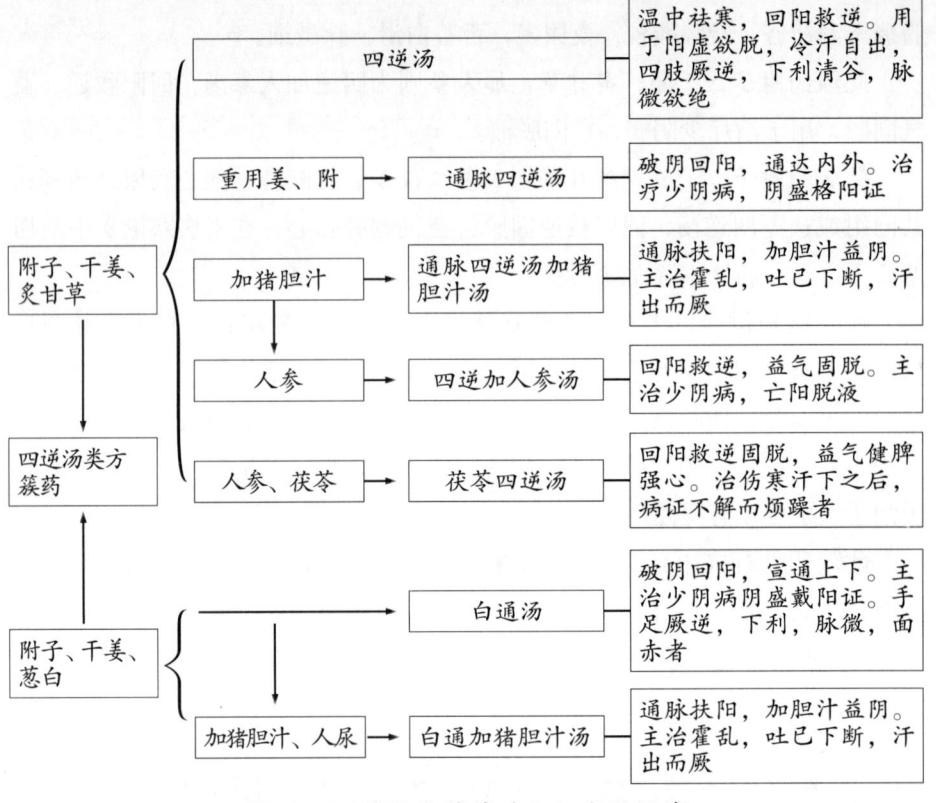

图16 四逆汤类簇药对配伍应用规律

十六、其他方类簇药对

1. 赤石脂、禹余粮——固收下焦之簇药

此簇药赤石脂、禹余粮源于《伤寒论》赤石脂禹余粮汤，具有固涩下焦

的功效。在《伤寒论》中主治伤寒，服汤药，下利不止，心下痞硬。服泻心汤已，复以他药下之，利不止。医以理中与之，利益甚，此利在下焦。《医方考》言：下之利不止者，下之虚其里，邪热乘其虚，故利；虚而不能禁固，故不止；更无中焦之证，故曰病在下焦。涩可固脱，故用赤石脂；重可以镇固，故用禹余粮。然惟病在下焦可以用之。两个药独自组成赤石脂禹余粮汤，用于固收下焦，不致下利过度。

2. 桔梗、甘草——宣肺利咽之簇药

此簇药桔梗、甘草源于《伤寒论》桔梗汤，功用宣肺利咽，清热解毒。在《伤寒论》中主治少阴病二三日，咽痛者，可与甘草汤；不瘥，与桔梗汤。现在认为此簇药方有宣肺止咳、祛痰排脓解毒的作用，可治疗肺痈脓溃。症见咳而胸痛，振寒，脉数，咽干不渴，时出浊唾腥臭，久久吐脓如米粥。桔梗善祛痰排脓，甘草善清热解毒，二药合用，独自组成桔梗汤。

3. 赤石脂、干姜、粳米——温中涩肠止痢之簇药

此簇药赤石脂、干姜、粳米源于《伤寒论》的桃花汤。赤石脂，《神农本草经》谓其"主泻痢，肠澼脓血，下血赤白"。可见味涩入于胃肠，功善涩肠止泻，又质重涩，功专止血固下，入下焦血分而固脱，干姜，辛热，归脾、胃、肾经，功能温脾暖肾散寒，常用于脾胃寒证，《本草求真》言其"大热无毒，守而不走，凡胃中虚冷，元阳欲绝……能回阳立效"。粳米甘缓性平，养胃温中，固护中焦。此三味之簇药对独自组成桃花汤，共奏温中散寒、涩肠止痢，善治少阴直中寒证及脾肾阳虚之虚寒痢、下焦不固。症见下痢不止，便脓血，色暗不鲜，日久不愈，腹痛喜温喜按，舌淡苔白，脉迟弱或微细。此簇药具有抑制肠道运动亢进、吸附、止血、止泻等作用。

4. 苦酒（醋）、半夏、鸡子清——散结消肿敛疮之簇药

此簇药苦酒（醋）、半夏、鸡子清源于《伤寒论》的苦酒汤。功用散结消肿敛疮止痛，在《伤寒论》中主治少阴病，咽中伤生疮，不能语言，声不出者。此簇药是漱口方，也可内治外治兼用者。苦酒即醋，味苦、酸，可散瘀、止血、解毒、消肿、敛疮。半夏辛、苦，温，辛开喉痹，涤痰散结；鸡子去黄而清白者即为鸡子清，甘寒润燥，利咽止痛，可开声门，养阴津无燥

津伤阴之弊；三味药组成的簇药对独自形成苦酒汤，有消肿涤痰、敛疮止痛的功效。

5. 半夏、桂枝、甘草——散结消肿之簇药

此簇药半夏、桂枝、甘草源于《伤寒论》的半夏散及汤。功用祛风散寒、化痰利咽，在《伤寒论》中主治少阴病、咽中痛。《药性论》言半夏："消痰涎，开胃健脾，止呕吐，去胸中痰满，下肺气，主咳结。"可见半夏辛、苦，温，辛开喉痹，涤痰散结，有毒，注意要炮制减毒。桂枝祛风散寒止痛。甘草有利咽解毒之功效。三味组成的簇药对可独自形成半夏散及汤，用于治疗喉痹咽喉肿痛。

6. 吴茱萸、人参、生姜、大枣——温中补虚、降逆止呕之簇药

此簇药吴茱萸、人参、生姜、大枣源于《伤寒论》的吴茱萸汤。功效温中补虚、降逆止呕，且有止痛之功。吴茱萸入肝、肾、脾、胃经，辛散苦泄，辛热温散，苦热能燥，既可温胃阳、散肝寒而止痛，又能疏肝下气而降逆，还能燥湿温阳止泻，《药性论》中言其"主心腹疾，积冷，心下结气，疰心痛"。生姜六两用量较大，温胃散寒，降逆止呕，与吴茱萸相须为用，温降之力大增。人参、大枣益气健脾补血，补虚以助降逆。四药组成的簇药对，温降与补益并举，止呕止痛，此簇药单独组成吴茱萸汤，温中补虚、降逆止呕，主治脾胃虚寒上逆证。症见胃寒腹痛，喜温喜按，恶心呕吐，吐酸水或清涎，或见眩晕头痛，形寒肢冷，甚则手足逆冷，泄泻，舌淡苔白，脉沉弦或脉沉迟。寒凝上逆证，症见巅顶头痛，眩晕，干呕吐涎沫，或见下利，手足厥逆，烦躁欲死，舌淡，苔沉弦或沉细。此簇药具有止呕、抗溃疡、保肝、镇痛、镇静等作用。

7. 白头翁、秦皮、黄柏、黄连——清热燥湿、止痢之簇药

此簇药白头翁、秦皮、黄柏、黄连源于《伤寒论》的白头翁汤，功用清热解毒、凉血止痢，主治热毒痢疾，症见下痢脓血，赤多白少，腹痛，里急后重，渴欲饮水，舌红苔黄，脉弦数等。白头翁苦寒，入血分以清热解毒、凉血止痢。秦皮苦涩而寒，清热解毒、收涩止痢固下焦。而黄连苦寒，凉心清肝，为治痢要药，长于入中焦、大肠以泻火解毒、燥湿厚肠；黄柏泻火补

水，寒能胜热，苦能坚肾，善清下焦湿热以止痢而厚肠，四药共同组成清热解毒、燥湿治痢之簇药对。此簇药单独组成白头翁汤，清热解毒，凉血止痢，主治热毒痢疾。另外，此簇药对与**甘草**、**阿胶**养血和中簇药对相伍组成白头翁加甘草阿胶汤，清热解毒，养血和中，主治产后血虚又患热痢者。在《金匮要略·妇人产后病》第10条有言："产后下利虚极，白头翁加甘草阿胶汤主之。"此簇药有抗菌、抗真菌、抗阿米巴原虫、抗炎、调节肠道功能、增强免疫功能等作用。

8. 人参、干姜、炙甘草、白术——温脾阳、运脾胃理中之簇药

此簇药人参、干姜、炙甘草、白术源于《伤寒论》的理中丸。干姜，大辛大热，守而不走，温固中焦，祛脾胃之寒邪以助脾胃阳气，健运脾胃，《本草纲目》："干姜，能引血药入血分、气药入气分。又能去恶养新，有阳生阴长之意。"人参，甘温，能大补元气，善补脾益气，与干姜合用温补并用，切脾胃虚寒之病机。中焦虚寒，脾阳不足易生湿浊，故与白术苦温性燥以燥湿化浊、健运脾气，与辛燥之干姜相配，又可增强温阳化湿之力。以**甘草、人参、**白术之小簇药益气健脾，辛甘化阳增温阳之力，甘缓止痛。四药组成的簇药对，一温一补一燥，温阳健脾燥湿名之以"理中"也。此簇药与**附子**相伍组成附子理中丸，加强温阳祛寒之力，疗脾胃沉寒痼冷或脾肾虚寒证。与**桂枝**相伍组成桂枝人参汤，温阳健脾、祛寒兼解表寒，用于治疗脾胃虚寒、复感风寒表证。此簇药对功擅温中祛寒、益气健脾，主治中焦脾胃虚寒证，症见脘腹冷痛，喜温喜按，呕吐泄泻，纳呆，口不渴，畏寒肢冷，舌淡红，苔白，脉沉细或脉沉迟无力。阳虚失血证，症见衄血、吐血、便血或崩漏下血等，面色㿠白、神疲乏力气短，血色暗淡稀薄，舌淡，脉细或虚大无力。胸痹、病后喜唾涎沫、小儿慢惊等。此簇药具有健脾胃、提高免疫力、抗疲劳、抗肿瘤、强心、抗心肌缺血、保护胃黏膜、抑菌、镇痛抗炎等作用。

9. 厚朴、生姜、半夏、甘草、人参——运脾益胃消胀之簇药

此簇药厚朴、生姜、半夏、甘草、人参源于《伤寒论》的厚朴生姜半夏甘草人参汤。此簇药功效运脾益胃消胀，在《伤寒论》中主治发汗后，腹胀满者。为治疗虚胀之良方。厚朴苦，温，行气燥湿、宽中消满；生姜、半夏

辛温，行气醒脾，化痰散结消痞。人参、甘草甘温，补益脾气而助运化。此簇药相伍组成厚朴生姜半夏甘草人参汤，消补兼施。可理解为厚朴之消胀之小簇药，与参、夏、姜、草之调脾胃之簇药，两组之簇药组成的。因胀满脾胃运化呆滞，而不用大枣之黏甜碍胃。

10. 附子、人参、芍药——温经散寒止痛之簇药

此簇药附子、人参、芍药源于《伤寒论》的附子汤。附子汤功用温经散寒，在《伤寒论》中主治少阴病，得之一二日，口中和，其背恶寒者，少阴病，身体痛，手足寒，骨节痛，脉沉者。"为回阳救逆第一品药"的附子辛甘大热，回阳救逆、补火助阳、散寒止痛；与人参补益元气，复脉固脱；一个补阳，一个补气，相得益彰，生生不息。而芍药和营止痛，三药组成的簇药共奏温经助阳、祛寒除湿之功。再与茯苓、白术健脾化湿，与附子配伍可以祛寒湿之邪，两对簇药对组成了功效卓著的祛寒湿之经典方：附子汤。

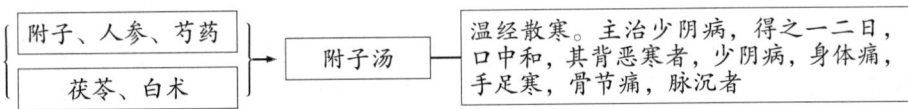

图 17　附子汤中簇药对配伍应用

11. 牡蛎、蜀漆、海藻、栝楼根——消痰结之簇药；泽泻、葶苈、商陆——泻水之簇药；两对组合为痰水并治之方

此簇药牡蛎、蜀漆、海藻、栝楼根，与泽泻、葶苈子、商陆两组簇药源于《伤寒论》的牡蛎泽泻散。**牡蛎、蜀漆、海藻、栝楼根**为消痰结重要之簇药对，而**泽泻、葶苈子、商陆**也为泻水之重要的簇药对。此方消散痰结的簇药对。泽泻配牡蛎，治痰火郁结，历代用治瘿瘤痰核、百合病渴不瘥者；蜀漆，常山属，具有祛痰、截疟的功效，用于治疗癥瘕积聚、疟疾，有毒；海藻性味咸寒，具有清热、软坚散结之功。四者组成的簇药对有散痰结消火之功。此方泄水利尿的簇药对：泽泻渗湿利水；葶苈子宣肺泄水；而商陆通二便，泻水散结，可治水肿、胀满、脚气、喉痹、痈肿、恶疮，《名医别录》言其"疗胸中邪气，水肿，痿痹，腹满洪直，疏五脏，散水气"。此三者组成的簇药对有泄水利尿之功。以上两组簇药组成的牡蛎泽泻散，功用利水消

肿，祛满除湿，主治大病瘥后，从腰以下有水气者。我们认为此方证治策略是痰、水并治，这是此方的一大特点。

```
{牡蛎、蜀漆、海藻、栝楼根}  → 牡蛎泽泻散 → 利水消肿，祛满除湿，痰水并治。
{泽泻、葶苈子、商陆}                          主治大病瘥后，从腰以下有水气者
```

图 18　**牡蛎泽泻散**中簇药对配伍应用

12. 乌梅、细辛、蜀椒——温脏安蛔之簇药

此簇药乌梅、细辛、蜀椒源于《伤寒论》的乌梅丸。3 组簇药对相伍组成乌梅丸，温脏安蛔，用于治疗脏寒蛔厥证。乌梅酸涩收敛，能敛肺气，收敛肝气，收涩大肠，味极酸，蛔得酸则静，故有安蛔止痛、和胃止呕之效，故《本草纲目》记载其"敛肺涩肠，止久咳泻痢，蛔厥吐利"。而细辛、蜀椒辛温，辛可伏蛔，温可祛寒温脏。三者配伍为用，为温脏安蛔之良品组合，使"蛔得酸则静，得辛则伏，得温则安"，共奏温脏安蛔之功。此簇药与**人参**、**当归**补养气血之簇药，及**黄柏**、**黄连**苦能下蛔、寒能清热之簇药，及**附子**、**桂枝**、**干姜**温脏制蛔之簇药，4 组簇药对共同组成乌梅丸，此方功用温脏安蛔，治疗脏寒蛔厥证，症见脘腹阵痛，烦闷呕吐，时发时止，得食则呕，甚则吐厥，手足厥冷，或久泻久痢。此簇药具有触杀疥螨、安蛔驱蛔、解热、抗惊厥、止咳平喘等作用，应用于治疗蛔虫病、慢性胃肠炎、结肠炎、惊厥、支气管哮喘等。

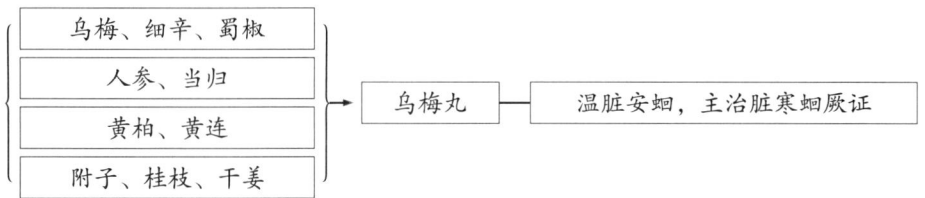

图 19　**乌梅丸**中簇药对配伍应用规律

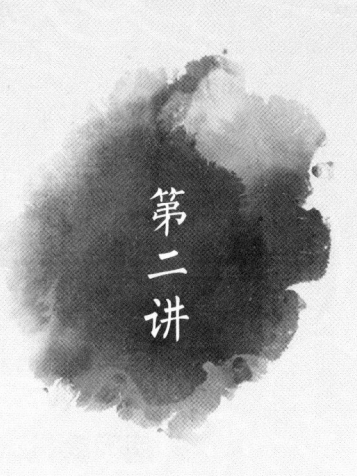

第二讲

肾系疾病辨证与簇药对应用规律

一、水肿辨证思路与簇药对应用规律

水肿是体内水液潴留，泛溢肌肤，表现以头面、眼睑、四肢、腹背，甚至全身浮肿为特征的一类病证。西医学中的急、慢性肾小球肾炎、肾病综合征等肾源性水肿，多种心脏病引起的心源性水肿，内分泌失调以及营养障碍等疾病所出现的水肿，皆可参照本篇进行辨证施治。辨证过程中，需辨阳水、阴水；病位有在肺、脾、肾之差异，严重的病人还要辨兼夹证。水肿需与鼓胀相鉴别，后者胀唯在腹。

1. 病因病机

本病多由风邪袭表、疮毒内犯、外感水湿、饮食不节及禀赋不足、久病劳倦等因素，致肺失通调、脾失转输、肾失开阖、三焦气化不利，水液潴留体内，泛溢肌肤，而成水肿。

2. 治疗原则

发汗、利小便、泻下逐水为治疗水肿的 3 条基本原则，具体应用应视阴阳虚实不同而异。阳水以祛邪为主，应予发汗、利水或攻逐，临床应用时配合清热解毒、理气化湿等法；阴水当以扶正为主，健脾温肾，同时配以利水、养阴、活血祛瘀等法。

3. 辨治分型与簇药对应用

（1）阳水

1）风水相搏

临床表现：眼睑浮肿，继则四肢及全身皆肿，来势迅速。可兼恶寒，发热，肢节酸楚，小便不利等症。偏于风热者，伴咽喉红肿疼痛；舌质红，脉浮滑数。偏于风寒者，兼恶寒，咳喘；舌苔薄白，脉浮滑或浮紧。

病机：风寒或风热之邪，侵袭肺卫，肺失通调，风水相搏，泛溢肌肤，发为水肿。

治法：疏风清热，宣肺行水。

代表方：越婢加术汤。

簇药对应用：越婢加术汤由两组簇药对组成。①**麻黄、石膏**：麻黄辛温发汗，善开腠理，外散风寒，又可苦降，宣发肃降肺气；石膏辛甘且寒，既能外解肌肤之热，又可内清肺胃之火，一来助麻黄解肌以开阳郁，二可清郁热以除烦躁。②**白术、生姜、大枣、甘草**：此组簇药可健脾以培土制水。

加减变化：若风热偏盛，咽喉肿痛甚者，可加**玄参、连翘、板蓝根**，三药相伍，共奏清热解毒、利咽消肿之效。若风寒偏盛，去石膏，加**桂枝、防风、紫苏**，解肌而祛风邪，通阳利水除湿，温经活络除痹，理气宽中。若咳喘较甚，可加**杏仁、前胡**，此药对可降气止咳平喘。

2）湿毒浸淫

临床表现：眼睑浮肿，延及全身，尿少色赤，身发疮痍，甚则溃烂，恶风发热；舌质红，苔薄黄，脉浮数或滑数。

病机：肌肤疮毒或咽喉肿烂，火热内攻，损伤肺、脾、肾，致津液气化失常，发为水肿。

治法：宣肺解毒，利湿消肿。

代表方：麻黄连翘赤小豆汤合五味消毒饮。

簇药对应用：麻黄连翘赤小豆汤由3组簇药对组成。①**麻黄、杏仁、甘草**（即三拗汤）：麻黄发汗散寒，宣肺平喘；杏仁宣降肺气，止咳化痰；甘草不炙，乃取其清热解毒，协同麻、杏利气祛痰。三药相配，共奏疏风宣肺、止咳平喘之功。②**连翘、桑白皮、赤小豆**：此组簇药对旨在清热解毒，消肿排脓。③**生姜、甘草、大枣**：此组簇药对顾护胃气。五味消毒饮由**金银花、野菊花、蒲公英、紫花地丁、紫背天葵**这一组簇药对组成。诸药合用，苦寒以降泻火毒，辛以疏风散热，功专力宏，共奏清热解毒、消散结肿之效，常用于治疗疔疮初起及痈疡疖肿。

加减变化：若湿盛糜烂者，加**白鲜皮、苦参、土茯苓**。此簇药对可清热燥湿解毒；若风盛而皮肤瘙痒者，加**白蒺藜、地肤子、蝉蜕**。此簇药对可祛风止痒。若大便不通者，加**大黄、芒硝**，此簇药对可软坚攻下通便。

3）水湿浸渍

临床表现：起病缓慢，病程较长，全身水肿，下肢尤甚，按之没指，小便短少，身体困重，胸闷，纳呆，泛恶；苔白腻，脉沉缓。

病机：久居湿地，冒雨涉水，湿衣裹身过久，水湿内侵，困遏脾阳，脾失转输，水无所制，发为水肿。

治法：健脾化湿，通阳利水。

代表方：五皮饮合胃苓汤。

簇药对应用：五皮饮由桑白皮、陈皮、大腹皮、茯苓皮、生姜皮这一组簇药对组成。五药皆用皮，取其善行皮间水气之功，利水消肿与利肺健脾同用，使气行则水行。胃苓汤为治脾失健运，湿浊中阻之常用方剂，由平胃散和五苓散共同组成。平胃散即一组簇药对：厚朴、苍术、陈皮、甘草。三药相簇为用，共奏燥湿运脾、和胃消痰、理气除满之功，再以甘草调和诸药。五苓散由泽泻、茯苓、猪苓、白术、桂枝这组簇药对组成。诸药相伍，甘淡渗利为主，佐以温阳化气，使水湿之邪从小便而去。

加减变化：若肿甚而喘者，可加麻黄、杏仁、紫苏子、葶苈子，此组簇药可宣肺逐水、降气平喘。

4）湿热壅盛

临床表现：遍体浮肿，皮肤绷紧光亮，胸脘痞闷，烦热口渴，小便短赤，或大便干结；舌红，苔黄腻，脉沉数或濡数。

病机：过食肥甘，嗜食辛辣，久则湿热中阻，损伤脾胃，脾失转输，水湿壅滞，发为水肿。

治法：分利湿热。

代表方：疏凿饮子。

簇药对应用：疏凿饮子由两组簇药对组成。①羌活、秦艽、大腹皮、茯苓皮、生姜皮：羌活、秦艽解表疏风，使在表之水从汗而解。大腹、茯苓皮、生姜皮协同羌活、秦艽以去肌肤之水。②泽泻、木通、椒目、赤小豆、商陆、槟榔：泽泻泻脾肾之水，通于膀胱。木通泻心肺之水，达于小肠；椒目、赤小豆加强利水消肿的作用，再协同商陆、槟榔，通利二便，使在里之水从下而夺。

加减变化：若肿势严重，兼见喘促不得平卧者，加葶苈子、桑白皮，此药对可泻肺平喘；若湿热日久，化燥伤阴，症见口燥咽干，可加猪苓、生地黄、滑石，此簇药对可利水、滋阴、清热。

（2）阴水

1）脾阳虚衰

临床表现： 身肿日久，腰以下为甚，按之凹陷不易恢复，脘腹胀闷，纳减便溏，面色不华，神疲肢倦，小便短少；舌质淡，苔白腻或白滑，脉沉缓或沉弱。

病机： 劳倦久病或营养长期不足，致脾阳虚衰，水湿停滞，发为水肿。

治法： 健脾温阳利水。

代表方： 实脾饮。

簇药对应用： 实脾饮由3组簇药对组成。①**附子、干姜、茯苓、白术**：附子、干姜，二药相合，温肾暖脾，扶阳抑阴。茯苓、白术渗湿健脾，使水湿从小便去。诸药相伍，脾肾同治，而以温健脾阳为主，共奏温阳健脾、行气利水之功。②**厚朴、大腹皮、草果仁、木香、木瓜**：此簇药对行气消胀、祛湿行水。③**生姜、大枣、炙甘草**：此簇药对和中增效。

加减变化： 若兼见气短声低，气虚甚者，加**人参、黄芪**。此药对为补中益气之常用药对；若小便短少，加**桂枝、泽泻**。此药对可温阳化气，助膀胱之气化而行水。

2）肾阳衰微

临床表现： 病情反复，面浮身肿，腰以下甚，按之凹陷不起，尿量减少，腰酸冷重，四肢厥冷，怯寒神疲，面白，心悸气促；舌质淡胖，苔白，脉沉细或沉迟无力。

病机： 久病劳倦、先天禀赋薄弱，肾阳亏虚，膀胱气化失常，水泛肌肤，发为水肿。

治法： 温肾助阳，化气行水。

代表方： 真武汤。

簇药对应用： 真武汤由**炮附子、白术、茯苓、生姜、白芍**这一组簇药组成。炮附子温肾助阳，化气行水，兼暖脾土，以温运水湿。白术、茯苓健脾益气，利水渗湿。生姜温散水寒之气；白芍酸甘以制附子辛热伤阴之弊。

加减变化： 若心悸，口唇发绀，脉虚或结代，可重用附子，再加**桂枝、丹参、炙甘草**，此簇药对可温经通脉，活血化瘀。若咳喘，汗多，不能平卧，加重用**人参、蛤蚧、五味子、山茱萸、煅牡蛎**，此簇药对可纳气平喘，收敛固涩。

【梅教授常用簇药对备要】

黄芪、桑螵蛸、杜仲、牛膝：黄芪甘温，补中益气，升阳举陷，利尿，常重用黄芪配合蝉花治疗蛋白尿。桑螵蛸甘涩平，功善缩尿固精，兼温补肾阳，《本经逢原》谓其"肝肾命门药也，功专收涩"。杜仲、牛膝补益肝肾而强壮筋骨，牛膝还可引药下行，直趋下焦。此组簇药对常用于治疗蛋白尿的患者。

地榆、白茅根：地榆苦寒入血，故可泄热解毒、凉血而止血，其味涩，又能收敛而止血，《本草求真》言其"清不虑其过泄，涩亦不虑其或滞，实为解热止血药也"；白茅根可凉血、止血、清热生津、利尿通淋。此簇药对常用于血尿患者。

二、关格辨证思路与簇药对应用规律

关格是以小便不通与呕吐并见为主要表现的危重病证。小便不通谓之"关"，呕吐时作称之"格"。关格多见于水肿、淋证、癃闭等病的晚期。西医学中各种原因引起的急性肾衰、慢性肾衰均属于本病范围，可参照本病辨证论治。

1. 病因病机

关格的基本病理变化为脾肾衰惫，气化不利，湿浊毒邪内蕴。病理性质为本虚标实，脾肾虚衰为本，湿浊毒邪为标。病位在脾（胃）、肾（膀胱），尤以肾为关键，可涉及肺、肝、心多脏。

2. 治疗原则

关格的治疗补泻两难，治宜攻补兼施，标本兼顾。早期可以补为先，兼以化浊利水；晚期应补中有泻，补泻并重，泻后即补，或长期补泻同用，灵活掌握。病程中应注意时时顾护胃气，以期通过调养后天，补益先天。

3. 辨治分型与簇药对应用

（1）脾肾亏虚，浊毒内蕴

临床表现：小便量减少，甚者无尿，面色晦滞，倦怠乏力，纳差，腹胀，泛恶呕吐；舌淡暗，苔白，脉沉。

病机：脾肾亏虚，肾失气化，脾失运化，而致湿浊毒邪内蕴。

治法：健脾益肾，化湿降浊。

代表方：无比山药丸。

簇药对应用：无比山药丸由两组簇药对组成。①**熟地黄、肉苁蓉、巴戟天、杜仲、牛膝、菟丝子、泽泻**，熟地黄、肉苁蓉、巴戟天、杜仲、牛膝、菟丝子诸补肝肾、强筋骨、固精缩尿之功效；配泽泻可利水渗湿，泄热化浊，补益之中不忘清湿热留恋之邪。②**山药、山茱萸、五味子、赤石脂**，山药、山茱萸健脾，补肺，固肾，益精；五味子、赤石脂均为收敛药；五味子敛肺，滋肾，生津，收汗，涩精；赤石脂涩肠，止血，生肌敛疮。此簇药对有健脾补肾固涩之效。

加减变化：若湿热内蕴，舌苔黄腻，可加**茵陈蒿、半夏、陈皮**。此簇药对有清热化湿、降逆和胃之功效。若小便量少、肢肿，可加**赤小豆、玉米须、车前子**，此簇药对可利水消肿。若大便秘结者，可加**大黄、枳实**，此药对可通便降浊。若皮肤瘙痒者，加**土茯苓、地肤子、白鲜皮**，此簇药对可除湿祛风止痒。若阳虚、寒湿偏盛，症见畏寒肢冷、大便溏薄、呕吐清水，可加**附子、干姜、吴茱萸、紫苏**，此簇药对可温阳散寒、降逆止呕。若兼有瘀血，可加**桃仁、红花、川芎**，此簇药对可活血破瘀。

（2）肝肾阴虚，虚风内动

临床表现：小便短少，呕恶频作，头晕头痛，目眩，牙宣鼻衄，手足抽搐；舌红，苔黄腻，脉弦细。

病机：阳损及阴，肾阴亏耗，肝阳上亢，内风自生。

治法：滋补肝肾，平肝息风。

代表方：杞菊地黄丸合羚角钩藤汤。

簇药对应用： 杞菊地黄丸是由枸杞、菊花这一药对加上六味地黄丸而成。二药相须为用，滋养肝肾之阴，清泻上亢虚火。加上六味地黄丸增强滋阴补肾之效。羚角钩藤汤由3组簇药对组成。①羚羊角、钩藤、桑叶、菊花，羚羊角、钩藤二药相合，相得益彰，清热凉肝、息风止痉之效益著。桑叶甘寒，为肺经之肝药，既能散风热，又能清肝热；菊花辛甘苦微寒，疏风清热，清肝作用甚好，专制肝木，为祛风要药；桑叶、菊花相伍协助羚羊角、钩藤加强凉肝息风之效。四药合用，共奏清热凉肝、息风止痉之功。②白芍、甘草、生地黄，此簇药对柔肝舒筋。③川贝母、竹茹、茯神木，此簇药对清热化痰、平肝宁心安神。

加减变化： 若痰多色黄者，加胆南星、竹沥，此药对清热化痰。若有鼻衄、齿衄，加地榆、茜草、仙鹤草，此簇药对可凉血止血。

（3）肾气衰微，邪陷心包

临床表现： 无尿或少尿，恶心呕吐，四肢欠温，面白唇暗，胸闷心悸，痰涎壅盛，甚者神志昏蒙，循衣摸床，或神昏谵语；苔白腻，脉沉缓。

病机： 浊邪内盛，内陷心包，甚者阴阳离决，危及生命。

治法： 豁痰降浊，辛温开窍。

代表方： 涤痰汤合苏合香丸。

簇药对应用： 涤痰汤由3组簇药对组成。①半夏、橘红、茯苓：半夏辛温性燥，善燥湿化痰，又和胃降逆、散结消痞；橘红既可理气行滞，又能燥湿化痰；半夏与橘红合用，相辅相成，增强燥湿化痰之力，且体现了治痰先理气，气顺则痰消之意。茯苓健脾渗湿，能助化痰之力，健脾可杜生痰之源，故三药合用，起理气化痰、健脾渗湿之功，为祛痰剂中的常用组合。②胆南星、枳实、石菖蒲、竹茹：此组簇药对可化痰开窍。③人参、生姜、大枣、甘草：此簇药对可健脾益气、和胃增效。

加减变化： 若汗多、面色苍白、手足逆冷，脉微细者，可予人参、附子、龙骨、牡蛎，此簇药对可益气回阳、固脱止汗。若狂躁痉厥，可服紫雪丹。

此外，关格患者还可用保留灌肠法，加强通腑降浊解毒的作用。

【梅教授常用簇药对备要】

牡蛎、鳖甲、龟板： 牡蛎性寒质重，善于清热益阴、平肝潜阳，又有收敛固涩、软坚散结之功；鳖甲甘咸寒，归肝肾经，能滋阴潜阳，退热除蒸，软坚散结；牡蛎、鳖甲二者伍用，其滋阴潜阳、软坚散结之功效更著。龟板甘寒，归肾、肝、心经，滋阴潜阳，益肾健骨，养血补心。三药均为味咸质重之品，相簇为用，共奏益阴潜阳、平肝息风、破癥软坚之功。此簇药对用于阴虚风动、手足搐搦的关格患者。

连翘、生地黄、玄参、葛根、大黄：此簇药对为张雪梅主任治疗肾衰的解毒祛浊之簇药对，经常与**柴胡、枳壳、赤芍、甘草**疏利三焦气机，以及**当归、桃仁、红花、赤芍**活血簇药对，3组簇药对组成一个关格专治方，畅利三焦，祛浊解毒，平复阴阳。

三、癃闭辨证思路与簇药对应用规律

癃闭是以尿量减少，排尿困难，甚则小便闭塞不通为主症的一种病证。其中小便不畅，点滴而短少，病势较缓者称为"癃"；小便闭塞，点滴全无，病势较急者称为"闭"。西医学中神经性尿闭、膀胱括约肌痉挛、尿道结石、尿路肿瘤、尿道损伤、尿道狭窄、前列腺增生、脊髓炎等所致的尿潴留以及肾功能不全引起的少尿、无尿等，均可参照本节辨证论治。

1. 病因病机

癃闭多因外邪侵袭、饮食不节、情志内伤、尿路阻塞、体虚久病等致膀胱气化功能失调而成。癃闭病位主要在膀胱与肾，与三焦和肺、脾、肝密切相关。

2. 治疗原则

癃闭应以"通"为治疗原则。具体治法须根据证候虚实不同而异。实证宜清湿热，散瘀结，利气机而通水道。虚证宜补脾肾，助气化，气化得行，则小便自通。若小腹胀急，小便点滴不下，内服药物缓不济急，应配合导尿或针灸等，以急通小便。

3. 辨治分型与簇药对应用

（1）膀胱湿热

临床表现：小便点滴不通，或量少而短赤灼热，小腹胀满，口苦口黏，或口渴不欲饮，或大便不畅；舌质红，苔黄腻，脉数。

病机：下阴不洁或饮食不节，酿生湿热，湿热秽浊之邪侵犯膀胱，膀胱气化不利，小便不通，则为癃闭。

治法：清利湿热，通利小便。

代表方：八正散。

簇药对应用：八正散由3组簇药对组成。①车前子、瞿麦、萹蓄：三药合用，共奏清热利水通淋之功。②大黄、栀子、滑石：大黄泻热逐瘀，通利大便，导瘀热从大便而下。栀子清热降火，通利三焦；滑石性寒能清热，质滑能利窍，既能利水，又可清热，两擅其功。③木通、灯心草、甘草：木通上清心火，下导小肠、膀胱湿热，可清热利湿，通利经脉。灯心草清心火，利小便。甘草和中，兼可调和诸药。

加减变化：若舌苔厚黄腻者，可加苍术、黄柏，此药对即二妙散，可清化湿热。若心烦、口舌生疮糜烂者，可加生地黄、竹叶、生甘草，此组簇药可清心火、利湿热。

（2）肺热壅盛

临床表现：小便不畅，甚或点滴不通，咽干，烦渴欲饮，呼吸急促，或有咳嗽；舌红，苔薄黄，脉数。

病机：热毒犯肺，肺热壅滞，肺气闭塞，水道通调失职，津液不能下输膀胱而成癃闭。

治法：清泄肺热，通利水道。

代表方：清肺饮。

簇药对应用：清肺饮由两组簇药对组成。①黄芩、栀子、桑白皮、麦冬：黄芩、栀子苦寒泻火，能够燥湿清热、泻火解毒，善清泄肺与三焦之热，清上导下。桑白皮甘寒，入肺经，泻肺平喘、行水消肿；邪热伤阴，再加麦冬滋养肺阴。②车前子、木通、茯苓：清热利尿，使邪热从小便出。

加减变化：若大便不通者，加大黄、芒硝，此药对可软坚清热攻下。若兼表证，症见鼻塞、头痛、脉浮，加**薄荷**、**桔梗**，此药对清上焦风热、宣肺利咽喉。若肺阴不足甚者，加**沙参**、**石斛**，此药对可滋养肺胃之阴。

（3）肝郁气滞

临床表现：小便不通或通而不爽，情绪抑郁，或多烦善怒，胁腹胀满；舌红，苔薄黄，脉弦。

病机：情志内伤，肝气郁结，疏泄失司，三焦水液的运行及气化功能失常，以致水道通调受阻，形成癃闭。

治法：理气解郁，通利小便。

代表方：沉香散。

簇药对应用：沉香散由3组簇药对组成。①**沉香**、**陈皮**：沉香上能醒脾祛湿，下能降气纳肾；陈皮能理气健脾，燥湿化痰。此簇药对升降结合，具有行气消胀，利气止痛之功。②**石韦**、**滑石**、**冬葵子**、**王不留行**：此簇药对清热利尿通淋，兼活血。③**当归**、**白芍**、**甘草**：当归辛温入血，补血养肝，活血调经，补中有行；白芍、甘草调和肝脾，柔肝解痉，和营止痛。此簇药对柔肝缓急止痛。

加减变化：如胁肋胀满明显，加**柴胡**、**川芎**、**香附**，此簇药对可疏肝解郁，理气止痛。若遇气郁化火，加**栀子**、**牡丹皮**、**龙胆草**，此簇药对可清肝泻火。

（4）浊瘀阻塞

临床表现：小便点滴而下，或尿如细线，甚则阻塞不通，小腹胀满疼痛；舌紫暗或有瘀点、瘀斑，脉涩。

病机：瘀血败精、痰瘀积块或内生砂石阻塞尿路，以致排尿困难，甚或点滴全无，形成癃闭。

治法：行瘀散结，通利水道。

代表方：代抵当丸。

簇药对应用：代抵当丸由两组簇药对组成。①**当归尾**、**穿山甲**、**桃仁**、**大黄**、**芒硝**：当归尾擅长活血祛瘀。穿山甲活血走窜，能行血分之瘀滞，破瘀通络，消肿散结。桃仁活血散瘀、推陈致新力强，无论新瘀、久瘀均可。大黄有活血祛瘀之效，能降上炎之火以清热凉血，加之芒硝泻下通便、润燥软坚，使瘀热假肠道而出。②肉桂、生地黄：肉桂助膀胱气化以通尿闭，配上生地黄凉血滋阴，以防肉桂助热伤阴。

加减变化： 如瘀血征象较重，加红花、川牛膝，此药对可逐瘀通经，利尿通淋。若尿路结石者，可加金钱草、海金沙、冬葵子、石韦，此簇药对可软坚化石，利尿通淋。

（5）脾气不升

临床表现： 时欲小便而不得出，或量少而不畅，伴小腹坠胀，神疲乏力，食欲不振，气短而语声低微；舌淡，苔薄，脉细弱。

病机： 饮食失养，气血生化无源，中焦气虚甚或下陷，清阳不升，浊阴不降，气化无力而生癃闭。

治法： 升清降浊，化气行水。

代表方： 补中益气汤合春泽汤。

簇药对应用： 补中益气汤由两组簇药对组成。①**黄芪、人参、甘草、白术、陈皮、当归**：黄芪甘温，补中益气、升阳举陷，人参大补元气，甘草甘温益气，补益脾胃而和中，三药合用大补一身之气；白术燥湿健脾而助运化，陈皮理气和胃、调理气机而使诸药补而不滞。气虚易导致营血亏虚，当归补血和营，血为气之母，使所补之气有所依。②**柴胡、升麻**：柴胡为少阳之药，能引大气之陷者自左上升；升麻为阳明之药，能引大气之陷者自右上升。此簇药对共奏升举清阳之功。

春泽汤即五苓散加人参，由两组簇药对组成。①**人参、白术**：人参大补元气，白术健脾益气，此药对健脾补气。②**泽泻、茯苓、猪苓、桂枝**：这组簇药对泽泻、茯苓、猪苓利水渗湿，通利小便。佐以桂枝温阳化气以助利水。

加减变化： 若兼有血虚者，加熟地黄、当归、鸡血藤，此簇药对可养血和血。

（6）肾阳衰惫

临床表现： 小便不通或点滴不爽，排尿无力，面白神萎，畏寒肢冷，腰膝冷而酸软无力；舌淡胖，苔白，脉沉细或弱。

病机： 久病体虚或年老体弱，致肾阳不足，命门火衰，蒸化无权，气不化水，故尿不得出。

治法：温补肾阳，化气利水。

代表方：济生肾气丸。

簇药对应用：济生肾气丸系肉桂、附子、牛膝、车前子此组簇药对加上六味地黄丸而成。肉桂、附子补命门之火，以鼓动肾气。牛膝、车前子利水。加上六味地黄丸滋阴补肾，以阴中求阳。

加减变化：如兼有脾虚者，加党参、黄芪、白术，此簇药对可健脾益气。

【梅教授常用簇药对备要】

乌药、木香、槟榔：乌药辛温香窜，入厥阴肝经，善于疏通气机，可行气疏肝、散寒止痛；木香行气止痛，辛温芳香，合而用之，加强乌药行气疏肝、散寒止痛之功；槟榔辛苦降泄，行气导滞，直达下焦而破坚。诸药合用，使寒凝得散，气滞得疏，肝络调和，共奏行气疏肝、散寒止痛之功。此组簇药对常用于少腹胀痛甚的癃闭患者。

黄芪、山茱萸、莪术、三棱、肉桂、黄柏：此簇药对益气活血、软坚散结、益阳清热，尤其是对于前列腺增生有效。此簇药对主要是针对年老体弱，体衰气弱血瘀为主要病机，久病有瘀，痰瘀互结成癃闭。黄芪、山茱萸益气补精，改善年老体弱者本虚气血不足，而用大剂量黄芪45~60g大补元气为特点，而肉桂、黄柏为一对温肾关、清郁火，相得益彰，具有开关之功，与莪术、三棱软坚散结之药相配。此簇药对对前列腺增生有显著疗效。

四、淋证辨证思路与簇药对应用规律

淋证是以小便频急涩痛，淋沥不尽，排尿不畅或中断，可伴有小腹拘急或胀痛，腰酸疼痛，痛连阴部，有时可见尿中杂有砂石，尿色黄浊，或呈血尿为主要临床表现的一类病证。中医称淋证有"淋""淋溲""淋满"等称。目前多以热、石、气、血、膏、劳的6个分类为常见。从症状表型来讲，相当于尿路感染、泌尿系统结核、泌尿系统结石、急慢性前列腺炎、化学性放射性膀胱炎、乳糜尿以及尿道综合征等病具有淋证表现者。淋证诊断过程中需要辨清类别，辨证虚实，与癃闭、尿血、尿浊注意鉴别。

1. 病因病机

隋代巢元方的《诸病源候论·淋病诸候》认为淋证的病机为"诸淋者，由肾虚而膀胱热故也"。我们认为这条是总纲。淋证的发生主要是内外因相合导致的，外感、下阴秽浊之邪，再加上嗜食醇酒厚味、劳伤久病体弱、禀赋不足、愤怒郁结、安逸少动等因素，导致了本病的发生。实证有膀胱湿热、肝郁气滞；虚证有脾肾亏虚。

淋证的病位在膀胱和肾，与肝、脾、三焦三脏器明显相关，基本病机是湿热蕴结下焦，肾与膀胱气化不利。若湿热之邪客于下焦，膀胱气化不利，则小便频急短数，灼热刺痛，为热淋；若湿热久蕴，煎熬水液，炼尿化石，则成石淋；若湿热之邪，灼伤血络，迫血妄行，则尿血，或肾阴不足，阴虚火旺，虚火扰动，伤及血络，乃成血淋；若湿热蕴久，阻滞络脉，脂液不循常道，渗于膀胱，与尿液相混，或肾虚下元不固，不能摄纳精微脂液，尿液滑腻如脂膏，遂成膏淋；若中气不足，气虚下陷，或肝气失于疏泄，气火郁于膀胱，则成气淋。如《医宗必读·淋证》言："妇女多郁，常可发为气淋和石淋。"若久淋不愈，湿热之邪留恋膀胱，损伤肾气，由肾及脾，导致脾肾两虚，遇劳反复为劳淋。气滞血瘀是经常出现在疾病发展中的病理变化。

2. 治疗原则

在治疗淋证中，掌握治疗原则：实则清利，虚则补益。明代张介宾在《景岳全书·淋浊》中提出"凡热者宜清，涩者宜利，下陷者宜升提，虚者宜补，阳气不固者宜温补命门"的治疗原则。淋证初起多见实证，以膀胱湿热为主者，清热利湿通淋；以热伤血络为主者，则凉血止血；以砂石停聚为主者，则排石通淋，缓急止痛；以气火郁结为主者，则清火利气疏导。虚证定当补益脾肾，如有阴虚火旺者，当滋肾水清虚热；有肾阳虚衰者，应予温肾助阳；久病有血络不畅或结石久不化，应予配伍活血化瘀之药，兼以理气。

3. 辨治分型与簇药对应用

（1）热淋

临床表现：小便频急短数，灼热刺痛，尿色黄赤，腰腹拘急疼痛，或伴有寒热，口苦，恶心呕吐，大便秘结。舌红，苔黄腻，脉滑数。

病机：湿热下注膀胱，气化失司，水道不利。

治法：清热利湿通淋。

代表方：八正散。

簇药对应用：八正散由3组簇药对组成。①**车前子、瞿麦、萹蓄**：此簇药对共奏清利下焦湿热、利水通淋之功。②**大黄、栀子、滑石**：大黄泻热逐瘀，通利大便，导瘀热从大便而下。栀子清热降火，通利三焦；滑石性寒能清热，质滑能利窍，既能利水，又可清热，两擅其功。③**木通、灯心草、甘草**：木通上清心火，下导小肠、膀胱湿热，可清热利湿，通利经脉。灯心草清心火，利小便。甘草和中，兼可调和诸药。

加减变化：若大便秘结、腹胀痛者，可加**生大黄、枳实、芍药**此簇药对通便消胀，并重用大黄。枳实苦辛微寒，善行中焦之气，可破气消痞，《名医别录》言其"除胸胁痰癖，逐停水，破结实，消胀满"。芍药入肝、脾经，柔肝缓急止痛，此簇药对通便止痛消胀。若伴见寒热，口苦、恶心呕吐者，可用**柴胡、黄芩、半夏**此簇药对和解少阳，柴胡之升散及黄芩之清泄、降泄合用，一升一降，一散一清，共同疏泄少阳半表半里之邪而和解少阳。此簇药对共奏和解少阳、和胃止呕之效。若热毒炽盛，弥漫三焦，症见高热、烦躁少寐，可用**黄芩、黄连、黄柏**和**金银花、蒲公英**这两组簇药对清热解毒。其中黄芩、黄连、黄柏三药均为苦寒之品，能清热燥湿、泻火解毒。而黄芩长于入中上焦，善清肺火及上焦实热；黄连长于入中焦、大肠以清泻中焦、大肠湿热，又善清心胃等脏腑实热，心火一清则诸经之火皆降；黄柏沉降直达下焦，善清下焦湿热，泻相火，坚肾阴。此簇药对清热泻火解毒之力大增。又兼以另一簇药对，金银花清热解毒，消散痈肿，入气分疏散风热，入血分透邪发于外；蒲公英清热解毒，利尿散结，《滇南本草》载其"止小便血，治五淋癃闭，利膀胱。"两组簇药对相得益彰，共奏良效。

（2）石淋

临床表现： 小便涩痛不畅，尿中时有夹砂石，或尿不能卒出，窘迫难受，痛引少腹。或排尿时尿流中断，或腰痛如绞，连及外阴，尿中带血，舌红，苔薄白或黄，脉弦或数。

病机： 湿热下注，煎熬尿液，炼为砂石，瘀积水道。

治法： 清热利湿，排石通淋。

代表方： 石韦散化裁。

簇药对应用： 此方包括两组簇药对。①石韦、瞿麦、滑石、冬葵子、车前子：此簇药对相簇而用，共奏清热利水、通淋排石之功。②金钱草、海金沙、鸡内金：金钱草利湿退黄，利尿通淋，解毒消肿；海金沙可清利湿热，通淋止痛；鸡内金可健胃消食，涩精止遗，通淋化石。两组簇药对联合加强了消坚排石的作用。

加减变化： 若腰腹疼痛者，加**芍药**、**甘草**，此簇药对源于《伤寒论》的芍药甘草汤。此簇药对酸甘化阴，有调和肝脾、缓急止痛之效。若尿中带血，可加**小蓟**、**蒲黄**、**藕节**此簇药对，三药相合，凉血止血，散瘀而不伤新血，共奏凉血止血化瘀之效。若小腹胀痛加**乌药**、**木香**，二药行气止痛，疏肝消胀，散寒止痛。若砂石滞留，病程迁延，损伤肾之气阴，而呈虚实夹杂之证，宜攻补兼施。凡砂石过大，阻塞尿路，不宜盲目攻逐，可根据条件先适当采取机械碎石等疗法，再用中药通淋排石，可缩短疗程，以防损伤正气。

（3）血淋

临床表现： 实证表现为小便频急短数，灼热刺痛，滞涩不利，尿色红赤，或夹有血块、血丝，或有心烦；舌尖红，苔黄，脉滑数。虚证表现为尿色淡红，尿痛涩滞感轻微，腰酸膝软，五心烦热，乏力，神疲，舌红少苔，脉细数。

病机： 实证是由于湿热下注，热邪灼伤血络，迫血妄行，随尿而出；虚证是由于肾阴不足，阴虚火旺，虚火扰动，伤及血络，溢入膀胱。

治法： 实证宜清热通淋，凉血止血。虚证宜滋阴清热，补肾止血。

代表方： 实证用小蓟饮子；虚证用知柏地黄丸。

簇药对应用： 小蓟饮子由3组簇药对组成。①小蓟、蒲黄、藕节：此簇药对凉血散瘀止血，能活血行瘀，止血而不留瘀，又能利尿通淋。②**生地黄、木通、竹叶、生甘草梢**：此簇药对滋阴制火却不恋邪，利水通淋却不伤阴，共奏清心利水养阴之效。③**栀子、滑石**：栀子苦，寒，能清泄三焦之火，滑石甘、淡，寒，利尿通淋，此簇药对加强了清热通淋之效，使热从小便去。

加减变化：若血多不止，痛甚，色暗有块者，需防血块阻塞水道，此时化瘀与止血并重，可予三七、琥珀粉、川牛膝等化瘀止血。三七具有化瘀止血、活血定痛的功效。琥珀粉镇静，利尿，活血，《本经逢原》："琥珀，消磨渗利之性，非血结膀胱者不可误投。"川牛膝逐瘀通经，利尿通淋。

知柏地黄丸由两组簇药对组成。①**熟地黄、山药、山茱萸、茯苓、牡丹皮、泽泻**（即三补三泻）：三药相伍滋补肝、脾、肾三脏，即所谓"三阴并补"，然重用熟地黄，故仍以滋补肾阴为主。三泻为：茯苓利水渗湿，健脾；牡丹皮清热凉血，活血化瘀；泽泻，甘淡，直达肾与膀胱，利水渗湿，又能清膀胱之热。②**知母、黄柏**：知母清热泻火、滋阴润燥，黄柏清热燥湿、泻火解毒、退热除蒸，两者皆可退虚热，知母还有甘润滋阴之功。此簇药对入肾经退虚热，降火以坚阴。

（4）膏淋

临床表现：实证见小便浑浊，色乳白如米泔水，上有浮油，置之沉淀，尿道热痛，舌质红，苔黄腻；虚证见久病不已，淋出如脂，涩痛不著，形体日渐消瘦，腰膝酸软，头昏无力，舌淡，苔腻，脉细无力。

病机：实证是下焦湿热久蕴，阻于络脉，脂液不循常道，渗于膀胱。虚证是肾虚下元不固，不能摄纳精微脂液，随尿而出。

治法：实证宜清利湿热，泌别泄浊。虚证宜补肾固元，收敛固涩。

代表方：实证用程氏萆薢分清饮；虚证用膏淋汤。

簇药对应用：程氏萆薢分清饮是由3组簇药对组成。①**萆薢、石菖蒲**：萆薢利湿而分清化浊，为治白浊之要药；石菖蒲辛香苦温，芳香化浊以助萆薢之力，兼可祛膀胱虚寒，《本草求真》谓"石菖蒲能温肠胃"，"则膀胱之虚寒小便不禁自止"。②**黄柏、车前子**：黄柏苦寒，功善清热燥湿、泻火解毒，质沉性降入下焦而泄相火、固肾阴，使火热得清、湿亦得化。车前子甘寒滑利，善通利水道，清膀胱热结，利尿通淋，又可分清浊而止泻，利小便而实大便,渗利水湿。③**莲子心、丹参、白术、茯苓**:莲子心是一味收涩药,可清心安神,交通心肾,涩精止血。丹参清心活血通络。白术、茯苓健脾除湿。此簇药对为心脾共治,莲子心、丹参上清心火,白术、茯苓促中焦健运,以助泌别清浊。

加减变化:若小便黄赤灼热痛甚者,加**龙胆草、栀子**,龙胆草大苦大寒,为"凉肝猛将",善泻厥阴之热,上能清肝利胆泻实火,下可清利肝经湿热,上下兼顾,直中病机。辅以栀子苦寒泻火,能够燥湿清热、泻火解毒,善清泄肺与三焦之热,清上导下。若少腹胀闷,尿不畅者,加**乌药、青皮**,行气止痛,温肾散寒,疏肝破气,消积化滞。若尿中带血者,加**大蓟、小蓟、白茅根**,此簇药对长于凉血止血,解毒消痈,且能祛瘀。

膏淋汤由两组簇药对组成。①**党参、地黄、白芍**:党参补中益气,养血生津。地黄凉血清热、滋阴补肾、生津止渴。白芍养血敛阴。此簇药对补益脾肾,益气养血滋阴。②**芡实、山药、龙骨、牡蛎**:芡实甘涩平,补脾肾固精。山药甘平,功专补气益阴,补脾肺肾以固涩精气。龙骨、牡蛎甘涩平,功专收敛固涩,潜阳补阴。此簇药对补益脾肾,固涩精气,共奏补肾涩精之功。

(5) 气淋

临床表现:实证多见于郁怒之后,小便艰涩,淋沥不畅,少腹满痛;苔薄白,脉弦。虚证表现为尿频溲清,滞涩不甚,尿有余沥,少腹坠胀,面色㿠白,舌质淡,脉虚细无力。

病机:实证是肝郁气滞,气郁化火,气火郁于下焦,壅遏不能宣通。虚证是脾虚不能升清,中气下陷。

治法:实证宜利气疏导,通淋利尿。虚证宜补中益气,升阳举陷。

代表方:实证用沉香散;虚证用补中益气汤。

簇药对应用:沉香散由3组簇药对组成。①**沉香、陈皮**:此簇药对升降结合,具有行气消胀、利气止痛之功。②**石韦、滑石、冬葵子、王不留行**:此簇药对清热利尿通淋,活血通经。③**当归、白芍、甘草**:当归辛温入血,补血养肝,活血调经,补中有行;白芍、甘草调和肝脾,柔肝解痉,和营止痛。此簇药对柔肝缓急止痛。

加减变化:若小腹胀满难忍,气滞较剧者,加**乌药、木香、小茴香**;此簇药对开郁理气，散寒止痛。若气滞日久，夹有瘀血者，加益母草、牛膝、红花，此簇药对可活血止痛、调经、利水消肿。

补中益气汤由两组簇药对组成。①**黄芪、人参、甘草、白术、陈皮**：当归，黄芪甘温，补中益气、升阳举陷，人参大补元气，甘草甘温益气，补益脾胃而和中，三药合用大补一身之气；白术燥湿健脾而助运化，陈皮理气和胃、调理气机而使诸药补而不滞；气虚易导致营血亏虚，当归补血和营，血为气之母，使所补之气有所依。②**柴胡、升麻**：柴胡为少阳之药，能引大气之陷者自左上升；升麻为阳明之药，能引大气之陷者自右上升。此簇药对共奏升举清阳之功。

加减变化：若血亏肾虚，还可用当归、川芎、白芍、熟地黄（四物汤）加**杜仲、枸杞、牛膝**，此簇药对，补中有通，滋阴不腻，温而不燥，阴阳调和，补血而不滞血，和血而不伤血，共奏补血和血之功。杜仲长于强筋骨，《神农本草经》载其"主腰脊痛，补中，益精气，坚筋骨，强志"。枸杞甘平，养血补精之要药，滋阴补髓填精。牛膝逐瘀通经，补肝肾，强筋骨，利尿通淋，引血下行。

（6）劳淋

临床表现：病程缠绵，遇劳诱发或加重，尿不甚赤涩，尿痛不著，淋沥不已，少气懒言，神疲乏力，腰膝酸软，舌质淡，脉细弱无力。

病机：淋证日久，伤损正气，湿热留恋膀胱，损伤肾气，由肾及脾，脾肾两虚，遇劳复发。

治法：健脾固涩，益肾利湿。

代表方：无比山药丸。

簇药对应用：见"关格"章节。

加减变化：若肾阴亏虚，阴虚火旺而见五心烦热者，加**龟板、黄柏、知母**。龟板胶滋阴潜阳，补肾健骨，与原方中熟地黄相须，"培其本，清其源"（《医宗金鉴》）。以黄柏苦以坚肾，制降过激相火，"专泄肾与膀胱之火"（《药品化义》）。知母苦寒质润，既清肺、胃、肾三经之火，又能滋三经之阴。黄柏、知母合用，善能清降虚火。若肾阳虚衰，面白畏寒肢冷者，可加**鹿角胶、肉桂**。鹿角胶补肝肾，益精血，温肾阳。肉桂补火助阳，引火归元，散寒止痛，温通经脉。

【 梅教授常用簇药对备要 】

杜仲、续断、狗脊：杜仲、续断、狗脊均性温，皆归肝、肾经。杜仲补肝肾，强筋骨。续断可畅通血脉，续筋接骨；狗脊功能祛风燥湿，兼能温补固涩，两者合用具有补益肝肾、强筋健骨之功效。可用治肝肾亏虚所致的腰膝酸痛、腿软无力等证。

白芍、乌药、延胡索：白芍长于养血柔肝，缓急止痛；乌药善于行气止痛，温肾散寒。白芍配乌药，可增强养血行气、散寒止痛的作用。延胡索是活血化瘀、行气止痛之妙品，尤以止痛之功效而著称于世。李时珍在《本草纲目》中归纳延胡索有"活血，理气，止痛，通小便"四大功效，并推崇延胡索"能行血中气滞，气中血滞，故专治一身上下诸痛"。此簇药对适用于气淋、石淋属气血郁滞，腹胀满疼痛者。

阿胶、仙鹤草、茜草：阿胶补血止血，滋阴润燥。仙鹤草收敛止血，补虚。茜草能凉血止血，活血祛瘀，止血而不留瘀。此簇药对用于石淋、血淋，尿血日久，阴血耗伤者。

五、尿浊辨证思路与簇药对应用规律

尿浊是指以小便混浊，白如米泔浆，而排尿时无尿道疼痛为主要表现，可见夹血，或血丝、血块的一类疾病。西医的乳糜尿、泌尿系统炎症、结核、肿瘤等，以小便混浊，白如米泔浆为主要表现者，均可参考本篇内容进行辨证论治。诊断过程中辨白赤色、审病程长短之要点。本病需与精浊、膏淋、白淫鉴别。

1. 病因病机

本病多由于平素过食肥甘油腻之品，酿生湿热，或某些疾病（如血丝虫病）病后，湿热余邪内蕴，下输膀胱，清浊不分而出；或劳欲太过，年老体弱，而致脾虚中气下陷；或肾虚摄纳无权，精微脂液下流，而成尿浊。病位主要在脾、肾与膀胱。

2. 治疗原则

尿浊初起多见湿热，属实，治宜清热利湿。久病多虚，表现为脾肾亏损，治宜培补脾肾，固摄下元。若虚实夹杂者，以补益与清利之权重处方。

3. 辨治分型与簇药对应用

（1）湿热下注

临床表现：小便浑浊，色白或夹血，或夹血丝、血块，口渴，舌质红，苔黄腻，脉濡数。

病机：过食肥甘油腻厚味之品，中焦湿热，或病后湿热余邪，下输膀胱，清浊不分成尿浊。若热邪内盛，灼伤血络，血溢尿中，尿浊夹血。

治法：清热利湿。

代表方：程氏萆薢分清饮。

簇药对应用：见"淋证"章节。

加减变化：若尿浊夹血，可加**小蓟、侧柏叶、藕节、白茅根**，为治各种出血病证之重要簇药对，具有凉血止血、清热解毒之功，兼能散瘀消肿，还有清热利尿之效。若热重于湿，加**栀子、滑石**簇药对，栀子苦寒，泻火除烦，清热利湿，凉血解毒，清泄三焦之火；滑石性寒能清热，质滑能利窍，利水清热，两擅其功。若湿重于热，加**厚朴、苍术、陈皮**。厚朴芳化苦燥，长于行气除满化湿；苍术芳香醒脾，苦温燥湿运脾；二药相伍，行气以除湿，燥湿以运脾，使滞气得行，湿浊得去。陈皮为佐，理气和胃，燥湿醒脾。此簇药对共奏燥湿运脾、和胃消痰、理气除满之功。

（2）中气下陷

临床表现：久病不愈，反复发作，小便混浊状如白浆，小腹坠胀，神疲乏力，面色无华，劳累或进食油腻后发作或加重，舌淡，脉虚。

病机：久病反复，饮食不节，或劳倦思虑太过，而致脾气亏虚，中气下陷，精微脂液下流。

治法：健脾益气，升阳举陷。

代表方：补中益气汤合苍术难名丹。

簇药对应用：本处方由3组簇药对组成。①黄芪、人参、粳米、甘草、陈皮、茯苓、白术、苍术、砂仁：此簇药对补益脾胃而和中，大补一身之气，而兼以理气健脾，燥湿化痰，使补而不滞。②柴胡、升麻：柴胡为少阳之药，能引大气之陷者自左上升；升麻为阳明之药，能引大气之陷者自右上升。此簇药对能使清阳得升。③川乌、补骨脂、小茴香、龙骨：川乌长于内祛在里之寒湿，外散在表之风邪。补骨脂苦辛温，补肾助阳、纳气平喘、温脾止泻。小茴香有温阳散寒、理气和胃之效。三药合用温阳化气，而龙骨具有收敛固摄阳气之功。

加减变化：若肾阳受损，虚寒内生，肢冷便溏者，加附子、炮姜簇药对回阳救逆，补火助阳，散寒止痛。

（3）肾元亏虚

临床表现：久病不愈，反复发作，小便乳白如凝胶，精神萎靡，消瘦无力，头晕耳鸣，腰膝酸软。以肾阴亏虚为主者，兼见五心烦热，口干，舌红，脉细数。以肾阳亏虚为主者，兼见面白、形寒、肢冷，舌质淡白，脉沉细。

病机：病情久延反复，劳欲过度，或年老、久病体弱，可致肾元亏虚，肾失封藏，固摄无权，精微脂液下流。

治法：偏肾阴虚者，宜滋肾清热；偏阳虚者，宜温肾固涩。

代表方：偏肾阴虚者，用知柏地黄丸合二至丸；偏肾阳虚者，用鹿茸补涩丸。

簇药对应用：知柏地黄丸由两组簇药对组成。①熟地黄、山药、山茱萸、茯苓、牡丹皮、泽泻（即三补三泻）。②知母、黄柏：入肾经退虚热，降火以坚阴。见"血淋"条目。二至丸出自《医便》卷一，由女贞子、墨旱莲簇药对组成，女贞子，甘苦而凉，善滋补肝肾之阴；墨旱莲甘酸而寒，补养肝肾之阴，又凉血止血。此簇药对为平补肝肾之剂，可主治肝肾阴虚，口苦咽干，头昏眼花，失眠多梦，腰膝酸软，下肢痿软，遗精，早年发白等。

鹿茸补涩丸由3组簇药对组成。①黄芪、人参、茯苓、山药、莲肉：黄芪、人参为甘温补气的重要药对，适用于气虚所致神疲、食少、自汗等身体虚弱诸证。而茯苓健脾，利水渗湿；山药健脾补肺，固肾益精；莲肉补脾止泻，益肾涩精。三药合用，促进脾胃运化，补而不滞，可见此簇药对有健益肾涩精之大功。②附子、肉桂、鹿茸、补骨脂、菟丝子：附子善入气分而散寒止痛，肉桂善入血分而温经通脉，附子、肉桂动静结合，相须为用，温肾助阳，温经散寒止痛。而鹿茸为血肉有情之品，能壮元阳，补气血，益精髓，强筋骨。补骨脂辛苦性温，尤善补命门之火以暖脾土，肾虚泄泻、壮火益土之要药。菟丝子具有补益肝肾、固精缩尿之功效。上药系为温肾助阳之重要簇药对。③龙骨、五味子、桑螵蛸：龙骨镇惊安神，平肝潜阳，收敛固涩；五味子收敛固涩，益气生津，补肾宁心；桑螵蛸固精缩尿，补肾助阳。此簇药对具有收敛固涩阳气安神的作用。

【梅教授常用簇药对备要】

蒲黄、藕节、仙鹤草：蒲黄性甘平，长于收敛止血，兼能活血行瘀，止血而不留瘀，又能利尿通淋。藕节涩平，收敛止血效佳。仙鹤草收敛止血，还可补虚，可治脱力劳伤。本簇药对常用于尿浊带血日久者。

射干、金钱草、荷叶、赤芍：射干味苦、性寒，既能清热解毒，又可散结化痰、消肿。金钱草甘、微苦，性凉，可利水通淋，清热解毒，散瘀消肿。荷叶味苦，性平，有清热解暑、升发清阳、散瘀止血的功效。赤芍苦，微寒，有清热凉血、活血祛瘀的功效。此簇药对常用于乳糜尿热象偏盛者。

六、阳痿辨证思路与簇药对应用规律

阳痿是指青壮年男子行房事之时，阴茎痿而不举，或举而不坚，或坚而不久，无法完成正常房事的病证。西医学的功能性勃起功能障碍，血管、神经、内分泌等因素引起的器质性阴茎勃起功能障碍等属于本病范畴的，可参照本篇进行辨证施治。辨证过程中，需辨有火无火，分清病位、虚实。阳痿需与早泄相鉴别，若早泄日久不愈，可进一步发展为阳痿。

1. 病因病机

本病多因情志失调，劳逸失度，饮食不节、内生湿热，禀赋不足、房事过度，而致脏腑气血亏虚，湿热痰瘀郁结，以致宗筋失养，而成阳痿。本病的病位在宗筋，与肝、肾、心、脾关系密切。

2. 治疗原则

阳痿属虚者宜补，虚证治心、脾、肾三脏为主；属实者宜泻。有火者宜清，无火者宜温。命门火衰者，阳气既虚，真阴多损，宜血肉有情温润之品。肝气郁结者宜疏泄，湿热下注者宜清利，宗筋脉络瘀滞者宜活血通络。治疗总以恢复宗筋气血正常运行为目的。

3. 辨治分型与簇药对应用

（1）肝气郁结

临床表现：阳痿不举，伴见情绪抑郁，胸胁胀满，脘闷不适，善太息，咽部如有物梗，舌质淡，苔薄白，脉弦。

病机：肝主宗筋，肝气抑郁，疏泄不及，则肝郁气滞，宗筋脉络痹阻。

治法：疏肝解郁。

代表方：逍遥散加减。

簇药对应用：逍遥散由两组簇药对组成。①**柴胡、薄荷、当归、芍药**：柴胡，入肝胆经，辛行苦泄，可疏肝解郁；薄荷辛凉，可疏散郁遏之气，透达肝经郁热。当归养血和血，气香可理气。白芍酸苦微寒，养血敛阴，柔肝缓急。四药同用，可补肝体而助肝用，使血和则肝和，血充则肝柔，肝郁得解。②**茯苓、白术、甘草、生姜**：此簇药对健脾助运，实土御木。

加减变化：若见胸胁胀满窜痛，可加**白蒺藜、川楝子、延胡索**，白蒺藜入肝经，平肝解郁；川楝子、延胡索一入气分，一入血分，可疏肝解郁止痛。若腰酸肢软者，加**沙苑子、枸杞子、淫羊藿**，沙苑子性沉，入肾经，为补肾封阴、填精益髓之品。淫羊藿可补肾壮阳、强筋健骨，枸杞子具有滋补肝肾、益精明目的功效。

（2）湿热下注

临床表现：阳痿不举，阴囊瘙痒或潮湿多汗，肢体困倦，尿黄赤，大便不爽，口黏口苦，舌质红，苔黄腻，脉滑数。

病机：过食肥甘，嗜酒过度，酿生湿热，浸淫肝经，下注宗筋，而致阳痿。

治法：清利湿热。

代表方：龙胆泻肝汤。

簇药对应用：龙胆泻肝汤由3组簇药对组成。①**龙胆草、黄芩、栀子**：此簇药对上能清肝利胆泻实火，下可清利肝经湿热。②**木通、车前子、泽泻**：此簇药对利尿清湿热。③**柴胡、当归、生地黄**：实火所伤，损伤阴血，此簇药对入肝养血滋阴。3组簇药对相伍共奏清泻肝胆实火、清利肝经湿热之效。

加减变化：如阴部湿痒难耐者，可加**地肤子、黄柏、苦参、蛇床子**，此簇药对可清热燥湿止痒。如热势不甚，湿浊困遏，见胁胀腹闷，肢体困倦，可加**厚朴、苍术、陈皮**，三药相簇为用，共奏燥湿运脾、和胃消痰、理气除满之功。

（3）命门火衰

临床表现：阳痿不举，精薄清冷，神疲倦怠，畏寒肢冷，面色白，头晕耳鸣，腰膝酸软，夜尿清长，舌淡，苔白，脉沉细。

病机：恣情纵欲，肾精亏虚，命门火衰。

治法：温补下元。

代表方：赞育丹。

簇药对应用：赞育丹由3组簇药对组成。①**附子、肉桂、仙茅、淫羊藿、杜仲、菟丝子、巴戟天、肉苁蓉、韭菜子、蛇床子**：附子、肉桂均为辛热温里药。附子辛热燥烈，为通行十二经的纯阳之品，能回阳救逆。肉桂偏暖下焦而温肾阳，更能引火归元以摄无根之火。二药相合，既可温肾助阳，又可温经散寒。仙茅、淫羊藿皆为补肾壮阳之品。杜仲、菟丝子补肝肾，强腰膝。巴戟天甘温不燥，补肾助阳，略兼益肾精，肉苁蓉甘温助阳，质润滋养，既能补肾阳，又可滋肾阴；二药相须，补益下元温阳。韭菜子、蛇床子加强温肾壮阳之功。②**鹿角胶和鹿茸**：鹿角胶和鹿茸为血肉有情之品，具有补肾阳、益精血的作用。③**熟地黄、当归、枸杞子、山茱萸、白术**：前四者填精补血，阴中求阳，制阳药之温燥；又有白术益气健脾，先后天并补。

加减变化：若滑精频繁，精薄清冷，可加**覆盆子、金樱子、益智仁**，覆盆子与金樱子均味酸，性平微温，皆归经于肾与膀胱，二者为收涩药，均能固精缩尿。益智仁辛温，归肾、脾经，善补脾肾之阳，固精、缩尿。

（4）心脾受损

临床表现：阳痿不举，食少纳呆，腹胀便溏，心悸，失眠多梦，神疲乏力，面色不华，舌淡边有齿痕，苔白，脉细弱。

病机：饮食劳倦或思虑过度，耗伤心脾，气血生化、运行受损，宗筋失润。

治法：补益心脾。

代表方：归脾汤。

簇药对应用：归脾汤由3组簇药对组成。①**黄芪、人参、白术、当归、龙眼肉、炙甘草**：黄芪、人参、白术补脾益气；当归补血养心；龙眼肉既补脾气，又养心血；炙甘草补益心脾之气，并调和诸药。②**酸枣仁、茯神、远志**：此组簇药对养心安神。③**木香、生姜、大枣**：木香理气醒脾，生姜、大枣调和脾胃，与诸补气养血药相伍，可使其补而不滞。

加减变化：若脾肾阳虚者，症见虚冷不育、遗尿尿频、腰膝冷痛、腹泻便溏，可加**淫羊藿、补骨脂、九香虫、阳起石**，淫羊藿补肾壮阳、强筋健骨，九香虫、阳起石温肾壮阳，在临床上对阳痿有较好的疗效。补骨脂温肾助阳、固精缩尿、温脾止泻。若形体肥胖者，加**泽泻、荷叶、山楂、决明子、薏苡仁、苍术**，此簇药对可通利大小便、轻身减脂。

（5）惊恐伤肾

临床表现：阳痿不振，兼见胆怯多疑，言迟声低，心悸惊惕，夜寐多梦；舌质淡，苔白，脉弦细。

病机：惊恐伤肾，日久心胆气虚，心肾不交，茎失所主。

治法：补益心肾、宁神壮胆。

代表方：启阳娱心丹。

簇药对应用：启阳娱心丹由3组簇药对组成。①**人参、白术、山药、神曲、砂仁、陈皮、菟丝子**：人参、白术、山药、神曲、砂仁、陈皮可健运脾胃以补气，菟丝子补益肝肾，固精缩尿。此组簇药对旨在通过调补后天，以益心肾之气。②**远志、酸枣仁、茯神、菖蒲**：此簇药对可镇惊、安神、定志。③当归、白芍、柴胡：当归、白芍养血柔肝，柴胡疏肝解郁。通过前述补益心气，加之疏肝气，以壮胆。

加减变化： 若惊惕甚者、夜寐不安、失眠多梦，可加龙齿、磁石、琥珀，以重镇安神。若脉络瘀阻者，症见面色黧黑，睾丸刺痛，舌紫暗或有瘀斑，脉涩，加蜈蚣、丹参、川芎，蜈蚣通瘀达络，走窜之力最强，川芎、丹参可助蜈蚣达络之力。

【梅教授常用簇药对备要】

白僵蚕、九香虫、露蜂房： 白僵蚕可化痰散结，活络通经。最擅开痰浊壅遏之络道，畅阴浊闭阻之阳气，为痰浊阻滞之阳痿首选药。九香虫最健脾阳，可温阳散滞，《本草纲目》："治膈脘滞气，脾肾亏损，壮元阳。"露蜂房温运脾胃阳气。《滇南本草》："治一切虚证，阳痿无子，采服之。"此簇药对常用于嗜食肥甘酒酪，损伤脾胃，中土呆滞，停痰蕴湿，阻滞宗筋脉络，而致宗筋弛纵者。

蜈蚣、柴胡、当归、白芍： 肝主筋，前阴为宗筋会聚之所。蜈蚣善疏泄而畅肝脉，行血以荣宗筋。柴胡疏肝行气解郁，当归、白芍柔肝养肝。此簇药对常用于治疗肝郁阳痿之患。

七、遗精辨证思路与簇药对应用规律

遗精是指以不因性生活而精液自行频繁泄出为主要特点的病证。因梦而遗精者，名为"梦遗"；无梦而遗精，甚至清醒时，无性刺激情况之下，精液自行流出者，名为"滑精"。西医学中的焦虑症、前列腺炎、精囊炎等疾病，如以遗精为主症者，属于本病范畴，可参照本病辨证论治。遗精的辨证过程中，需察病位、分虚实、辨阴阳。本病需与生理性溢精、早泄相鉴别。

1. 病因病机

本病多因劳心太过、欲念不遂、饮食不节、恣情纵欲、先天不足等因素所致。基本病机为肾气不固，或热扰精室，而致肾失封藏，精关不固。病理性质有虚实之别，且多虚实夹杂。因君相火旺、湿热下注，扰动精室而遗者多属实；因脾肾亏损，封藏固摄失职而泄者多属虚。病位在肾，与心、肝、脾三脏密切相关。

2. 治疗原则

治疗遗精切忌只用固肾涩精一法，首先应分清虚实，实证以清泄为主，虚证以补益为主。同时还应区分阴虚阳虚的不同情况，而分别采用滋养肾阴及温补肾阳的治法。至于虚实夹杂者，治疗当攻补兼施。

3. 辨治分型与簇药对应用

（1）君相火旺

临床表现： 少寐多梦，梦则遗精，阳物易举，伴心烦易怒，心悸健忘，潮热颧红，腰酸耳鸣，口干溲黄，舌红，脉细数。

病机： 劳心太过或欲念不遂，君火一动，相火随之，相火寄于肝胆，君相火旺，扰动精室。

治法： 滋阴清热，宁心安神。

代表方： 黄连清心饮合三才封髓丹。

簇药对应用： 黄连清心饮由3组簇药对组成。①黄连、生地黄：黄连苦寒，入心、肝经，可清热泻火。生地黄可滋阴凉血。黄连得生地黄，清热而不伤阴。②人参、莲子、甘草：此簇药对可补益心脾、收摄精气。且莲子有清心火、平肝火、安神的作用。③当归、酸枣仁、茯神、远志：此簇药对可和血养心安神。而三才封髓丹即三才汤（天冬、熟地黄、人参）和封髓丹（黄柏、砂仁、甘草）组成。其中天冬、熟地黄、人参为一组簇药对。天冬补肺生水，熟地黄补肾滋阴，人参补脾益气，药有天地人之名，而补亦在上中下之分，故名"三才汤"。黄柏、砂仁、甘草亦为一组簇药对。黄柏坚阴泄火；砂仁温健脾运，引五脏六腑之精归藏于肾；甘草益脾气，并调和黄柏、砂仁之寒温。

加减变化： 若肝火偏旺，症见面红目赤，口苦咽干者，加龙胆草、栀子、黄芩。此簇药对可清肝泻火。若小溲短赤灼热者，加淡竹叶、灯心草、木通。此簇药对可清心利尿。

（2）湿热下注

临床表现：遗精频作，小溲热赤，口苦或渴；舌质红，苔黄腻，脉濡数或滑数。

病机：饮食不节，醇酒厚味，损伤脾胃，酿生湿热，流注于下，扰动精室。

治法：清热利湿。

代表方：程氏萆薢分清饮。

簇药对应用：程氏萆薢分清饮由3组簇药对组成。①萆薢、石菖蒲：萆薢利湿而分清化浊，石菖蒲芳香化浊以助萆薢之力。②黄柏、车前子：黄柏苦寒，功善清热燥湿、泻火解毒，质沉性降入下焦而泄相火、固肾阴，火清湿化。车前子甘寒滑利，善通利水道，清膀胱热结，利尿通淋。二者相合，从内燥湿，从外利湿。③莲子心、丹参、白术、茯苓：莲子心清心安神，交通心肾，涩精止血。丹参清心活血通络。白术、茯苓健脾除湿。此簇药对为心脾共治，莲子心、丹参上清心火，白术、茯苓促中焦健运，以助泌别清浊。

加减变化：若口苦口黏者，加茵陈蒿、佩兰、草果，此簇药对可清热化湿，醒脾开胃。若尿时不爽，少腹及阴部作胀，为病久夹有瘀热之象，可加**败酱草、红藤、赤芍**以化瘀清热。

（3）劳伤心脾

临床表现：遗精时作，劳则加重，甚则滑精，伴心悸气短，失眠健忘，四肢倦怠，食少便溏，面色少华，舌质淡，苔薄白，脉虚无力。

病机：思虑劳心过度，损伤心脾，心神失养，脾不摄精。

治法：调补心脾，益气摄精。

代表方：妙香散。

簇药对应用：妙香散由三组簇药对组成。①**人参、黄芪、茯苓、山药**：此簇药对健脾益气生精，其中山药益阴清热，兼能涩精。②**远志、茯神、朱砂**：此簇药对宁心安神，神宁气固，则精自守其位矣。③**桔梗、木香、麝香**：此簇药对桔梗开肺气，木香舒肝脾，麝香解郁结，诸药合用，具有理气开郁之功。3组簇药对合用，虽不是固涩之剂，但安神正气，使精与神气相依而自固矣。

加减变化： 如遗精频繁者，加金樱子、莲子、芡实，此簇药对可益肾涩精。若中气下陷者，可加升麻、柴胡，此簇药对可升举阳气。

（4）肾气不固

临床表现： 遗精频作，甚而滑精不禁，腰膝酸软，眩晕耳鸣，舌红少苔，脉细数。病日久可见形寒肢冷，阳痿早泄，精液清冷，面色白，舌质淡，苔白，脉沉细而弱。

病机： 恣情纵欲或禀赋不足，导致肾精日耗，水不制火，火扰精室。或肾气亏虚，不能固精，精关失约。

治法： 补肾益精，固涩止遗。

代表方： 左归饮合金锁固精丸、水陆二仙丹。

簇药对应用： 左归饮由两组簇药对组成。①熟地黄、山茱萸、枸杞子：此簇药对可滋肾以填真阴。②茯苓、山药、炙甘草：此簇药对益气健脾，通过补益后天以养先天。金锁固精丸是由一组簇药组成：沙苑子、芡实、莲须、莲子肉、煅龙骨、煅牡蛎。沙苑子甘温，功善补肾固精，《本经逢原》谓其"为泄精虚劳要药，最能固精"。芡实甘涩平，补脾肾固精。莲须、莲子肉涩精止遗，补脾肾固精。龙骨、牡蛎甘涩平，功专收敛固涩，潜阳补阴。诸药合用秘肾气，固精关，共奏补肾涩精之功。水陆二仙丹是一组药对：金樱子、芡实。所谓"水陆"，是指芡实生长在水中，而金樱子长于山上，一在水而一在陆。此药对有益肾滋阴、收敛固摄之功。常用于治疗肾虚所致的男子遗精白浊、女子带下，以及小便频数、遗尿等症。

加减变化： 若滑泄久遗，阳痿早泄，阴部有冷感，以肾阳虚为主者，可加附子、肉桂、锁阳、鹿角胶、枸杞子。附子、肉桂、锁阳温补肾阳，鹿角胶、枸杞，滋阴补髓填精，与大队温阳药中相配，有张介宾所言"善补阳者，必于阴中求阳，则阳得阴助，而生化无穷"之意。诸药合用，共奏温补命门、填精益髓之功，适用于命门火衰证。

【梅教授常用簇药对备要】

五味子、桑螵蛸、龙骨、麦冬、熟地黄： 五味子有敛肺止咳、补肾涩精、敛汗止泻之效。桑螵蛸可固精缩尿，补肾助阳。龙骨具有镇静安神、敛汗固精的功效。熟地黄、麦冬可滋阴清热。此组簇药对可用于阴虚火旺之梦遗。

黄连、肉桂、远志、茯神、龙齿：黄连清心以泻上亢之火，肉桂温肾以引火归元，使心火得降，肾阳得复。远志、茯神、龙齿养心安神定志。此簇药对常用于症见心烦、心悸、失眠、多梦、怔忡的心肾不交之遗精。

八、早泄辨证思路与簇药对应用规律

早泄是指性交时过早射精，甚至在阴茎尚未插入阴道前即已射精，以致不能进行正常性交的一种病证。早泄为中医、西医通用之病名。早泄常与遗精、阳痿等病证并见，因此治疗方法每多类同。

1. 病因病机

早泄多由情志内伤、湿热侵袭、纵欲过度、久病体虚所致。本病与肝、肾两脏关系最为密切。肾主藏精，肝主疏泄，两脏均司精关之开合，关乎精液的闭藏和疏泄。其基本病机是精关约束无权，精液封藏失职。临床以虚多实少，或本虚标实证候为多见。

2. 治疗原则

对早泄的治疗，当根据不同病机，采取虚则补之、实则泻之的治疗原则。属于湿热者，慎用补涩，重在清利，忌苦寒太过，须中病即止。阴虚火旺者，既要滋阴，又要清虚火。阴阳两虚者，应阴阳双补。总以调理精关，使精关开合有度，精泄得控为目的。另外，由于早泄多与精神心理因素有关，临床上应注意心理疏导。

3. 辨治分型与簇药对应用

（1）肝经湿热

临床表现： 早泄，伴口苦咽干，心烦易怒，阴囊湿痒，小便黄赤；舌红，苔黄腻，脉弦滑或弦数。

病机： 情志不调，肝郁化火，或外感湿热，或内生湿热，以致湿热之邪循肝经下扰而成。

治法： 清泄肝经湿热。

代表方： 龙胆泻肝汤。

簇药对应用： 龙胆泻肝汤由3组簇药对组成。①龙胆草、黄芩、栀子：三药相簇为用，共奏清肝泻火、清利湿热之功。②木通、车前子、泽泻：此簇药对可利小便、清湿热。③柴胡、当归、生地黄：实火所伤，损伤阴血，此簇药对入肝养血滋阴。3组簇药对相伍共奏清泻肝胆实火、清利肝经湿热之效。

加减变化： 若湿热盛者，可加白花蛇舌草、黄柏、苦参簇药对。白花蛇舌草、黄柏、苦参均苦寒，此簇药对能清热燥湿，泻火解毒。其中黄柏善清泻下焦实热，苦参以苦为用，能清肝胆心胃之火，还可解毒杀虫。若阴囊潮湿、瘙痒者，可加土茯苓、地肤子、蛇床子簇药对。土茯苓入肝经，解毒，除湿，利关节，主治梅毒。地肤子归肾、膀胱经，可清热利湿，祛风止痒。蛇床子归肾经，可温肾壮阳、燥湿、祛风、杀虫。

（2）阴虚火旺

临床表现： 早泄，阳事易举，或举而不坚，伴腰膝酸软，五心烦热，潮热盗汗；舌红少苔，脉细数。

病机： 恣情纵欲，耗伤阴精，阴虚火旺，精室受灼，故精关易开，而见早泄。

治法： 滋阴降火。

代表方： 知柏地黄丸、大补阴丸、三才封髓丹等。

簇药对应用： 知柏地黄丸由两组簇药对组成。①熟地黄、山药、山茱萸、茯苓、牡丹皮、泽泻（三补三泻）：三补三药相伍滋补肝脾肾三脏，即所谓的"三阴并补"，三泻可凉血利水。②知母、黄柏：此簇药对入肾经退虚热，降火以坚阴。

大补阴丸由两组簇药对组成。①**熟地黄、龟甲、猪脊髓、蜂蜜**：熟地黄益髓填精，龟甲为血肉有情之品，擅补精血，又可潜阳，二药重用，意在大补真阴，壮水制火以培其本。猪脊髓、蜂蜜，取其血肉甘润之质，助熟地黄、龟甲滋补精髓。②**黄柏、知母**：此簇药对可清热泻火滋阴。

三才封髓丹即三才汤（**天冬、熟地黄、人参**）和封髓丹（**黄柏、砂仁、甘草**）组成。三才汤为一组簇药对：**天冬、熟地黄、人参**。药有天地人之名，而补亦在上中下之分，故名"三才汤"，独门补上中下、补阴阳的簇药对。封髓丹亦为一组泻阴火之簇药对：**黄柏、砂仁、甘草**。黄柏坚阴泻火，砂仁温健脾运，引五脏六腑之精归藏于肾，甘草益脾气，并调和黄柏、砂仁之寒温。

加减变化：若遗精明显者，加**金樱子、沙苑子、女贞子、墨旱莲、龟甲**。其中金樱子补肾固精缩尿，沙苑子甘温，功擅补肾固精，《本经逢原》谓其"为泄精虚劳要药，最能固精"。女贞子、墨旱莲为二至丸的组成药物，此簇药对可补益肝肾之阴，清虚热固精止遗。若五心烦热明显者，加**鳖甲、地骨皮**，此簇药对退热除蒸，常用于治疗阴分有热的患者。

（3）阴阳两虚

临床表现：早泄，性欲减退，畏寒肢冷，腰膝酸软，小便清长，夜尿频多，面色㿠白；舌淡苔白，脉沉弱。

病机：房劳或久病体衰，肾中阴阳两亏，而致封藏失职。

治法：滋肾阴，温肾阳，固肾精。

代表方：金匮肾气丸。

簇药对应用：金匮肾气丸是由**桂枝、附子**这组药对，加上六味地黄丸组成。二药相须，助阳解表，温中散寒，逐经络中之风寒湿邪，上可温心阳，益气宽胸，中可温脾阳，助运行水，下可温肾阳，化气行水。六味地黄丸功擅滋阴补肾。**桂枝、附子**药对与六味地黄丸合用，阴中求阳，阳中求阴，达到阴阳并补的目的。

加减变化：若夜尿频多者，加**益智仁、乌药**，此簇药对功擅温暖脾肾，缩泉止遗，行气散寒以化湿浊。

【梅教授常用簇药对备要】

　　枸杞子、龟甲胶、菟丝子、鹿角胶。枸杞子甘平，补肝肾，益精血。龟甲胶甘咸寒，滋阴补髓、益肾健骨。菟丝子、鹿角胶为温润之品，温壮肾阳。四者共用可补阳益阴，阳中求阴。此簇药对可补肾精，滋肾阴，温肾阳。

　　珍珠母、煅牡蛎、郁金、合欢皮。珍珠母平肝潜阳，安神定惊。煅牡蛎收敛固涩，重镇安神。郁金、合欢皮疏肝解郁，安神宁心。此簇药对用于肝郁不舒、夜寐不安之早泄。

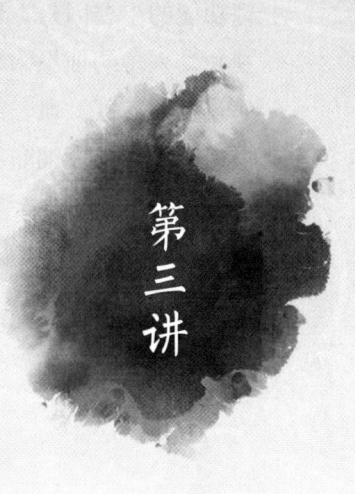

第三讲

气血津液系辨证与簇药对应用规律

气、血、津、液是构成人体的4种物质形态，其功能正常是维持人体生理功能的重要因素，也是中医学整体观念的体现，是中医学观察人体的独特视角。大多病证不同程度地与气、血、津、液病变有关。而在这些疾病的发病过程中，气、血、津、液并非各自独立，而是相互影响的，气郁血行不畅血瘀，气虚不能输布津液，聚湿成痰，痰瘀又可互结，而疾病发生发展过程人体的气血津液也会发生病理改变。应用簇药对思维于临床，可最大程度地兼顾各种病机改变。

一、消渴辨证思路与簇药对应用规律

消渴是以多饮、多尿、乏力、消瘦或尿有甜味为主要症状的病证。消渴之名首次出现在《素问·奇病论》中，而在《黄帝内经》中还有消瘅、肺消、膈消、消中等名称的记载。现代的糖尿病、尿崩症等疾病或症状可参考本病辨证论治。

1.病因病机

脏气柔弱尤其是肾精气亏虚是消渴患者发病的体质内因，如《灵枢·五变》所曰"五脏柔弱者，善病消瘅"。饮食肥甘厚腻，损伤脾胃致运化失常，积热内蕴，化燥伤津，消谷耗液亦可发为消渴，如《素问·奇病论》云："此肥美之所发也，此人必数食甘美而多肥也，肥者令人内热，甘者令人中满，故其气上溢，转为消渴。"同时长期过度的情志失调、劳欲过度也是消渴发病的因素。

消渴的基本病机主要在于阴津亏损，燥热偏盛，阴虚为本，燥热为标。病位在肺、胃、肾，尤以肾为关键，各脏互相影响又有所偏重。有上消、中消、下消之分，或可相互并见。消渴病日久并发其他多种病证，如肺痨、雀目、耳聋、疮疖痈疽、胸痹、中风等。应激状态或没有控制病情，则气血津液严重失常，可出现严重的变症，如气随津脱而昏迷。

2. 治疗原则

清热润燥、养阴生津为本病的治疗消渴的基本原则。如《医学心悟·三消》说："治上消者，宜润其肺，兼清其胃""治中消者，宜清其胃，兼滋其肾""治下消者，宜滋其肾，兼补其肺"，可谓深得治疗消渴之要旨。根据此病病程长，久病入络，血瘀贯穿整个病程，及久病及肾，出发多个并发症，临证应配伍活血化瘀、清热解毒、健脾益气、滋补肾阴、温补肾阳等治法。

3. 辨治分型与簇药对应用

（1）上消——肺热津伤

临床表现：口渴多饮，口舌干燥，尿频量多，烦热多汗；舌边尖红，苔薄黄，脉洪数。

病机：肺脏燥热，津液失布。

治法：清热润肺，生津止渴。

代表方：消渴方。

簇药对应用：消渴方由两组簇药对组成。①**花粉末、黄连末、生地黄汁**：方中重用天花粉以生津清热，佐黄连清热降火，入气分清热养津液；而生地黄汁色黑入血等滋阴增液，入血分，使热退津复，烦渴止，消渴除。②**人乳汁、藕汁、姜汁**：人乳汁为气血所化，为血肉有情之品，藕汁为药食两用之品，滋阴升清，而姜汁于本滋阴清热之剂中，助脾布散精微不下趋止小便频数，使有形之精微气化，完成气形转化。

加减变化：若兼多食易饥、大便干结、烦渴、乏力、舌苔黄燥，脉大无力，可用**石膏、知母、人参**，此簇药对清热益气生津。三药相伍，在清热生津之功效上，更能益气生津，对气津两伤证尤为适合。若热伤阴化燥，大便秘结，干如羊屎，口渴，舌干红，脉细数或沉而无力者，可用**玄参、麦冬、生地黄**，此簇药对增液润燥。此簇药对源于《温病条辨》的增液汤，有"增水行舟"之意。凡热邪伤津，途穷归肾，或肾水素亏，五脏失濡诸证，都可应用此簇药对。

（2）中消

1）胃热炽盛

临床表现：多食易饥，口渴，尿多，形体消瘦，大便干燥；苔黄，脉滑实有力。

病机：胃火内炽，胃热消谷，耗伤津液。

治法：清胃泻火，养阴增液。

代表方：玉女煎。

簇药对应用：玉女煎由两组簇药对组成。①**生石膏、知母**：二药相伍，既能入肺、胃二经以清热泻火，又滋养为热邪已伤之阴，有清热不留邪，祛邪不伤正之功。②**熟地黄、麦冬、牛膝**：三药相伍，使肾阴得补，助胃热得清，共奏滋阴益肾、清热生津之效。其中牛膝补益肝肾，入络通经，能交和中下，导热引血下行，以降上炎之火。

加减变化：若口苦，大便秘结不行，可加黄连、栀子、牛蒡子，通泻三焦之火，导热下行。其中牛蒡子辛苦性寒，外散风热，内解热毒，于升浮之中兼清降、通便之力，如张锡纯资生汤，牛蒡子亦有降糖之功。若口渴难耐、舌苔少津，加乌梅；若火旺伤阴，舌红而干、脉细数，方用竹叶、石膏、麦冬，竹叶、麦冬养阴益胃生津、清心除烦与清气分实热之石膏相伍，此簇药对共奏清热生津、除烦止渴之功。

2）气阴亏虚

临床表现：口渴引饮，能食与便溏并见，或饮食减少，精神不振，四肢乏力，体瘦；舌质淡红，苔白而干，脉弱。

病机：气阴不足，脾失健运。

治法：益气健脾，生津止渴。

代表方：七味白术散。

簇药对应用：七味白术散由两组簇药对组成。①**人参、茯苓、白术、甘草**：此簇药对源于四君子汤，以补脾为主，兼以运化、利湿，共奏益气健脾之功。②**木香、葛根、藿香**：木香善通行脾胃之滞气，为行气止痛之要药。藿香辛温芳香而散，透达表里之湿，配合葛根升脾胃之清气，气行津布，消渴乃解。此簇药对有理气升清之功。

加减变化：兼肺中燥热者，加地骨皮、知母、黄芩，此簇药有清肺之伏火之功；口渴明显者，加天花粉、**生地黄**、**乌梅**，天花粉清热解毒润燥，兼入血分，生地黄甘寒而润，入心、肾两经，凉血滋阴而制心火；乌梅味酸能生津止渴；气短、汗多者，合**人参**、**麦冬**、**五味子**，此簇药对一补一润一敛，益气养阴，生津止渴，敛阴止汗，使气复津生，汗止阴存，气充脉复。

（3）下消

1）肾阴亏虚

临床表现：尿频量多，浑浊如脂膏，或尿甜，腰膝酸软，乏力，头晕耳鸣，口干唇燥，皮肤干燥，瘙痒；舌红苔少，脉细数。

病机：肾阴亏虚，肾失固摄。

治法：滋阴固肾。

代表方：六味地黄丸。

簇药对应用：六味地黄丸由两组簇药对组成。①**熟地黄**、**山萸肉**、**山药**：补养肝肾，并能涩精。②**茯苓**、**牡丹皮**、**泽泻**：泽泻利湿而泄肾浊，减熟地黄之腻；茯苓淡渗脾湿，牡丹皮清血分之热。两组簇药对相得益彰，俾真阴复位浊阴遁形。

加减变化：五心烦热、盗汗、失眠者，加**知母**、**黄柏**，此簇药对清虚火存真阴；尿量多而浑浊者，加**益智仁**、**桑螵蛸**，益智仁辛温，能补脾肾之阳，固精，缩尿，桑螵蛸甘涩平，功擅缩尿固精，兼温补肾阳；气阴两虚而伴困倦、气短乏力、舌质淡红者，加**人参**、**黄芪**、**黄精**，人参甘温，益元气，补肺气，能生津液，黄芪甘温，内补脾肺之气，外可固表；黄精有补气健脾、养阴润肺、益肾的功效，本簇药对益气养阴生津。

2）阴阳两虚

临床表现：小便频数，浑浊如膏，甚至饮一溲一，面容憔悴，耳轮干枯，腰膝酸软，四肢欠温，畏寒肢冷，阳痿或月经不调；舌苔淡白而干，脉沉细无力。

病机：阴损及阳，肾阳衰微，肾失固摄。

治法：滋阴温阳，补肾固涩。

代表方：金匮肾气丸。

簇药对应用：金匮肾气丸由3组簇药对组成。①**熟地黄**、**山药**、**山茱萸**。②**茯苓**、**牡丹皮**、**泽泻**：此上两组簇药对见上条目。③**附子**、**桂枝**：二药相须，助阳消阴，方中桂枝、附子各一两，用量少，助肾中生生之气，此少火生气之义，此名肾气丸而非肾阳丸之真义。

加减变化：兼阳痿，加**巴戟天、淫羊藿、肉苁蓉**，三药相须，补益下元温阳。

【梅教授常用簇药对备要】

石膏、知母、人参：此簇药对清热益气生津，石膏、知母均性寒能清热滋阴，在《神农本草经》中记载人参"味甘微寒，主补五脏"，与后世认为的人参甘温有所不同，无论寒温，人参合于石膏、知母之中，则清热益气生津，能有效改善阳明气分热势鸱张之气津两伤证的口渴多饮症状。

黄芪、生地黄、元参：黄芪甘温，补脾肺之气；地黄甘寒，养肺肾之阴精；玄参甘寒，滋阴凉血，且能透血分伏热。此簇药对兼顾补益肺、脾、肾三脏之气阴。

葛根、丹参：葛根入阳明之经能起阴气，能升腾津液；久病入血入络。一味丹参，功同四物。其活血化瘀、凉血消痈之中兼补益，可改善久病血瘀，预防并发疮疡之疾。两者并用则瘀化血行、气畅津布，燥热可解，阴液自生。此簇药对临床应用广泛，具有良好的活血凉血之功。

二、肥胖辨证思路与簇药对应用规律

肥胖是由于过食、缺乏体力活动等多种原因导致体内膏脂堆积过多，使体重超过一定范围，或伴有头晕乏力、神疲懒言、少动气短等症状的一种疾病，是多种其他疾病发生的基础。《素问·通评虚实论》有"肥贵人"的描述。《灵枢·卫气失常》根据人皮肉气血的多少对肥胖进行分类，分为"有肥、有膏、有肉"3种类型。西医学中的单纯性（体质性）肥胖、代谢综合征等属于本病范畴。其他具有明确病因的继发性肥胖，应以治疗原发病为主。诊断过程中需要辨清虚实、脏腑。本病应注意与水肿、黄胖鉴别。

1. 病因病机

《素问·奇病论》记载"喜食甘美而多肥",说明肥胖与过食肥甘有关。李东垣在《脾胃论》中认为脾胃俱旺,则能食而肥;脾胃虚弱,则少食而肥,指出了脾胃功能与肥胖之间的密切的联系。肥胖与年龄有关,年老后生理功能下降,包括脾不运化、肾不行水等,导致水湿痰浊内生,故而肥胖。同时还与缺乏运动、情志所伤、先天禀赋等原因有关。肥胖的病位主要在脾与肌肉,与肾虚关系密切,亦与心肺的功能失调及肝失疏泄有关。基本病机是胃强脾弱,酿生痰湿,导致气郁、血瘀、内热壅塞。痰湿、气郁均可壅郁生热。痰阻、气郁、内热可形成瘀血。本病为本虚标实之候。本虚多为脾肾气虚,或兼心肺气虚;标实为胃热、痰湿,痰湿常与气郁、瘀血、水湿相兼为病,故痰瘀互结、痰气交阻、痰饮水肿者常见。

2. 治疗原则

当以补虚泻实为原则,补虚常用健脾益气;脾病及肾,结合益气补肾。泻实常用祛湿化痰,结合行气、利水、消导、通腑、化瘀等法,以祛除体内病理性痰浊、水湿、膏脂等。其中祛湿化痰法是治疗本病的最常用方法,贯穿于本病治疗的始终。

3. 辨治分型与簇药对应用

(1) 胃热火郁

临床表现:肥胖多食,消谷善饥,可有大便不爽,甚或干结,尿黄,或有口干口苦,喜饮水;舌质红,苔黄,脉数。

病机:胃热脾湿,精微不化,膏脂瘀积。

治法:清胃泻火,佐以消导。

代表方:白虎汤合小承气汤。

簇药对应用:①**生石膏、知母、炙甘草、粳米**:即白虎汤。生石膏、知母清热,与粳米、甘草益胃簇药对相伍组成白虎汤,清热生津止渴,用于治疗气分热盛证。此簇药对具有退热、抗菌消炎、解痉止痛、利胆、降糖、减肥等作用。②**大黄、枳实、厚朴**:即小承气汤。三药相簇而用,通腑泄热,行气散结。

加减变化：若口干多饮较重，加**天花粉**、**葛根**，天花粉清降肺热，又能生津润燥；葛根味辛，性凉，清热开泄，发表散邪，生津止渴。

（2）痰湿内盛

临床表现：形体肥胖，身体沉重，肢体困倦，脘痞胸满，可伴头晕，口干而不欲饮，大便黏滞不爽，嗜食肥甘醇酒，喜卧懒动；舌质淡胖或大，苔白腻或白滑，脉滑。

病机：痰湿内盛，困遏脾运，阻滞气机。

治法：化痰利湿，理气消脂。

代表方：导痰汤合四苓散。

簇药对应用：本方由两组簇药对组成。①**半夏**、**橘红**、**枳实**、**茯苓**：诸药相簇为用，可理气化痰以和胃，胃气和降则痰浊得去。②**白术**、**茯苓**、**猪苓**、**泽泻**：此簇药对以甘淡渗利为主，使水湿之邪从小便而去。

加减变化：若湿邪偏盛，加**苍术**、**薏苡仁**、**防己**。苍术辛散苦燥，长于健脾燥湿，既治生湿之本，又除湿阻之标；薏苡仁健脾补中，利水而不耗真气，又能渗湿，舒筋以缓急，防己祛风行水。此簇药对利内湿祛风。痰湿化热，症见心烦少寐、纳少便秘、舌红苔黄、脉滑数，可酌加**竹茹**、**黄连**、**瓜蒌仁**，此簇药对清化痰湿。痰湿郁久，壅阻气机，以致痰瘀交阻，伴见舌暗或有瘀斑者，可酌加**当归**、**赤芍**、**川芎**、**桃仁**、**红花**，诸药相簇为用，活血与行气共用，既行血分瘀滞，又解气分郁结；祛瘀与养血同施，则活血而无耗血之虑，行气又无伤阴之弊；升降兼顾，既能升达清阳，又可降泄下行，使气血和调。

（3）脾虚不运

临床表现：肥胖臃肿，神疲乏力，身体困重，脘腹痞闷，或有四肢轻度浮肿，晨轻暮重，劳累后更为明显，饮食如常或偏少，既往多有暴饮暴食史，小便不利，大便溏或便秘；舌质淡胖，边有齿印，苔薄白或白腻，脉濡细。

病机：脾胃虚弱，运化无权，水湿内停。

治法：健脾益气，渗利水湿。

代表方： 参苓白术散合防己黄芪汤。

簇药对应用： 本方由 3 组簇药对组成。①**人参、白术、茯苓、甘草**：此簇药对源于四君子汤，四药配伍，以补脾为主，兼以运化、利湿，共奏益气健脾之功。②**山药、莲子、扁豆、薏苡仁、砂仁、桔梗**：此簇药对补中气，渗湿浊，行气滞，使脾气健运，湿邪得去，则诸症自除。③**防己、黄芪、白术、甘草**：此簇药对源于《金匮要略》的防己黄芪汤，四药相簇为用，祛风与除湿健脾并用，扶正与祛邪兼顾，使风湿俱去，诸症自除。

加减变化： 若身体困重明显，加**佩兰、广藿香**。佩兰芳香化湿浊，和中去陈腐，用治脾经湿热，口中甜腻、多涎、口臭等的脾瘅症；藿香以其辛温之性而解在表之风寒，又取其芳香之气而化在里之湿浊。若浮肿明显，加**泽泻、猪苓**。泽泻甘淡利水渗湿且能清膀胱之热；猪苓之甘淡渗利，有护阴之功。若兼脘腹痞闷，加**厚朴、苍术、陈皮**，三药相簇为用，共奏燥湿运脾、和胃消痰、理气除满之功。

（4）脾肾阳虚

临床表现： 形体肥胖，易于疲劳，可见四肢不温，甚或四肢厥冷，喜食热饮，小便清长；舌淡胖，舌苔薄白，脉沉细。

病机： 脾肾阳虚，气化不行，水饮内停。

治法： 补益脾肾，温阳化气。

代表方： 真武汤合苓桂术甘汤。

簇药对应用： 本方由两组簇药对组成。①**炮附子、桂枝、白术、茯苓、生姜、白芍**：生姜、附子、桂枝温阳散寒，又合苓、术宣散水湿。白芍利小便以行水气，缓肝急以止腹痛，敛阴舒筋以解筋肉瞤动，又防附子燥热伤阴。诸药相簇为用，温脾肾以助阳气，利小便以祛水邪。②**茯苓、桂枝、白术、甘草**：茯苓、桂枝二药合用有温化痰饮之功；苓术相须，奏健脾祛湿之效，有治生痰之源以治本之意；四药合用，温而不燥，利而不峻，标本兼顾，温阳健脾以助化饮，淡渗利湿以平冲逆，为治疗痰饮病之和剂。

加减变化： 若气虚明显，乏力困倦者，加**太子参、黄芪**。黄芪善补气升气；太子参味甘微苦，补气健脾，生津润肺。若兼肢厥者，加**当归、桂枝**。当归味甘而重，专能补血，气轻而辛，善行血，补中有动，行中有补；桂枝辛甘温，温通经脉，助阳化气，两药合用温补通经。

【梅教授常用簇药对备要】

山楂、荷叶、丹参：荷叶性平味苦涩，"清凉解暑，止渴生津，治泻痢，解火热"（《本草再新》），可解腻助消化；山楂酸甘，能消食化积，善消油腻肉食之积，正如《本草纲目》所曰"化饮食，消肉积"；丹参苦微寒，祛瘀生新，活血不伤正，又有凉血之效，《本草正义》言其"功在于活血行血，内达脏腑而化瘀滞，外利关节而通脉络"。本簇药对经现代研究证实其对脂肪代谢有调节作用。

何首乌、女贞子、墨旱莲：制何首乌补肾益精，为滋补良药；女贞子甘平，少阴之精，降冬不凋，其色青黑，益肝补肾；墨旱莲甘寒，汁黑入肾补精，故能益下而荣上，强阴而黑发也。三者联用，用于年老肝肾不足之肥胖者。但据现代研究证实何首乌会损害肝肾，不宜长期服用。

半夏、薤白、瓜蒌：半夏辛温而燥，善化痰浊，辛开苦降而长于降逆散结以消痞；薤白辛温，通阳散结，化痰散寒，能散胸中凝滞之阴寒、化上焦结聚之痰浊、宣胸中阳气以宽胸，乃治疗胸痹之要药；瓜蒌甘寒，能清热化痰，除胸中痰热邪气、利气散结以宽胸，又质润能滑利润燥通便，使邪热从大便而走，又可防半夏燥热太过。三药相簇为用，用于治疗痰浊阻塞胸中之胸痹，洵为除烦涤痰、开结宽胸之剂。

三、血证辨证思路与簇药对应用规律

凡血液不循常道，或上溢于口鼻诸窍，或下泄于前后二阴，或渗出于肌肤所形成的一类出血性疾患，统称为血证。《黄帝内经》即有"血溢""血泄""衄血""咳血""呕血""尿血""便血"等病证的记载。隋代巢元方《诸病源候论·血病诸候》将血证称为血病。血证的范围相当广泛，凡以出血为主要临床表现的内科病证，均属本证的范围。

1. 病因病机

宋代严用和《济生方·失血论治》言："所致之由，因大虚损，或饮酒过度，或强食过饱，或饮啖辛热，或忧思悲怒。"血证的病机，则强调因于热者多："夫血之妄行也，未有不因热之所发。盖血得热则淖溢，血气俱热，血随气上，乃吐衄也。"引起血证的原因不外外感、内伤两大类。外感以风热燥邪为主；内伤多与酒热辛肥、抑郁忧思、体虚久病等有关。明代张介宾《景岳全书·血证》将血证病机提纲挈领地概括为"火盛"及"气虚"两个方面。血证病机可分为虚、实两大类。虚证主要是气虚不能摄血和阴虚火旺灼伤血络，血溢脉外而出血；实证主要是气火亢盛，血热妄行而致出血。此外，出血后的"留瘀"也使血脉瘀阻、血行不畅、血不循经，成为出血不止或反复出血的原因之一。

2. 治疗原则

《景岳全书·血证》说："凡治血证，须知其要，而血动之由，惟火惟气耳。故察火者但察其有火无火，察气者但察其气虚气实。知此四者而得其所以，则治血之法无余义矣。"概而言之，对血证的治疗可归纳为治火、治气、治血3个原则。治疗血证，要针对血证病因病机及损伤脏腑的不同，结合证候虚实及病情轻重而辨证论治。

3. 辨治分型与簇药对应用

（1）鼻衄

1）热邪犯肺

临床表现：鼻燥衄血，口干咽燥，或兼有身热，恶风，头痛，咳嗽，痰少；舌质红，苔薄，脉数。

病机：燥热伤肺、血热妄行、上溢清窍。

治法：清泄肺热，凉血止血。

代表方：桑菊饮。

簇药对应用：本方由两组簇药对组成。①**桑叶、菊花**：二者相须为用，轻灵而直走上焦，使肺中风热得以疏散。②**薄荷、连翘、桔梗、甘草**：本簇药对来源于《温病条辨》之"燥气化火，清窍不利者，翘荷汤主之"。四药相簇为用，轻清透散上焦苗窍之风热化燥。

加减变化：阴伤较甚，口、鼻、咽干燥显著者，加**玄参、麦冬、生地**

黄：此簇药对既可大补阴液、养阴保津，又可清热解毒凉血，寓攻于补，攻防结合。

2）胃热炽盛

临床表现：鼻干衄血，或兼齿衄，血色鲜红，口渴欲饮，口干臭秽，烦躁，便秘；舌红，苔黄，脉数。

病机：胃火上炎，迫血妄行。

治法：清胃泻火，凉血止血。

代表方：玉女煎。

簇药对应用：本方由两组簇药对组成。①**石膏、知母**：此簇药对相伍，既能入肺、胃二经以清热泻火，又可滋养为热邪已伤之阴，可有清热不留邪，祛邪不伤正之功。②**熟地黄、麦冬、牛膝**：此簇药对相伍，使肾阴得补，助胃热得清，共奏滋阴益肾、清热生津之效。

加减变化：若热势甚者，加**栀子、牡丹皮、黄芩**，栀子通泻三焦之火，导热下行；牡丹皮入心肝血分，清营血分邪热而凉血，辛散血中瘀滞，清透阴分之邪热而退虚热；黄芩善清肺火及上焦实热。此簇药对清气分血分之热。

3）肝火上炎

临床表现：鼻衄，口苦，烦躁易怒，两目红赤，耳鸣目眩；舌红，苔黄，脉弦数。

病机：火热上炎，迫血妄行，上溢清窍。

治法：清肝泻火，凉血止血。

代表方：龙胆泻肝汤。

簇药对应用：本方由3组簇药对组成。①**龙胆草、黄芩、栀子**：龙胆草大苦大寒，为"凉肝猛将"，善泻厥阴之热，上能清肝利胆泻实火，下可清利肝经湿热，上下兼顾，直中病机。此簇药对相伍，共奏清肝泻火、清利湿热之功。②**柴胡、地黄、当归**：三者并用，行肝之气，补肝之体，则湿热之邪易除。③**生地黄、木通、甘草**：此簇药对清心火，从小便导热而出。

加减变化：若阴液亏耗，口鼻干燥，舌红少津，脉细数者，可去车前子、泽泻、当归，酌加**玄参、麦冬、女贞子、墨旱莲**。此簇药对的玄参、麦冬清热除烦、养阴生津、泻火解毒；再伍以女贞子、墨旱莲滋补肝肾，凉血止血。阴虚内热，手足心热，加**玄参**、**龟甲**、**地骨皮**、**知母**。此簇药对养阴凉血、解毒清虚火，尤其是龟甲不仅滋阴且能潜阳。

4）气血亏虚

临床表现：鼻血淡红，或兼齿衄、肌衄，伴神疲乏力，面色白，头晕心悸，夜寐不宁；舌淡，脉细无力。

病机：气虚不摄，血溢清窍，血去气伤，气血两亏。

治法：补气摄血。

代表方：归脾汤。

簇药对应用：本方由3组簇药对组成。①**黄芪**、**当归**：黄芪大补肺脾元气，顾护肌表，资气血生化之源；当归养血和营、补中有动，行中有补，浮阳秘敛，阳生阴长，气血足则固摄有力，血归常道。②**人参**、**白术**、**茯神**、**甘草**：益气和中，健脾安神，调和诸药。③**酸枣仁**、**远志**、**龙眼肉**、**当归**：酸枣仁补心血，养心安神，正如《古今名医方论》所评价"补血无如酸枣仁"；远志交通心肾，既能开心气而宁心安神，又能通肾气而强志不忘，还具豁痰开窍之功；龙眼肉甘温，补益心脾，养血安神；当归养血，心主血脉藏神，神安则脏腑安定，血循脉中，故利于出血之证。

（2）齿衄

1）胃火炽盛

临床表现：齿龈出血，血色鲜红，伴齿龈红肿疼痛，口渴口臭；舌红，苔黄，脉洪数。

病机：胃火内炽，循经上犯，灼伤血络。

治法：清胃泻火，凉血止血。

代表方：加味清胃散合泻心汤。

簇药对应用：本方由3组簇药对组成。①**升麻**、**黄连**、**牡丹皮**：三药相簇为用，共奏清胃泻心火、凉血止血之效。②**生地黄**、**当归**：当归养血增液，血充则心火可制，火降血下出血得止；生地黄凉血滋阴令阴液得其养，有清热而能坚阴。③**大黄**、**黄连**、**黄芩**：此簇药对能清热以凉血，苦寒通泄能泻下攻积，火降血止。

加减变化：烦热、口渴者，加**石膏**、**知母**，能缓和热盛伤津之口渴多饮。

2）阴虚火旺

临床表现： 齿龈出血，血色淡红，起病较缓，常因受热及烦劳而诱发，伴齿摇不坚；舌红，苔少，脉细数。

病机： 肾阴不足，虚火上炎，络损血溢。

治法： 滋阴降火，凉血止血。

代表方： 六味地黄丸合茜根散。

簇药对应用： 本方由3组簇药对组成。①**熟地黄、山萸肉、山药**：三补之品，见他处条目。②**茯苓、牡丹皮、泽泻**：三泻之品，见他处条目。③**茜草、生地黄、侧柏叶、阿胶**：茜草凉血化瘀止血，通经；生地黄滋阴清热凉血，解血分之热；侧柏叶苦涩性寒，善清血热，兼能收敛止血；阿胶长于滋阴润燥，补养阴血，为止血要药。

加减变化： 虚火较甚而见低热、手足心热者，加**地骨皮、白薇、知母**。地骨皮乃枸杞之根皮，甘淡而寒，清虚热养阴；白薇微苦咸寒，其性泄降，凉血清热而除烦渴；知母苦寒质润，泻火滋燥，能缓和手足心热。

（3）咳血

1）燥热伤肺

临床表现： 喉痒咳嗽，痰中带血，口干鼻燥，或有身热；舌质红，苔薄黄少津，脉数。

病机： 燥热伤肺，肺失清肃，肺络受损。

治法： 清热润肺，宁络止血。

代表方： 桑杏汤。

簇药对应用： 本方由两组簇药对组成。①**桑叶、杏仁、贝母、沙参、梨皮**：桑叶辛凉疏导外邪润肺之功，且选经霜桑叶，入肺而清肃气化，除燥退热，为肺虚夹热专药。杏仁宣利肺气，润燥止咳；浙贝母清化痰热，助杏仁止咳化痰；沙参止咳生津，润养肺阴；梨皮清热润燥，止咳化痰。此簇药对辛凉甘润，外可轻宣燥热，内可凉润肺金，且诸药用量较轻，轻清宣肺，共奏轻宣温燥、润肺止咳之效。②**栀子、淡豆豉**：栀子通泻三焦之火，导热下行；淡豆豉由黑豆加桑叶、青蒿发酵加工而成，辛苦而凉，疏散表邪，透发郁热。

加减变化： 风热犯肺兼见发热、头痛、咳嗽、咽痛等症，加金银花、连翘、牛蒡子。此簇药对升浮之中能清降，外散风热，内解热毒，有清热解毒、消肿利咽之效；津伤较甚而见干咳无痰，或痰黏不易咳出、苔少、舌红乏津者，可加麦冬、天冬、**玄参**、**天花粉**，清降肺热，又能生津润燥、解毒。

2）肝火犯肺

临床表现：咳嗽阵作，痰中带血或纯血鲜红，胸胁胀痛，烦躁易怒，口苦；舌质红，苔薄黄，脉弦数。

病机：木火刑金，肺失清肃，肺络受损。

治法：清肝泻肺，凉血止血。

代表方：泻白散合黛蛤散。

簇药对应用：本方由两组簇药对组成。①桑白皮、地骨皮、粳米、甘草：四药相簇为用，清热而不伤阴，泻肺而不伤正，使肺气清肃，则咳喘自平。②青黛、海蛤壳：青黛苦咸寒，入肝、肺二经，清热解毒，清肝泻火，凉血止血；海蛤壳苦咸寒，清热化痰，合青黛成黛蛤散，治疗肝气犯肺之咳嗽。

加减变化：肝火较甚，头晕目眩、心烦易怒者，加**牡丹皮**、**栀子**。牡丹皮能清营血分邪热而凉血，辛散血中瘀滞，清透阴分之邪热而退虚热；栀子通泻三焦之火，导热下行，丹、栀属于经典配伍，能泻血中郁热，改善心烦易怒。

3）阴虚肺热

临床表现：咳嗽痰少，痰中带血，或反复咯血，血色鲜红，伴口干咽燥，颧红，潮热盗汗；舌红苔少，脉细数。

病机：虚火灼肺，肺失清肃，肺络受损。

治法：滋阴润肺，宁络止血。

代表方：百合固金汤。

簇药对应用：本方由3组簇药对组成。①玄参、贝母、桔梗、甘草：此簇药对滋肾保肺，金水并调，可使阴血渐充，虚火自清，痰化血止，以达到顾护肺金的目的。②百合、生地黄、麦冬：百合与生地黄相伍即百合地黄汤，百合甘而寒，生津滋阴，既可润肺养心，又可安神定魄，古人多用治神思恍惚，悲伤失眠之证；地黄清营分之热可止血，并益心肺之阴，加麦冬滋肺胃之阴，其功更著。③**熟地黄、当归身、白芍**：此簇药对为四物汤去动血之川芎，此药对用以补血，补中有敛，使血旺而不妄行。

加减变化：反复或咯血量多者，加阿胶、三七。阿胶为血肉有情之品，为补血药品，长于滋阴润燥，补养阴血，为黏膜出血止血要药；三七为五加科，和人参同科，有补益之功，兼活血止血。盗汗，加**牡蛎、浮小麦、五味子**。煅牡蛎收敛固涩，并敛阴潜阳；浮小麦益气养阴，清热除烦，兼止虚汗。牡蛎、浮小麦之咸凉，可去烦热而止汗；汗为心之液，五味子入心肾，可敛汗安神。

（4）吐血

1）胃热壅盛

临床表现：吐血色红或紫暗，常夹有食物残渣，伴脘腹胀闷，嘈杂不适，甚则作痛，口臭便秘，大便色黑；舌质红，苔黄腻，脉滑数。

病机：胃热内郁，热伤胃络。

治法：清胃泻火，化瘀止血。

代表方：泻心汤合十灰散。

簇药对应用：本方由4组簇药对组成。①**大黄、黄连、黄芩**：即泻心汤，见他条目；②**大蓟、小蓟**：两药相合，长于凉血止血、解毒消痈，且能祛瘀，为止血常用药对。③**侧柏叶、荷叶、茜根、白茅根、棕榈皮**：诸药相簇为用，共奏凉血止血、利湿化瘀之效，行血活血，可使血止而不留瘀。④**栀子、大黄、牡丹皮**：三药相伍，凉血止血，血热清，气火降，血瘀祛，出血自止。

加减变化：若胃气上逆而见恶心呕吐者，加**代赭石、竹茹、旋覆花**。旋覆花性温而能下气消痰，降逆止嗳；代赭石质重而沉降，善镇冲逆，助旋覆花降逆下气；竹茹甘寒性润，善清热化痰、降逆止呕以安胃，《本草汇言》载其"善除阳明一切火热痰气为疾，用之立安"。热伤胃阴而表现为口渴、舌红而干、脉象细数者，加**麦冬、石斛、天花粉**。石斛、麦冬清虚火、滋肾阴，天花粉清热滋阴，虚火清，阴液得复。

2）肝火犯胃

临床表现：吐血色红或紫暗，伴口苦胁痛，心烦易怒，寐少梦多；舌质红，脉弦数。

病机：肝火横逆，胃络损伤。

治法：泻肝清胃，凉血止血。

代表方：龙胆泻肝汤。

簇药对应用：本方由3组簇药对组成，详见鼻衄条目。

加减变化：若胁痛甚者，加**郁金**、**制香附**，香附归肝、三焦经，能疏肝理气、调理三焦之气，与郁金相配，既能疏肝行气，又能清热凉肝止痛。

3）气虚血溢

临床表现：吐血缠绵不止，时轻时重，血色暗淡，伴神疲乏力，心悸气短，面色苍白；舌质淡，脉细弱。

病机：中气亏虚，统血无权，血液外溢。

治法：健脾益气摄血。

代表方：归脾汤。

簇药对应用：本方由3组簇药对组成，详见鼻衄条目。

加减变化：若气损伤阳，脾胃虚寒，症见肤冷、畏寒、便溏者，可加**侧柏叶炭**、**干姜**。侧柏叶苦涩性寒，善清血热，兼能收敛止血；炒炭存性可增止血之力；干姜温脾阳，阳密乃固，故可增加止血功效。

（5）便血

1）肠道湿热

临床表现：血色红黏稠，伴大便不畅或稀溏，或有腹痛，口苦；舌质红，苔黄腻，脉濡数。

病机：湿热蕴结，脉络受损，血溢肠道。

治法：清化湿热，凉血止血。

代表方：地榆散合槐角丸。

簇药对应用：本方由两组簇药对组成。①**槐角**、**地榆**、**黄芩**、**当归**：槐角、地榆泻火凉血，收敛止血；配伍黄芩加强清热泻火之效；而当归补中有动，能活血消肿止痛，又养阴血。四药相簇为用，共奏收敛止血、清热凉血之效。②**防风**、**枳壳**：防风入肝、脾经，通治一切风邪，具升清燥湿之性，与枳壳相配，能宽肠下气而助通便。

2）热灼胃络

临床表现：便色如柏油，或稀或稠，常有饮食伤胃史，伴胃脘疼痛，口干；舌淡红，苔薄黄，脉弦细。

病机：热邪灼伤，胃络受损，血溢脉外。

治法：清胃止血。

代表方：泻心汤合十灰散。

簇药对应用：本方由4组簇药对组成，详见吐血条目。

加减变化：若出血较多，增加大小蓟的用量，酌加仙鹤草、白及、地榆炭、紫草。此簇药对专于泄热解毒、凉血止血、收敛消瘀、消肿生肌、透疹消斑。

3）气虚不摄

临床表现：便血淡红或紫暗不稠，伴倦怠食少，面色萎黄，心悸少寐；舌淡，脉细。

病机：中气亏虚，气不摄血，血溢胃肠。

治法：益气摄血。

代表方：归脾汤。

簇药对应用：本方由3组簇药对组成，详见鼻衄条目。

加减变化：若中气下陷，神疲气短、肛坠，加柴胡、升麻、黄芪。本簇药对见于补中益气汤、升陷汤，黄芪甘温，补中益气、升阳举陷、固表，黄芪配伍升麻、柴胡以升阳举陷；柴胡为少阳之药，能引大气之陷者自左上升；升麻为阳明之药，能引大气之陷者自右上升。诸药合用，补益又升提，共奏益气升陷之功效。

4）脾胃虚寒

临床表现：便血紫暗，甚则色黑，伴脘腹隐痛，素喜热饮，面色不华，神倦懒言，便溏；舌淡，脉细。

病机：中焦虚寒，统血无力，血溢胃肠。

治法：健脾温中，养血止血。

代表方：黄土汤。

簇药对应用：本方由两组簇药对组成。①灶心黄土、白术、炮附子：阳虚出血者，唯当温中健脾与止血标本兼治，故以附子配伍白术，温中散寒，补气健脾除湿，助灶心土以复脾土统血之权，达止血之效。三药合用，共奏温中健脾止血之效。②干地黄、阿胶、黄芩："血伤则阴虚火动"，故三药相簇为用，共奏滋阴清热、养血止血之功。

加减变化： 若阳虚较甚，畏寒肢冷者，去黄芩、地黄，加**鹿角霜、炮姜、艾叶**。鹿角霜，温补肝肾，益精血，为血肉有情之品；炮姜辛热，守而不走，温中散寒，能温通血脉；艾叶除沉寒痼冷。

（6）尿血

1）下焦湿热

临床表现： 小便黄赤灼热，尿血鲜红，伴心烦口渴，面赤口疮，夜寐不安；舌质红，脉数。

病机： 热伤阴络，血渗膀胱。

治法： 清热利湿，凉血止血。

代表方： 小蓟饮子。

簇药对应用： 小蓟饮子由3组簇药对组成。①**小蓟、蒲黄、藕节**：此簇药对凉血散瘀止血。②**生地黄、木通、竹叶、生甘草梢**：生地黄凉血滋阴而制心火。木通上可清养心经使邪不恋，下可通利小肠使阴不伤；竹叶清心除烦，又淡渗利水通窍，导心火下行以清热；生甘草梢能清热解毒，直达茎中而止痛。此簇药对滋阴制火却不恋邪，利水通淋却不伤阴，共奏清心利水养阴之效。③**栀子、滑石**：栀子苦寒，清泄三焦之火；滑石甘、淡，寒，利尿通淋。此簇药对加强了清热通淋之效，使热从小便去。

加减变化： 若热盛而心烦口渴者，加**黄芩、天花粉**，黄芩清少阳之热，天花粉养阴清热、解毒润燥；尿血较甚者，加**槐花、白茅根**，可凉血而不虑其积瘀，又可清热利尿；尿中夹有血块者，加**桃仁、红花、牛膝**，此簇药对组能引血下行、活血通经。

2）肾虚火旺

临床表现： 小便短赤带血，伴头晕耳鸣，颧红潮热，腰膝酸软；舌红，苔少，脉细数。

病机： 虚火内炽，灼伤脉络。

治法： 滋阴降火，凉血止血。

代表方： 知柏地黄丸。

簇药对应用： 本方由两组簇药对组成。①**熟地黄、山药、山茱萸、茯苓、牡丹皮、泽泻**（即三补三泻）：见相关条目。②**知母、黄柏**：知母清热泻火、滋阴润燥，黄柏清热燥湿、泻火解毒、退热除蒸，两者皆可退虚热，知母还有甘润滋阴之功。此簇药对入肾经退虚热，降火以坚阴。

3）脾不统血

临床表现： 久病尿血，量多色淡，甚或兼见齿衄、肌衄，伴食少便溏，体倦乏力，气短声低，面色不华；舌质淡，脉细弱。

病机： 中气亏虚，统血无力，血渗膀胱。

治法： 补中健脾，益气摄血。

代表方： 归脾汤。

簇药对应用： 本方由3组簇药对组成，详见鼻衄条目。

加减变化： 若气虚下陷而少腹坠胀者，酌加**升麻、柴胡**。升麻为阳明之药，能引大气之陷者自右上升；柴胡为少阳之药，能引大气之陷者自左上升。此簇药对有益气升陷之功效。

4）肾气不固

临床表现： 久病尿血，血色淡红，伴头晕耳鸣，精神困惫，腰脊酸痛；舌质淡，脉沉弱。

病机： 肾虚不固，血虚藏摄。

治法： 补益肾气，固摄止血。

代表方： 无比山药丸。

簇药对应用： 本方由两组簇药对组成。①**熟地黄、肉苁蓉、巴戟天、杜仲、牛膝、菟丝子、泽泻**：在诸多的补肾之品之上，加泽泻可利水渗湿，泄热化浊，补益之中不忘清湿热留恋之邪。②**山药、山茱萸、五味子、赤石脂**：二药补益与二品收敛，此簇药对健脾补肾固涩之效。

加减变化： 若尿血较重者，加**牡蛎、金樱子、补骨脂**。牡蛎可收敛固涩，兼重镇安神、平肝潜阳；金樱子能固精缩尿，固崩止带，涩肠止泻；补骨脂尤善补命门之火以暖脾土，是壮火益土之要药。诸药共用，使肾气得固，出血乃止。

（7）紫斑

1）血热妄行

临床表现：皮肤出现青紫斑点或斑块，甚则鼻衄、齿衄、便血、尿血，伴有发热，口渴，便秘；舌质红，苔黄，脉弦数。

病机：热壅经络，迫血妄行，血溢肌肤。

治法：清热解毒，凉血止血。

代表方：十灰散。

簇药对应用：本方由3组簇药对组成。①**大蓟、小蓟**：两药相合，长于凉血止血，解毒消痈，且能祛瘀，为止血常用药对。②**侧柏叶、荷叶、茜根、白茅根、棕榈皮**：荷叶性苦涩，功能凉血止血，荷叶炭则能收涩化瘀止血；侧柏叶苦涩性寒，善清血热，兼能收敛止血，为治各种出血病证之要药；白茅根泄降火逆，能清血分之热，且清热利尿；三药合用凉血止血。棕榈皮收敛止血性强，以塞流止血。茜根专于行血活血，可使血止而不留瘀。诸药相簇为用，共奏凉血止血、利湿化瘀之效。③**栀子、大黄、牡丹皮**：此簇药对相伍，凉血止血，血热清，气火降，血瘀祛，出血自止。

加减变化：热壅胃肠，气血郁滞，症见腹痛、便血者，加**白芍、甘草、地榆、槐花**。其中芍药、甘草药对能缓急止痛；地榆苦寒酸涩，泻火凉血，收敛止血；槐花苦寒，清热泻火，凉血止血。此簇药对缓急止腹痛，清热凉血止血。邪热阻滞经络，兼见关节肿痛者，酌加**秦艽、木瓜、桑枝**。秦艽风中之润剂，祛风湿止痛；木瓜酸温，酸能柔肝缓急，兼活血；桑枝微苦平，祛风湿，利关节，以通为主，诸药合用，清热消肿、行痹止痛。

2）阴虚火旺

临床表现：皮肤出现青紫斑点或斑块，时发时止，常伴鼻衄、齿衄或月经过多，颧红，口渴心烦，手足心热，或有潮热盗汗；舌红，苔少，脉细数。

病机：虚火内炽，灼伤脉络，血溢肌腠。

治法：滋阴降火，宁络止血。

代表方：茜根散。

簇药对应用：本方由一组簇药对组成。**茜草、生地黄、侧柏叶、阿胶**：茜草苦寒，凉血化瘀止血，通经；生地黄滋阴清热凉血，解血分之热；侧柏叶苦涩性寒，善清血热，兼能收敛止血，为治各种出血病证之要药；阿胶长于滋阴润燥，补养阴血，为止血要药。

加减变化： 若阴虚较甚者，加玄参、龟甲、女贞子、墨旱莲。玄参泻火解毒、滋阴降火；龟甲善滋阴潜阳，益肾健骨，养血补心；女贞子、墨旱莲为二至丸的组成，能补益肝肾、滋阴止血。四者合用，滋阴凉血止血。潮热可加地骨皮、白薇、秦艽，地骨皮甘淡而寒，泻肺中伏火，对于阴虚有热者尤宜，且养阴；白薇微苦咸寒，其性泄降，凉血清热而除烦；秦艽风中之润剂，能祛风湿止痛，能清虚热。三者合用，能清虚热而有益于阴。

3）气不摄血

临床表现： 皮肤青紫斑点或斑块反复发生，久病不愈，伴神疲乏力，头晕目眩，面色苍白或萎黄，食欲不振；舌质淡，脉细弱。

病机： 中气亏虚，统摄无力，血溢肌腠。

治法： 补气摄血。

代表方： 归脾汤。

簇药对应用： 本方由3组簇药对组成，详见鼻衄条目。

加减变化： 若兼肾气不足而见腰膝酸软者，可加山茱萸、菟丝子、续断。山茱萸酸甘微温，补养肝肾，涩精止血；菟丝子平补肾、肝、脾，滋补肝肾、固精缩尿；续断补肝肾、强筋骨，通利血脉。三者合用，补肾强筋，缓解腰膝酸软。

【 梅教授常用簇药对备要 】

大蓟、小蓟、爵床、仙鹤草： 大蓟苦凉，凉血止血，解毒消痈之功效较小蓟为优；小蓟性苦凉，功能凉血止血，清热解毒，兼能散瘀消肿；爵床即六角仙，能清热利湿止血；仙鹤草能收敛止血且能补虚。此簇药对为治疗尿血常用簇药对。

海螵蛸、浙贝母、白及： 海螵蛸、浙贝母即乌贝散主要的成分，治疗消化道出血。海螵蛸咸、涩，归肝肾经，功善止带、固经、止血；浙贝母清化痰热，现代研究表明其能制酸止痛；白及味苦甘涩性微寒，能收敛止血、消肿生肌，白及粉性黏。三者制散冲服，易附着于出血部位表面，实现物理性止血。

四、郁证辨证思路与簇药对应用规律

郁证是以心情抑郁、情绪不宁、胸部满闷、胁肋胀痛，或易怒易哭，或咽中如有异物梗阻等为主要症状的病证。春秋战国时期，即有"郁"之概念。郁的概念有广义和狭义之分。外邪、情志等因素所致之郁，为广义之郁。情志不舒之郁，为狭义之郁。本节讨论之郁主要为狭义之郁。西医学中的抑郁症、焦虑症、癔病等可参考本病辨证论治。

1. 病因病机

郁证发生与情志内伤密切相关，基本病机为气机郁滞，脏腑功能失调，基本病理因素为气、血、火、痰、食、湿。郁怒、忧思、恐惧等七情内伤，导致气机不畅，出现湿、痰、热、食、瘀等病理产物，进一步损伤肝、心、脾、肾等脏，引起脏腑功能失调，加之机体脏气易郁，导致郁证。

2. 治疗原则

郁证的基本治疗原则为理气开郁、调畅气机、怡情易性。实证首当理气开郁，并根据是否兼有血瘀、火郁、痰结、湿滞、食积等而分别采用活血、清热、祛痰、化湿、消食等治法。虚证则应补之，根据损及的脏腑及气血阴精亏虚的不同情况而定，或养心安神，或补益心脾，或滋养肝肾。虚实夹杂者，则虚实兼顾。

3. 辨治分型与簇药对应用

（1）肝气郁结

临床表现：精神抑郁，情绪不宁，善太息，胸部满闷，胁肋胀痛，痛无定处，脘闷嗳气，不思饮食，大便不调，舌质淡红，苔薄腻，脉弦。

病机：肝郁气滞，脾胃失和。

治法：疏肝解郁，理气和中。

代表方：柴胡疏肝散。

簇药对应用： 柴胡疏肝散由两组簇药对组成。①柴胡、香附、川芎、陈皮、枳壳：柴胡苦辛微寒，条达肝气；香附微苦辛平，疏肝解郁、行气止痛；川芎味辛气温，理气活血；陈皮理气和胃，枳壳行气止痛、疏肝理脾。此簇药对疏肝解郁、调和脾胃；②芍药、炙甘草：此簇药对柔肝缓急，甘草兼有调和诸药之效。

加减变化： 兼嗳气频发、胃脘不舒者，可加旋覆花、代赭石、法半夏和胃降逆。兼食滞腹胀者，可加神曲、山楂、麦芽、鸡内金消食除胀。兼腹胀、腹痛、腹泻者，可加苍术、厚朴、茯苓、乌药健脾化湿、行气止痛。兼胸胁刺痛、舌质有瘀点瘀斑者，可加当归、丹参、红花、郁金活血化瘀。

（2）气郁化火

临床表现： 急躁易怒，胸胁胀满，口干口苦，或头痛、目赤、耳鸣，或嘈杂吞酸，大便秘结，舌红，苔黄，脉弦数。

病机： 肝郁化火，横逆犯胃。

治法： 疏肝解郁，清肝泻火。

代表方： 丹栀逍遥散。

簇药对应用： 丹栀逍遥散由3组簇药对组成。①牡丹皮、栀子：牡丹皮清血中之伏火，栀子清肝泻火、导热下行。②柴胡、薄荷、白芍、当归：柴胡苦平，疏肝解郁；薄荷疏散郁遏之气，透达肝经郁热；白芍酸苦微寒，柔肝缓急，养血敛阴；当归甘辛苦温，血中气药，养血和血。此簇药对补肝体而调肝用，血和则肝和，血充则肝柔，具有疏肝养血之效。③白术、茯苓、甘草、生姜：白术甘苦性温，《医学启源》记载白术"和中益气"；茯苓甘淡性平，健脾补虚；甘草味甘，补益脾气，且能调和诸药；生姜和中降逆，且能辛散达郁。此簇药对健脾和中。

加减变化： 兼口苦、便秘者，可加龙胆草、大黄泻热通腑。兼胁肋疼痛、口苦、嘈杂吞酸、嗳气、呕吐者，可加黄连、吴茱萸清肝泻火、降逆止呕。兼头痛、目赤、耳鸣者，可加菊花、钩藤清热平肝。

（3）痰气郁结

临床表现： 精神抑郁，胸部满闷，胁肋胀满，咽中如有异物梗塞，吞之不下，咯之不出，苔白腻，脉弦滑。

病机：气郁痰阻，阻滞胸咽。

治法：行气开郁，化痰散结。

代表方：半夏厚朴汤。

簇药对应用：半夏厚朴汤由**半夏、厚朴、茯苓、生姜、紫苏叶**一簇药对组成。半夏化痰散结、降逆和胃，厚朴行气开郁、下气除满，半夏、厚朴相配伍，痰气并治；茯苓健脾化湿，脾气健运，痰无由生，生姜降逆消痰、和胃止呕，一助半夏化痰，二解半夏之毒；紫苏叶芳香疏散，归肺经，一助厚朴开郁，二能引药上行达病所。此簇药对共奏行气散结、燥湿降逆之功。

加减变化：兼烦躁、口苦、恶心、舌红苔黄腻者，可去生姜，加**竹茹、瓜蒌仁、黄连**清化痰热。兼胸脘痞闷、嗳气、苔腻者，可加**香附、佛手、苍术**理气除湿。兼胸胁刺痛、舌质紫暗或有瘀点瘀斑、脉涩者，可加**丹参、郁金、降香、姜黄**活血化瘀。

（4）心神失养

临床表现：精神恍惚，心神不宁，多疑易惊，悲忧善哭，喜怒无常，或时时欠伸，或手舞足蹈，喊叫骂詈，舌质淡，脉弦。

病机：心阴亏虚，心神失养。

治法：甘润缓急，养心安神。

代表方：甘麦大枣汤。

簇药对应用：甘麦大枣汤由**甘草、小麦、大枣**一簇药对组成。甘草甘平，补养心气，和中缓急，小麦甘凉，补心养肝，益阴除烦，宁心安神，《黄帝内经·灵枢·五味篇》记载其"心病者，宜食麦"；大枣甘温，和中益气，养血安神。此簇药对共奏养心安神、和中缓急之功。

加减变化：兼躁扰失眠者，可加**酸枣仁、柏子仁、茯神、远志**养心安神。兼手足蠕动或抽搐者，可加**当归、生地黄、珍珠母、钩藤**养血息风。

（5）心脾两虚

临床表现：多思善虑，心悸胆怯，失眠健忘，头晕神疲，面色不华，纳差，舌质淡，苔薄白，脉细弱。

病机：脾虚血亏，心失所养。

治法：健脾养心，益气补血。

代表方：归脾汤。

簇药对应用：归脾汤由 3 组簇药对组成。①**黄芪、人参、白术、甘草、木香、当归、龙眼肉**：黄芪、人参、白术、甘草健脾益气，木香理气醒脾，当归补血，龙眼肉补脾气、养心血，此簇药对健脾益气生血。②**酸枣仁、茯神、远志**：酸枣仁养心益肝、安神，茯神宁心安神，远志宁神益智，此簇药对养心安神。③**生姜、大枣**：此簇药对健脾和胃，以资化源。

加减变化：兼心胸郁闷、情志不舒者，可加郁金、香附、佛手行气开郁。兼头痛者，可加川芎、白蒺藜活血祛风、止痛。

（6）心肾阴虚

临床表现：情绪不宁，惊悸，健忘，虚烦少寐，多梦，头晕耳鸣，五心烦热，腰膝酸软，盗汗，口咽干燥，男子遗精，女子月经失调，舌红，少苔或无苔，脉细数。

病机：阴精亏虚，阴不涵阳。

治法：滋养心肾。

代表方：天王补心丹合六味地黄丸。

簇药对应用：天王补心丹合六味地黄丸由 4 组簇药对组成。①**熟地黄、山药、山茱萸、生地黄、天冬、麦冬、玄参**：熟地黄填精益髓、滋阴补肾，山药益肾养阴，山茱萸补养肝肾，生地黄、天冬、麦冬、玄参滋阴清热，此簇药对滋肾养心、清退虚热。②**人参、当归**：人参健脾益气，气旺则阴血自生，当归养心补血，此簇药对益气养血。③**酸枣仁、柏子仁、远志、五味子、丹参、朱砂、桔梗**：酸枣仁、柏子仁、远志、五味子养心安神，丹参除烦安神，朱砂镇心安神，桔梗载药上行，使药达心经，此簇药对宁心安神。④**泽泻、牡丹皮、茯苓**：泽泻利湿泄浊，防熟地黄之滋腻，牡丹皮清泄相火，制山茱萸之温涩，茯苓健脾渗湿，此簇药对渗利湿浊，清降相火。

加减变化：兼心烦失眠、多梦遗精者，可合黄连、肉桂交通心肾。遗精较频者，可加芡实、莲须、金樱子补肾固涩。兼烦渴者，可加天花粉、知母养阴生津止渴。

【 梅教授常用簇药对备要 】

香附、川芎、陈皮：此簇药对疏肝解郁，香附辛平微苦，入肝脾经，辛能行散肝气之郁，苦能降泄肝气之逆，芳香能宣通肝气之结，使气机条畅、气血通利，川芎辛温，为"血中气药"，行气活血，开郁止痛；陈皮苦辛温，长于行脾胃之气，理气和胃。

柴胡、芍药、枳实、甘草：此簇药对源于《伤寒论》的四逆散，具透解郁热、疏肝理脾之功效。柴胡苦辛微寒，入肝胆经，疏肝解郁，透邪外出；白芍苦酸微寒，养血敛阴，柔肝缓急，与柴胡相合，养肝补血，条达肝气；枳实苦辛微寒，行气解郁，泄热破结，与柴胡相伍，一升一降，升清降浊，舒畅气机，与白芍相配，理气活血，气血调和；甘草健脾和中、调和诸药，与白芍配伍，酸甘化阴，缓急止痛。

丹参、五味子、远志、茯苓：此簇药对源于《校注妇人良方》的天王补心丹，具有交通心肾、养心安神之功效。丹参性寒凉血，清心除烦而安神；五味子酸收敛阴，补益心肾，宁心安神；远志交通心肾，安神益智，既能开心气而宁心安神，又能通肾气而强志不忘；茯苓甘平，益心脾而宁心安神。

五、自汗、盗汗辨证思路与簇药对应用规律

自汗、盗汗是指汗液外泄失常的病证。不因外界环境因素的影响，白昼时时汗出，动辄益甚者，称为自汗；寐中汗出，醒来即止者，称为盗汗。西医学中的甲状腺功能亢进、自主神经功能紊乱、风湿热、结核病等所致的自汗、盗汗可参考本病辨证论治。

1. 病因病机

自汗、盗汗的主要病因有体虚久病、表虚受风、多思多虑、情志不舒、饮食不节。病机总属阴阳失调，腠理不固，营卫失和，导致汗液外泄失常。病变脏腑涉及肝、心、脾、胃、肺、肾。病理性质有虚实之分，属虚者为多。自汗多属气虚，盗汗多属阴虚。因肝火或湿热郁蒸所致者，属实证。病程日久，或病变重者，则会出现阴阳虚实错杂的情况。邪热内盛，耗气伤阴，转为虚证；虚证可兼火旺或湿热。自汗久则伤阴，盗汗久则伤阳，出现

气阴两虚，或阴阳两虚之证。

2. 治疗原则

治疗自汗、盗汗，首辨阴阳虚实，虚证当益气、滋阴、养血、调和营卫，实证治以清肝、清热化湿，根据证候的不同，辨证论治，虚实夹杂者，则虚实兼顾。同时，注重固涩敛汗，适当配伍麻黄根、浮小麦、五味子、牡蛎等。

3. 辨治分型与簇药对应用

（1）肺卫不固

临床表现：汗出恶风，稍劳尤甚，或表现为半身、某一局部出汗，易于感冒，疲倦乏力，面色少华，苔薄白，脉细弱。

病机：肺气不足，表虚不固，营卫不和，汗液外泄。

治法：益气固表。

代表方：玉屏风散。

簇药对应用：玉屏风散由黄芪、白术、防风一组簇药对组成。黄芪甘温，补中气，益肺气，实卫气，固表止汗；白术健脾补气，与黄芪相配伍，增强益气固表之力，防风达表、祛风，《本草纲目》记载"黄芪得防风而功愈大"。此簇药对有固表敛汗之功。

加减变化：气虚甚者，加党参、黄精补脾益气。兼阴虚，而见舌红、脉细数者，加麦冬、五味子滋阴敛汗。兼汗多者，加浮小麦、龙骨、牡蛎固涩止汗。

（2）心血不足

临床表现：自汗或盗汗，心悸怔忡，失眠多梦，神疲气短，面色不华，舌质淡，苔白，脉细。

病机：心血不足，心液不藏。

治法：养血补心。

代表方：归脾汤。

簇药对应用：见郁证辨治分型与簇药对应用。

加减变化：血虚甚者，加枸杞、熟地黄益精养血。心悸甚者，加龙骨、琥珀粉安神定悸。不寐甚者，加柏子仁、合欢皮养心安神。

（3）阴虚火旺

临床表现：夜寐盗汗，或有自汗，五心烦热，或兼午后潮热，两颧色红，口干，舌红，苔少，脉细数。

病机：虚火内灼，逼津外泄。

治法：滋阴降火。

代表方：当归六黄汤。

簇药对应用：当归六黄汤由两组簇药对组成。①**当归、黄芪、生地黄、熟地黄**：当归养血，血充则心火可制，黄芪实卫固表，生地黄、熟地黄滋阴益肾，此簇药对滋阴养血、固表止汗。②**黄连、黄芩、黄柏**：黄连清心泻火，黄芩、黄柏泻火除烦、清热坚阴，此簇药对泻火坚阴。

加减变化：潮热甚者，加**秦艽、银柴胡、白薇**清虚热。汗出多者，加**牡蛎、浮小麦、糯稻根**固涩止汗。阴虚及气，气阴两伤，去黄连、黄芩、黄柏，加**太子参、玄参**益气养阴清热。

（4）邪热郁蒸

临床表现：蒸蒸汗出，汗黏，易使衣服黄染，面赤烘热，烦躁，口苦，小便色黄，舌苔薄黄，脉弦数。

病机：湿热内蕴，逼津外泄。

治法：清肝泄热，化湿和营。

代表方：龙胆泻肝汤。

簇药对应用：龙胆泻肝汤由3组簇药对组成。①**龙胆草、黄芩、栀子、柴胡**：龙胆草大苦大寒，入肝胆经，清肝胆实火，利肝胆湿热；黄芩、栀子清热燥湿；柴胡疏肝理气，引药入肝胆经。此簇药对清肝泄热，清热利湿。②**泽泻、木通、车前子**：此簇药对渗利湿热，导湿热下行。③**生地黄、当归、甘草**：生地黄、当归滋阴养血和营，祛邪不伤正，与柴胡相配伍，以适肝体阴用阳之性，甘草护胃和中，调和诸药。

加减变化：湿热内蕴而热势不盛者，可改用四妙丸，四妙丸由**黄柏、苍术、薏苡仁、牛膝**一组簇药对组成。黄柏苦以燥湿，寒以清热，长于清下焦湿热；苍术健脾燥湿；薏苡仁健脾渗湿，舒筋缓急；牛膝通利经脉，引药下行。此簇药对共奏清热除湿之功。

【梅教授常用簇药对备要】

牡蛎、黄芪、麻黄根、浮小麦：此簇药对源于《太平惠民和剂局方》的牡蛎散，具有敛阴止汗、益气固表之效。牡蛎咸涩微寒，敛阴潜阳，收敛止汗；黄芪甘温，益气固表止汗；麻黄根长于收敛止汗；小麦甘凉，入心经，益气养阴，清退虚热。

黄芩、黄连、黄柏、栀子：此簇药对源于《肘后备急方》的黄连解毒汤，具有清热解毒之效。黄芩、黄连、黄柏三药均为苦寒之品，能清热燥湿、泻火解毒。黄芩长于入中上焦，善清肺火及上焦实热；黄连长于入中焦、大肠以清泻中焦、大肠湿热，又善清心、胃等脏腑实热；黄柏沉降直达下焦，善清下焦湿热，泻相火，坚肾阴；栀子通泻三焦之火，导热下行。

龙胆草、黄芩、栀子：此簇药对源于《医方集解》的龙胆泻肝汤，具有清肝泻火、清利湿热之效。龙胆草大苦大寒，上能清泻肝胆实火，下可清利肝胆湿热，木喜条达，邪火抑郁，则木不舒，辅以黄芩、栀子苦寒泻火解毒，燥湿清热，善清泄肺与三焦之热，清上导下，加强龙胆草泻火除湿之功。

六、内伤发热辨证思路与簇药对应用规律

内伤发热是以发热为主要症状的病证。一般起病较缓，病程较长，热势轻重不一，但以低热为多，或自觉发热而体温并不升高。不因外邪导致的发热，均属内伤发热范畴。西医学中的功能性低热，肿瘤、血液病、结缔组织病、内分泌疾病、部分慢性感染性疾病所引起的发热，和某些原因不明的发热，可参考本病辨证论治。

1. 病因病机

内伤发热的主要病因为久病体虚、饮食失调、劳倦过度、情志不舒及外

伤出血。病机为脏腑功能失调，气血阴阳失衡，可分为虚实两类，气、血、湿等郁遏化热者属实，气、血、阴、阳亏虚引起发热者属虚。本病病机复杂，可由多种病因同时导致发热，如气郁血瘀、气阴两虚、气血两虚等。久病不愈，由实转虚，而成虚实夹杂之证。

2. 治疗原则

应根据病史、症状、脉象等辨明证候的虚实。属实者，以解郁、活血、除湿为主，适当配伍清热。属虚者，以补为主，如补气、养血、滋阴、温阳，阴虚发热可适当配伍清虚热药物。虚实夹杂者，则兼顾之。

3. 辨治分型与簇药对应用

（1）阴虚发热

临床表现：午后潮热，或夜间发热，不欲近衣，手足心热，烦躁，少寐多梦，盗汗，口干咽燥，舌质红，或有裂纹，苔少甚至无苔，脉细数。

病机：阴虚内热，虚火内炽。

治法：滋阴清热。

代表方：清骨散。

簇药对应用：清骨散由3组簇药对组成。①**银柴胡、胡黄连**：银柴胡直入阴分，清热凉血，长于退虚劳骨蒸；胡黄连入血分，清虚热，此簇药对具有清退虚热之效。②**青蒿、秦艽、鳖甲**：青蒿清透伏热，秦艽辛散透热，鳖甲咸寒滋阴，此簇药对透解阴分之热。③**地骨皮、知母、甘草**：地骨皮凉血，退有汗之骨蒸；知母滋阴泻火，甘草调和诸药，此簇药对滋阴清热。

加减变化：盗汗较甚者，可去青蒿，加**牡蛎、浮小麦、糯稻根**固表止汗。阴虚较甚者，加**玄参、生地黄、制何首乌**养阴。兼失眠者，加**酸枣仁、柏子仁、夜交藤**养心安神。兼头晕气短、体倦乏力者，加**太子参、麦冬、五味子**益气养阴。

（2）血虚发热

临床表现：发热，热势多为低热，头晕眼花，身倦乏力，心悸不宁，面白不华，唇甲色淡，舌质淡，脉细弱。

病机： 血虚失养，阴不配阳。

治法： 益气养血。

代表方： 归脾汤。

簇药对应用： 见郁证辨治分型与簇药对应用。

加减变化： 血虚较甚者，加熟地黄、枸杞子、制何首乌益精养血。发热较甚者，加银柴胡、白薇清虚热。由慢性失血所致的血虚，若仍有少许出血者，可酌加三七粉、仙鹤草、茜草、棕榈炭止血。兼腹胀纳差者，去黄芪、龙眼肉，加陈皮、神曲、麦芽、谷芽健脾助运、和胃消食。

（3）气虚发热

临床表现： 发热，热势或低或高，常在劳累后发作或加重，体倦疲乏，气短懒言，自汗，易于感冒，食少纳差，便溏，舌质淡，苔薄白，脉细弱。

病机： 中气不足，阴火内生。

治法： 益气健脾，甘温除热。

代表方： 补中益气汤。

簇药对应用： 补中益气汤由两组簇药对组成。①升麻、柴胡：升麻引阳明清气上行，柴胡引少阳清气上行，此簇药升举阳气。②黄芪、人参、甘草、白术、陈皮、当归：黄芪甘温，补中益气，升阳举陷，固表气；人参大补元气；甘草补脾益气，李东垣称黄芪、人参、甘草为"除湿热烦热之圣药也"；白术健脾补气，陈皮理气，使诸药补而不滞；当归养血，"血为气之宅"，使所补之气有所依附。此簇药对补中益气，甘温除热。

加减变化： 自汗较多者，加牡蛎、浮小麦、糯稻根固表止汗。兼时冷时热、汗出恶风者，加桂枝、芍药调和营卫。兼胸闷脘痞、舌苔白腻者，加苍术、茯苓、厚朴、藿香健脾燥湿。

（4）阳虚发热

临床表现： 发热而欲近衣，形寒怯冷，四肢不温，少气懒言，头晕嗜卧，腰膝酸软，便溏纳少，面色㿠白，舌质淡胖，或有齿痕，苔白润，脉沉细无力。

病机： 肾阳不足，火不归元。

治法： 温补阳气，引火归元。

代表方：金匮肾气丸。

簇药对应用：金匮肾气丸由3组簇药对组成。①**桂枝、附子**：桂枝甘温，温助肾阳，宣阳气于卫分，畅营血于肌表，温通经脉；附子辛甘大热，峻补元阳，益火消阴，散寒止痛。此簇药对温补阳气。②**熟地黄、山药、山茱萸**：熟地黄滋肝肾之阴，填精益髓；山药养脾阴，固肾精；山茱萸补养肝肾，又能涩精，此簇药对滋补肝脾肾三脏。③**泽泻、牡丹皮、茯苓**：泽泻、牡丹皮降相火而制虚阳浮动；茯苓健脾，泽泻、茯苓均有渗湿之效。此簇药对利湿降火，即"三泻"。

加减变化：阳虚较甚者，加**仙茅、淫羊藿**温补肾阳。便溏者，加**白术、干姜**温中止泻。

（5）气郁发热

临床表现：发热多为低热或潮热，热势常随情绪波动而起伏，精神抑郁，胁肋胀满，烦躁易怒，口干口苦，纳差，舌红，苔黄，脉弦数。

病机：气郁日久，化火生热。

治法：疏肝理气，解郁泻热。

代表方：丹栀逍遥散。

簇药对应用：见郁证辨治分型与簇药对应用。

加减变化：气郁较甚，可加**郁金、香附、青皮**行气解郁。热象较甚，舌红，口干，便秘者，可去白术，加**龙胆草、黄芩**清肝泻火。妇女若兼月经不调者，可加**泽兰、益母草**活血调经。

（6）痰湿郁热

临床表现：低热，午后为甚，心内烦热，胸闷脘痞，不思饮食，渴不欲饮，呕恶，大便稀薄或黏滞不爽，舌苔白腻或黄腻，脉濡数。

病机：痰湿内蕴，郁久化热。

治法：燥湿化痰，清热和中。

代表方：黄连温胆汤合中和汤。

簇药对应用：黄连温胆汤合中和汤由4组簇药对组成。①**半夏、竹茹、陈皮、枳实、茯苓**：半夏与竹茹相配伍，化痰浊、清胆热，治痰先治气，气顺痰自消，配以陈皮、枳实行气化痰，茯苓渗湿利水、健脾益气，治生痰之源，此簇药对理气化痰，和胃清胆。②生姜、大枣、甘草：此簇药对和中培土。③苍术、香附：苍术燥湿健脾，香附理气宽中，此簇药对健脾理气，燥湿化痰。④黄连、黄芩：黄连长于清泻中焦、大肠的湿热，又善于清泻心、胃二经之实热，黄芩善清泻肺火及上焦实热，此簇药对清热燥湿，泻火解毒。

加减变化：胸闷、苔腻者，加郁金、佩兰芳香化湿。兼寒热如疟、寒轻热重、口苦呕逆者，加青蒿、黄芩清解少阳。

（7）血瘀发热

临床表现：午后或夜晚发热，或自觉身体某些部位发热，口燥咽干，但不多饮，肢体或躯干有固定痛处或肿块，面色萎黄或晦暗，舌质青紫或有瘀点、瘀斑，脉弦或涩。

病机：瘀血内阻，郁久化热。

治法：活血化瘀。

代表方：血府逐瘀汤。

簇药对应用：血府逐瘀汤由3组簇药对组成。①桃仁、红花、当归、川芎、赤芍：桃仁破血行滞而润燥；红花活血化瘀以止痛；当归养血活血；川芎为血中气药，活血行气；赤芍长于散瘀止痛，清热凉血。此簇药对活血祛瘀，行气止痛。②牛膝、桔梗、柴胡、枳壳：牛膝活血通经，祛瘀止痛，引血下行；桔梗、枳壳一升一降，理气宽胸，桔梗载药上行；柴胡疏肝理气，气行则血行。此簇药对理气行滞。③生地黄、甘草：生地黄滋阴清热，甘草调和诸药。

加减变化：发热较甚者，加秦艽、白薇、牡丹皮清热凉血。肢体肿痛者，加丹参、郁金、延胡索活血散肿定痛。

【梅教授常用簇药对备要】

青蒿、鳖甲：此簇药对源于《温病条辨》的青蒿鳖甲汤，具有滋阴退热、清热透络之功效。鳖甲咸寒，直入阴分，滋阴潜阳，退虚热，《本草经疏》记载其为"退劳热在骨及阴虚往来寒热之上品"；青蒿苦寒清热，辛香而散，清虚热，又兼凉血之功，长于清透阴分伏热，引邪外出。

黄芪、当归：此簇药对源于《内外伤辨惑论》的当归补血汤，具有补气生血之功效。重用黄芪，其用量五倍于当归，大补肺脾元气，以资气血生化之源；当归补血，二药相合，一气一血，一阴一阳，气旺血生，阳生阴长，虚热自除。

竹茹、枳壳：此簇药对理气化痰，竹茹甘寒性润，清化热痰、降逆止呕，枳壳行气宽中，二药相合，则气顺痰消。

七、虚劳辨证思路与簇药对应用规律

虚劳又称虚损，是以脏腑气血阴阳亏损为主要临床表现的病证。西医学中各系统、各器官发生的多种慢性消耗性和功能衰退性疾病，如出现类似虚劳的临床表现时，均可参照本病辨证论治。

1. 病因病机

虚劳的病因可分为先天、后天两大因素，主要包括先天不足、烦劳过度、饮食不节、病后失调、误治失治。虚劳的主要病机为脏腑亏损，气血阴阳虚衰，久虚不复成劳，病变涉及五脏，尤以脾肾为主。由于虚损的病因不同，往往首先导致相关某脏气、血、阴、阳的亏虚，又因五脏相互滋生、制约，且气血同源，阴阳互根，在病变过程中会出现一脏受病，累及他脏，互为转化，并且气虚不能生血，血虚无以生气，气虚日久则阳渐衰，血虚日久则阴不足，阳损日久累及阴，阴虚日久累及阳，导致病势日渐发展，病情趋于复杂。

2. 治疗原则

虚劳的治疗，以补益为基本原则。根据病理属性的不同，分别采用补气、养血、滋阴、温阳的治疗方法，并且密切结合五脏病位的不同而选方用药。脾肾为先后天之本，治疗虚劳，应重视健脾补肾。若虚中夹实，则补中有泻，若兼感外邪，则扶正祛邪。虚劳有因虚致病，因病成劳，也有因病致虚，久虚不复成劳，在辨证的同时，不可忽视辨病，应辨证、辨病相结合，扶正以复其虚，求因以治其病。

3. 辨治分型与簇药对应用

（1）气虚

1）肺气虚

临床表现： 咳嗽无力，痰液清稀，短气自汗，声音低怯，时寒时热，平素易于感冒，面白，舌质淡，脉弱。

病机： 肺气不足，表虚不固。

治法： 补益肺气。

代表方： 补肺汤。

簇药对应用： 补肺汤由两组簇药对组成。①**人参、黄芪**：人参甘温，大补元气，长于补肺气，黄芪健脾补肺，益卫固表止汗，此簇药补益肺气。②**熟地黄、五味子、紫菀、桑白皮**：熟地黄甘温质润，长于滋肾养阴；五味子味酸收敛，甘温而润，敛肺气，益肺气；紫菀温而不热，味苦辛而不燥，长于温肺降气，化痰止咳；桑白皮性寒，清泻肺火，泻降肺气，定嗽平喘。此簇药对益肾敛肺、止咳平喘。

加减变化： 易于感冒者，加**防风**、**白术**健脾祛风。自汗较多者，加**牡蛎**、**麻黄根**固表止汗。兼见潮热、盗汗者，加**鳖甲**、**地骨皮**、**秦艽**滋阴清热。

2）心气虚

临床表现： 心悸，气短，劳则尤甚，神疲体倦，自汗，舌质淡，脉弱。

病机： 心气亏虚，心失所养。

治法： 益气养心。

代表方： 七福饮。

簇药对应用： 七福饮由3组簇药对组成。①**人参、白术、炙甘草**：人参补益脏气，长于补心气；白术甘温，补气健脾；炙甘草补益心气，益气复脉，此簇药对益气养心。②**熟地黄、当归**：熟地黄甘而微温，味厚质润，补血滋阴；当归长于补血，此簇药对滋补阴血。③**酸枣仁、远志**：酸枣仁酸甘，入心经，滋养心、肝之阴血，养心安神；远志利心窍，开心气，安神益智，此簇药对宁心安神。

加减变化： 自汗较多者，加**黄芪**、**五味子**益气固摄。兼纳差者，加**砂仁**、**茯苓**健脾开胃。兼舌暗或有瘀斑瘀点、舌下脉络瘀紫者，加**丹参**、**川**

芎、三七活血化瘀。

3）脾气虚

临床表现：饮食减少，食后胃脘不舒，倦怠乏力，大便溏薄，面色萎黄，舌淡，苔薄，脉弱。

病机：脾虚失健，生化乏源。

治法：健脾益气。

代表方：加味四君子汤。

簇药对应用：加味四君子汤由**人参、黄芪、白术、茯苓、扁豆、炙甘草**一组簇药对组成。人参甘温益气，健脾和胃；黄芪补脾益气；白术既能补益脾胃之气，又能燥湿运脾；茯苓补利兼优，健运脾气，渗利湿浊；扁豆补气健脾，兼能化湿，白术、茯苓、扁豆相配，使参、芪补而不滞；炙甘草补中益气，调和诸药。此簇药对健脾益气。

加减变化：胃脘满闷、呕吐嗳气者，加半夏、**陈皮**簇药对理气和胃，降逆止呕。食少纳差、脘腹闷胀、食积不化、苔腻者，加**神曲、麦芽、山楂、鸡内金**簇药对消食化积。兼腹痛即泻、手足欠温者，加**肉桂、炮姜**温中散寒。

4）肾气虚

临床表现：神疲乏力，腰膝酸软，小便频数而清，白带清稀，舌质淡，脉弱。

病机：肾气不足，腰督失养，固摄无权。

治法：补肾益气。

代表方：大补元煎。

簇药对应用：大补元煎由两组簇药对组成。①**人参、山药、杜仲、山茱萸、炙甘草**：人参甘温，入肾经，补肾气；山药甘平，补肾气，益肾阴；杜仲甘温，补益肝肾；山茱萸甘温质润，补肾益精；炙甘草培土和中，调和药性，此簇药对益气固肾。②**熟地黄、枸杞子、当归**：熟地黄补血，滋阴，益精；枸杞子养血补精；当归补血活血，补而不滞，此簇药对养血益精。

加减变化：尿频较甚及小便失禁者，加**菟丝子、五味子、益智仁**补肾固摄。兼大便溏薄者，去熟地黄、当归，加**肉豆蔻、补骨脂**温补固涩。

（2）血虚

1）心血虚

临床表现：心悸怔忡，健忘，失眠，多梦，面色不华，舌质淡，脉细或结代。

病机：心血不足，心失所养。

治法：养血宁心。

代表方：养心汤。

簇药对应用：养心汤由两组簇药对组成。①**人参、黄芪、半夏曲、当归、川芎、肉桂、炙甘草**：人参、黄芪健脾益气；半夏曲和胃消食，与人参、黄芪相配伍，以助气血之生化；当归补血养心；川芎调肝和血；肉桂引火归原，并能鼓舞气血生长；炙甘草调和诸药，此簇药对益气生血。②**酸枣仁、柏子仁、远志、五味子、茯神、茯苓**：酸枣仁、柏子仁、远志、五味子补心安神定悸，茯神、茯苓养心安神，此簇药对养血宁心。

加减变化：失眠、多梦较甚者，加合欢花、夜交藤簇药对养血安神。心悸不安者，加磁石、龙骨簇药对镇惊安神。

2）肝血虚

临床表现：头晕，目眩，胁痛，肢体麻木，筋脉拘急，筋惕肉瞤，妇女月经不调甚则闭经，面色不华，舌质淡，脉弦细或细涩。

病机：肝血亏虚，筋脉失养。

治法：补血养肝。

代表方：四物汤。

簇药对应用：四物汤由熟地黄、当归、白芍、川芎组成。熟地黄甘温滋腻，滋补营血；当归补血和血，补中有行；白芍养血敛阴，柔肝和营；川芎辛温走窜，活血行气，与熟地黄、当归、白芍相配伍，补中有行，补血而不滞血，行血而不伤血，此簇药对补血调血。

加减变化：血虚甚，可加制何首乌、枸杞子、阿胶、鸡血藤簇药对补血养肝。若胁痛，加柴胡、郁金、香附、丝瓜络簇药对疏肝理气，通络止痛。视物模糊，加楮实子、枸杞子、决明子簇药对养肝明目。

（3）阴虚

1）肺阴虚

临床表现：干咳，咽燥，甚或失音，咯血，潮热，盗汗，面色潮红，舌红少津，脉细数。

病机：肺阴不足，肺失清润。

治法：养阴润肺。

代表方：沙参麦冬汤。

簇药对应用：沙参麦冬汤由两组簇药对组成。①**沙参、麦冬、玉竹、生扁豆**：沙参、麦冬味甘入肺，滋阴润肺，清解肺热，又善滋养胃阴；玉竹味甘质润，养阴润肺，益胃生津，扁豆补气健脾，此簇药对清养肺胃。②**天花粉、桑叶、甘草**：天花粉味甘微寒，清肺热，润肺燥，生津止渴；桑叶苦寒清泄肺热，甘寒凉润肺燥；甘草清热解毒，并能调和诸药，此簇药对生津润燥。

加减变化：咳嗽甚者，加**百部、款冬花**簇药对肃肺止咳。咳血，加**白及、仙鹤草、小蓟**簇药对凉血止血。潮热，加**地骨皮、秦艽、鳖甲**簇药对滋阴清热。盗汗者，加**牡蛎、浮小麦、五味子**簇药对固摄敛汗。

2）心阴虚

临床表现：心悸，失眠，烦躁，潮热，盗汗，或口舌生疮，面色潮红，舌红少津，脉细数。

病机：心阴亏虚，心失濡养。

治法：滋阴养心。

代表方：天王补心丹。

簇药对应用：天王补心丹由两组簇药对组成。①**人参、当归、生地黄、玄参、麦冬、天冬**：人参大补元气，气旺则阴血自生，以安心神；当归补养心血，生地黄清热凉血滋阴；玄参滋阴降火，制约虚火上炎；麦冬、天冬滋阴清热，此簇药对益气养阴清热。②**柏子仁、酸枣仁、朱砂、丹参、五味子、远志、茯苓、桔梗**：柏子仁、酸枣仁养心安神；朱砂镇心安神；丹参滋养心血，并能活血，使诸药补而不滞；五味子酸收敛阴，以养心神；远志、茯苓安神益智，交通心肾；桔梗为舟楫，载药上行入心经，此簇药对宁心安神。

加减变化：口舌生疮、烦躁不安甚者，去当归、远志，加**黄连、淡竹叶、莲子心**簇药对清心泻火。潮热，加**银柴胡、地骨皮、秦艽**簇药对清退虚热。盗汗，加浮小麦、牡蛎簇药对固摄敛汗。

3）脾胃阴虚

临床表现：口渴，唇燥，不思饮食，甚则干呕，呃逆，大便燥结，面色潮红，舌红少苔，脉细数。

病机：脾胃阴虚，失于濡养。

治法：养阴和胃。

代表方：益胃汤。

簇药对应用：益胃汤由生地黄、麦冬、沙参、玉竹、冰糖一组簇药对组成。生地黄、麦冬甘凉益胃，滋阴清热，生津润燥；北沙参甘寒入肺胃，滋养肺胃之阴；玉竹味甘质润，善滋阴清热、生津止渴；冰糖濡养肺胃，调和诸药。此簇药对养阴益胃。

加减变化：口干唇燥，津亏甚者，加石斛、天花粉簇药对益胃滋阴。不思饮食甚者，加麦芽、扁豆、山药簇药对健脾开胃。呃逆，加刀豆、柿蒂簇药对降逆止呃。

4）肝阴虚

临床表现：头痛，眩晕，耳鸣，目干畏光，视物不明，急躁易怒，或肢体麻木，筋惕肉瞤，面潮红，舌干红，脉弦细数。

病机：阴虚阳亢，上扰清空。

治法：养阴补肝。

代表方：补肝汤。

簇药对应用：补肝汤由两组簇药对组成。①当归、川芎、熟地黄、白芍：此簇药对源自于《仙授理伤续断秘方》的四物汤，既能滋阴养血补肝，又兼活血。②酸枣仁、木瓜、炙甘草：酸枣仁、木瓜味酸入肝，酸甘化阴，滋阴养肝，炙甘草调和诸药。

加减变化：头痛、眩晕、耳鸣，或筋惕肉瞤者，加石决明、菊花、钩藤、刺蒺藜簇药对平肝潜阳。兼急躁易怒，尿赤便秘者，加夏枯草、牡丹皮、栀子簇药对清肝泻火。兼两目干涩畏光，或视物不明者，加枸杞子、女贞子、草决明簇药对养肝明目。

5）肾阴虚

临床表现：腰酸，遗精，两足痿弱，眩晕，耳鸣，甚则耳聋，口干，咽痛，颧红，舌红少津，脉沉细。

病机：肾阴亏虚，失于濡养。

治法：滋补肾阴。

代表方：左归丸。

簇药对应用：左归丸由两组簇药对组成。①**枸杞子、牛膝、龟板胶、菟丝子、鹿角胶**：枸杞子补肝肾，益精血；川牛膝益肝肾，强筋骨，活血通经，走而能补；龟板胶甘咸寒，滋阴填髓；菟丝子、鹿角胶为温润之品，温肾壮阳，补阳益阴，阳中求阴。此簇药滋阴补肾，填精益髓。②**熟地黄、山茱萸、山药**：熟地黄滋肾阴，益精髓；山茱萸补肝固精；山药滋肾阴，补肾气。此簇药对滋补肾阴。

加减变化：兼潮热、口干、咽痛者，去鹿角胶、山茱萸，加**知母、黄柏、地骨皮**簇药对养阴清热。兼腰酸、遗精甚者，加**牡蛎、金樱子、芡实、莲须**簇药对固肾涩精。

（4）阳虚

1）心阳虚

临床表现：心悸，自汗，神倦嗜卧，心胸憋闷疼痛，形寒肢冷，面色苍白，舌淡或紫暗，脉细弱或沉迟。

病机：心阳不振，心气亏虚，运血无力。

治法：益气温阳。

代表方：保元汤。

簇药对应用：保元汤由人参、黄芪、肉桂、生姜、甘草组成。人参益气养心；黄芪益气扶正；肉桂辛甘大热，补火助阳，散寒止痛，温通血脉；生姜辛温散寒；甘草调和诸药。此簇药对益气温阳。

加减变化：兼心胸疼痛者，加**郁金、川芎、丹参、三七**簇药对活血定痛。兼形寒肢冷者，加**附子、巴戟天、仙茅、淫羊藿、鹿茸**簇药对温补阳气。

2）脾阳虚

临床表现：面色萎黄，食少，形寒，神倦乏力，少气懒言，大便溏薄，肠鸣腹痛，每因受寒或饮食不慎而加重，舌淡，苔白，脉弱。

病机：中阳亏虚，温煦乏力，运化失常。

治法： 温中健脾。

代表方： 附子理中汤。

簇药对应用： 附子理中汤由两组簇药对组成。①**人参、白术、炙甘草**：此簇药对健脾益气，炙甘草兼能调和诸药。②**炮附子、干姜**：炮附子辛甘大热，中温脾阳，益火消阴；干姜辛热燥烈，主入脾胃，温中散寒，健运脾阳，此簇药对温中祛寒。

加减变化： 兼腹中冷痛较甚者，加高良姜、香附或丁香、吴茱萸簇药对温中散寒。兼食后腹胀及呕逆者，加砂仁、半夏、陈皮簇药对温中健脾，和胃降逆。腹泻较甚，加肉豆蔻、补骨脂簇药对温肾暖脾，固肠止泻。

3）肾阳虚

临床表现： 腰背酸痛，遗精，阳痿，多尿或不禁，面色苍白，畏寒肢冷，下利清谷或五更泄泻，舌淡，有齿痕，脉沉迟。

病机： 肾阳不足，失于温煦，固摄无权。

治法： 温补肾阳。

代表方： 右归丸。

簇药对应用： 右归丸由3组簇药对组成。①**附子、肉桂**：附子秉性纯阳，辛甘温煦，温肾壮阳；肉桂温肾助阳，益阳消阴，此簇药对温壮元阳。②**杜仲、菟丝子、鹿角胶**：杜仲、菟丝子补益肝肾，强腰膝；鹿角胶温肾阳，益精血，此簇药对温补肾气。③**熟地黄、山茱萸、山药、枸杞子、当归**：熟地黄、山茱萸、山药滋阴益肾；枸杞子补益肝肾，养精补血；当归养血补肝。此簇药对补益精血，阴中求阳。

加减变化： 遗精，加金樱子、桑螵蛸、莲须簇药对补肾固精。下利清谷者，去熟地黄、当归，加党参、白术、薏苡仁簇药对健脾止泻。五更泄泻者，加补骨脂、肉豆蔻、吴茱萸、五味子、生姜、大枣簇药对温肾暖脾，固肠止泻。兼浮肿、尿少者，加茯苓、泽泻、白术、车前子簇药对利水消肿。兼喘促、短气、动则更甚者，加补骨脂、五味子、蛤蚧簇药对补肾纳气。

【梅教授常用簇药对备要】

人参、白术、茯苓、甘草： 此簇药对源于《太平惠民和剂局方》的四君子汤，具有补气健脾之功。人参甘温益气，补中培土；白术一则助人参健脾补气，二则苦温燥湿，助脾运化；茯苓既能健运脾气，又能渗利水湿，使诸药补而不滞；甘草益气健脾，兼能调和药性。

沙参、麦冬、生地黄、当归、枸杞子：此簇药对源于《续名医类案》的一贯煎，具有滋养肝肾之功。沙参、麦冬滋养肺、胃之阴，养肺阴以清金制木，养胃阴以培土荣木；生地黄滋养肝肾阴血，滋水涵木；当归养血活血，补中有行；枸杞子补养肝肾、益精养血。

鹿角胶、菟丝子、枸杞子、杜仲、当归：此簇药对源于《景岳全书》的右归丸，具有温肾壮阳、益精养血之功。鹿角胶补益肝肾，补血填精，温补肾阳；菟丝子、杜仲补肝肾，强腰膝；枸杞子甘平，养血补精之要药；当归养血补肝，枸杞子、当归与温阳药相配伍，于阴中求阳。

张雪梅名中医讲堂

临证簇药

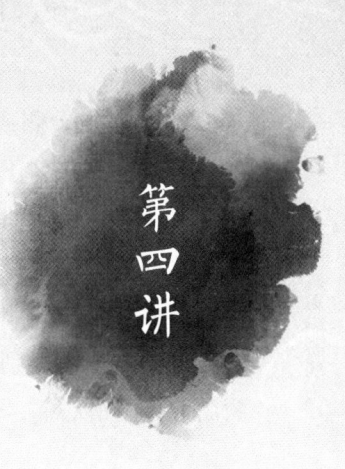

第四讲

肝胆系辨证与簇药对应用规律

一、胁痛辨证思路与簇药对应用规律

胁痛是指一侧或两侧胁肋部疼痛为主要表现的病证。中医又称为胠胁肋痛、季肋痛或胁下痛。《黄帝内经·素问》言："肝病者，两胁下痛引少腹，令人善怒。"此后医家逐步发展，进一步将胁痛分为肝郁、肝瘀、痰饮、食积、肝虚诸类。胁痛可与西医多种疾病相联系，如急慢性肝炎、肝硬化、肝癌、急慢性胆囊炎、胆石症、胁肋外伤以及肋间神经痛等疾病。诊断过程中需要辨清类别，首辨外感与内伤，再分虚实及疼痛性质，同时注意与胃脘痛、胸痹心痛、悬饮鉴别。

1. 病因病机

《内经》认为胁痛病因有外感、内伤的不同，寒、热、气滞、瘀血、肝胆及其经络的病变都可导致胁痛。随着对胁痛认识逐步加深，目前多将胁痛的病因归为外邪侵袭、肝气郁结、外伤瘀血、失血伤阴。病机主要为湿热阻络、气滞、血瘀，或络脉失养，引发"不通则痛""不荣则痛"。病位主责于肝胆。

2. 治疗原则

治胁痛时，按虚实辨治：胁痛内伤实证多因气滞血瘀，应以理气疏肝、祛瘀通络为主；对于外感湿热导致胁痛的，应以祛邪为主，利湿清热解毒，并应辨明湿重热重，分别用药。胁痛虚证多因肝血不足所致，则应滋养肝肾、养血柔肝。总括为实证理气活血，虚证滋阴柔肝，虚实夹杂，酌情配伍。

3. 辨治分型与簇药对应用

（1）肝气郁结

临床表现：胁肋胀痛，走窜不定，甚则连及胸肩背，疼痛每因情志之变动而增减，善太息，得嗳气则舒，食纳不佳，舌苔薄，脉弦。

病机：肝失条达、胁络阻滞。

治法：疏肝理气、理气通络。

代表方：柴胡疏肝散。

簇药对应用：柴胡疏肝散由两组簇药对组成。①**柴胡、芍药、枳壳、甘草**：柴胡入肝胆经，使阳气升发，肝郁疏解，邪透于外；白芍敛阴养血柔肝，两药相合，升散而无伤阴血，达到敛阴合阳、舒畅肝气的目的。枳壳行气解郁，理气宽中，与柴胡一升一降，可升清降浊，舒畅气机。甘草补脾益气、缓解止痛、调和诸药。四药合用，共奏透解郁热、疏肝理脾之效。②**陈皮、香附、川芎**：芳香能宣通肝气之结，使气机条畅、气血通利。川芎辛温，能上行头目，又下行血海，促进一身之气运行，行气活血，开郁止痛，为"血中气药"。陈皮长于行脾胃之气，理气行滞，醋炒以入肝行气。三药相合，共奏疏肝行气、活血止痛之功。

加减变化：若气滞及血，胁痛重者，可用**川楝子、延胡索**，此簇药对既能疏肝泄热，又可活血行气、调中、止痛。若兼见心烦急躁，口干口苦，尿黄便干，舌红苔黄，脉弦数等气郁化火之象，可用**栀子、黄芩、龙胆草**此簇药对清肝泻火、清利湿热。善清泄肺与三焦之热，清上导下。若伴胁痛，肠鸣，腹泻者，可用**白术、茯苓**此簇药对健脾以运化水湿，补而不峻，利而不猛，使正气复，又可使水湿而去。若伴有恶心呕吐，可用**陈皮、半夏、生姜**，此簇药对可止呕降逆。

（2）肝胆湿热

临床表现：胁肋胀痛，触痛明显而拒按，或引及肩背，伴有脘闷纳呆，恶心呕吐，厌食油腻，口干口苦，或发热恶寒、或有黄疸，舌红，苔黄腻，脉弦滑或弦数。

病机：湿热蕴结、肝胆失疏、络脉失和。

治法：清热利湿，理气通络。

代表方：龙胆泻肝汤。

簇药对应用：此方包括4组簇药对。**龙胆草、黄芩、栀子**，三药相簇为用，共奏清肝泻火、清利湿热之功。此簇药对与**生地黄、木通、甘草**清心，及**柴胡、当归、生地黄**入肝养血滋阴，及**木通、车前子、泽泻**利尿清湿热，4组簇药对相伍组成龙胆泻肝汤，清泻肝胆实火、清利肝经湿热，治疗肝胆实火上炎证和肝经湿热下注证。

加减变化：若湿热煎熬，结成砂石，阻滞胆道，症见胁痛连及肩背者，可加金钱草、海金沙、郁金簇药对等以利胆排石。若胃肠燥热、大便不通、腹胀满者，肠中津液耗伤，可加大黄、芒硝，此簇药对源自承气汤，其对软坚通滞、泻热破结之力更强，以泄热通便存阴。久延不愈者，可加三棱、莪术、丹参、当归尾簇药对行气破瘀散结。对于湿热蕴结的胁痛，祛邪务必要早，除邪务尽，以防湿热胶固，酿成热毒，导致治疗的困难。若白睛发黄，尿黄，发热口渴者，可加茵陈蒿、黄柏、金钱草簇药对以清热除湿，利胆退黄。茵陈蒿苦泄下降，善于清热利湿，为治黄疸要药；黄柏苦以燥湿，寒以清热，其性沉降，长于清下焦湿热，配合金钱草祛湿利胆之功益彰。

（3）瘀血阻络

临床表现：胁肋刺痛，位置固定且拒按，疼痛持续不已，入夜更甚，或胁下可触及积块，或面色晦暗，舌质紫暗，脉沉弦或涩。

病机：瘀血停滞、肝络痹阻。

治法：活血祛瘀，理气通络。

代表方：血府逐瘀汤。

簇药对应用：此方由3组簇药对组成。桃仁、红花、当归、川芎、赤芍，诸药相簇为用，活血与行气共用，既行血分瘀滞，又解气分郁结；祛瘀与养血同施，则活血而无耗血之虑，行气又无伤阴之弊；升降兼顾，既能升达清阳，又可降泄下行，使气血和调。此簇药对与牛膝、桔梗、柴胡、枳壳调节胸中之气机，及生地黄、甘草滋阴清热，两组簇药对相伍组成血府逐瘀汤，活血化瘀、行气止痛，治疗胸中血瘀证。

加减变化：若瘀血严重，有明显外伤史者，应以逐瘀为主，方选复元活血汤。此方由3组簇药对组成，其中柴胡、天花粉、穿山甲共奏活血化瘀、疏肝通络之效。柴胡辛行苦泄，性善条达肝气，能引诸药入肝经、走两胁；穿山甲活血走窜，能行血分之瘀滞，破瘀通络，消肿散结；天花粉"续绝伤""消仆损瘀血"，既能入血分助诸药活血消瘀散结，又可清热解毒润燥。此簇药对与桃仁、红花、当归活血，及桃仁、大黄、甘草活血泻热，二对簇药对及黄酒散瘀相伍组成复元活血汤，活血祛瘀、疏肝通络，治疗跌打损伤、瘀血阻滞证。若正气未衰者，可加用三棱、莪术簇药对行气破瘀散结。

（4）阴亏络伤

临床表现： 胁肋隐痛，绵绵不休，劳则加重，口干咽燥，两目干涩，心中烦热，头晕目眩，舌红少苔，脉弦细而数。

病机： 肝肾阴亏、精血耗伤、络脉失养。

治法： 养阴柔肝，佐以理气通络。

代表方： 一贯煎。

簇药对应用： 一贯煎以**生地黄、枸杞子、沙参、麦冬、当归**簇药对为主，其中生地黄重用，滋养肝肾阴血，滋水涵木；枸杞善补养肝肾、益精养血；当归功善补血养肝，又可活血止痛，补中有行；沙参、麦冬养肺阴以清金制木，养胃阴以培土荣木。诸药合用，共奏滋养肝肾之功。此簇药对与少量川楝子疏肝泄热，相伍组成一贯煎，滋阴疏肝，主治阴虚气滞证，亦治疝气瘕聚。

加减变化： 头晕目眩甚者，可加**钩藤、天麻、石决明**，此簇药对共奏平肝潜阳之效。若两目干涩，视物昏花，可配**女贞子、桑椹子**，此簇药对养肾，温下引火归原，动静结合，镇静平肝。若心中烦热，口苦甚者，可加**栀子、丹参、酸枣仁**，此簇药对养血除烦安神，丹参、栀子清血中之火，除烦安神；酸枣仁甘酸质润，养血补肝，宁心安神。

【梅教授常用簇药对备要】

柴胡、枳实、白芍、甘草： 柴胡苦辛微寒，入肝胆经，可使阳气升发，肝郁疏解，邪透于外；白芍苦酸微寒，可敛阴养血柔肝，两药相合，升散而无伤阴血，达到敛阴合阳、舒畅肝气的目的。枳实苦辛微寒，行气解郁，泄热破结，性善下行破气，《名医别录》言其"破结实，消胀满，心下急痞痛逆气"，与柴胡一升一降，可升清降浊，舒畅气机。甘草补脾益气、缓急止痛、调和诸药。四药配伍，共奏透解郁热、疏肝理脾之效。

柴胡、黄芩、半夏： 柴胡苦辛平，入肝胆经，善于清透少阳之邪，解表退热，疏畅气机，使半表半里之邪可以透解；黄芩苦寒，入中上焦，长于清泻肺火、少阳之热等实热；半夏辛温而燥，能燥湿化痰，又降逆止呕而和中。柴胡之升散及黄芩之清泄、降泄合用，一升一降，一散一清，共同疏泄少阳半表半里之邪而和解少阳。胆气犯胃，胃失和降，以半夏和胃降逆止呕，三药配伍共奏和解少阳、和胃止呕之效。

白术、白芍、陈皮、防风：白术苦甘而温，益气健脾燥湿以治土虚，《医学衷中参西录》言其"具土德之全，为后天资生之要药，故能于金、木、水、火四脏，皆能有所补益也"。白芍酸寒，可柔肝缓急止痛以抑肝旺，于土中泻木。陈皮苦辛温，理气燥湿，醒脾和胃。防风入肝、脾经，通治一切风邪，具升清燥湿之性，与术、芍相配，散肝郁、舒脾气、燥湿止泻，引药入脾。四药相簇为用，共奏补脾柔肝、祛湿止泻之功，使脾健肝和，痛泻自止。

二、黄疸辨证思路与簇药对应用规律

黄疸是以目黄、身黄、小便黄为临床特征的病证。中医又称黄瘅，盖疸与瘅通。《金匮要略》将黄疸分为黄疸、谷疸、酒疸、女劳疸和黑疸等五疸。经前人总结经验并不断实践，现多将黄疸先按阳黄、阴黄、急黄区分，再据临床情况辨证分型，需注意与萎黄、黄胖等相鉴别。西医学的肝细胞性黄疸、阻塞性黄疸、溶血性黄疸、病毒性肝炎、某些消化系统肿瘤，以及出现黄疸的败血症等均可归为黄疸。

1. 病因病机

《黄帝内经》认为炎暑湿热之邪为黄疸的病因，脏腑病位与肝脾肾有关。随着张仲景、皇甫谧、孙思邈等诸多后世医家的不断实践探索总结，将其病因分为外感与内伤。外感源于疫毒侵袭，或饮食不节；内伤则以脾胃虚弱，或宿疾引发。主要病机是肝失疏泄，胆汁溢于血脉，外渗于肌肤，或血败不能华色。

2. 治疗原则

治疗原则为祛湿利小便，健脾疏肝利胆。故二便得通，则湿邪得泻，并应依热、寒之别，分别以清热利湿和温中化湿之法；急黄则需在清热利湿基础上，合用解毒凉血开窍之法；久病应重视正气的固护，勿祛邪伤正。

3. 辨治分型与簇药对应用

（1）阳黄

1）热重于湿

临床表现： 身目俱黄，色泽鲜明，发热口渴，口干口苦，恶心呕吐，脘腹胀满，大便秘结，小便赤黄、短少，舌红，苔黄腻，脉弦滑数。

病机： 湿热熏蒸、困遏脾胃、壅滞肝胆、胆汁泛滥。

治法： 清热祛湿、利胆退黄、通腑逐瘀。

代表方： 茵陈蒿汤。

簇药对应用： 茵陈蒿、大黄、栀子，此簇药对清热利湿退黄。茵陈蒿苦泄下降，善于清热利湿，为治黄疸要药；栀子清热降火，通利三焦，助茵陈蒿引湿热从小便而去；大黄泻热逐瘀，通利大便，导瘀热从大便而下。三药合用，利湿与泄热并进，通利二便，前后分消，湿邪得除，瘀热得去，黄疸自退。

加减变化： 若胁痛较甚者，可用川楝子、延胡索，此簇药对疏肝泄热、行气止痛。若毒热内盛，心烦懊恼，可加黄连、龙胆草，此簇药对清肝泻火、清利湿热。如恶心呕吐重者，可用橘皮、竹茹，此簇药对清热行气、和胃止呃。

2）湿重于热

临床表现： 身目发黄如橘，鲜明不及前者，头重身困，脘闷腹胀，无发热或身热不扬，纳呆便溏，或右胁疼痛，或恶心呕吐，或口黏不渴，舌苔厚腻微黄，脉濡缓或弦滑。

病机： 湿遏热蕴、困阻脾胃、胆汁外溢。

治法： 利湿化浊、运脾清热。

代表方： 茵陈五苓散合甘露消毒丹。

簇药对应用： 茵陈五苓散由茵陈蒿与桂枝、茯苓、白术、泽泻、猪苓簇药对组成。茵陈蒿苦泄下降，善于清热利湿，为治黄疸要药。泽泻、茯苓、猪苓、白术健脾以运化水湿，补而不峻，利而不猛，使正气伤，又可使水湿而去。甘淡渗利为主，佐以温阳化气，使水湿之邪从小便而去。此簇药对共奏温运水湿痰饮、利浊之功。

甘露消毒丹由3组簇药对组成：**黄芩、滑石、茵陈蒿、木通**，此簇药对清热利湿、通淋解毒。滑石性寒能清热，质滑能利窍，既能利水渗湿又可清热解暑，两擅其功；茵陈蒿苦寒降泄，善清利湿热从小便而去，又清解热毒；黄芩清热燥湿，泻火解毒；木通上清心火，下导小肠、膀胱湿热，清热利湿、通利经脉。**藿香、石菖蒲、白蔻仁**，此簇药对行气化湿、悦脾和中，三药芳香辛温，寓气行则湿化之意。**贝母、射干、连翘、薄荷**，此簇药对散结消肿、利咽解毒。此簇药对为治疗咽喉部位之佳品。

加减变化：若脘闷腹胀、呕恶纳差较著，可加**陈皮、厚朴、苍术**，此簇药对燥湿运脾、和胃消痞、理气除满。

3）胆腑郁热

临床表现：身目发黄鲜明，右胁、上腹闷痛且放射至肩背，壮热或寒热往来，伴有口苦咽干、恶心呕吐、大便秘、小便黄，舌红苔黄，脉弦滑数。

病机：湿热郁滞、脾胃不和、肝胆失疏。

治法：疏肝泄热、利胆退黄。

代表方：大柴胡汤。

簇药对应用：此方由3组簇药对组成。**柴胡、黄芩、半夏**和解少阳、和胃止呕。柴胡之升散及黄芩之清泄、降泄合用，一升一降，一散一清，共同疏泄少阳半表半里之邪而和解少阳；胆气犯胃，胃失和降，以半夏和胃降逆止呕。**大黄、芍药、枳实**泻热除满、行气消痞。大黄内泻阳明热结、清热解毒；枳实可破气消痞，气锐性猛，善行中焦之气而散结除满；芍药可柔肝缓急止痛，与枳实可理气和血、除心下急痛。**生姜、大枣**调胃增效，全方共奏调和脾胃、调和营卫之功效。

加减变化：若砂石阻滞，可加**金钱草、海金沙**簇药对清热通淋、排石利尿；若恶心呕逆明显，可用**橘皮、厚朴、竹茹**簇药对清热行气、和胃止呃。

（2）**阴黄**

1）寒湿阻遏

临床表现：身目俱黄，黄色晦暗不泽，或如烟熏，右胁疼痛，痞满纳差，疲乏无力，畏寒。腹胀便溏，口淡不渴，舌淡苔白腻，脉濡缓或沉迟。

病机：中阳不振、寒湿内停、肝胆失疏。

治法：健脾温阳、祛湿和胃。

代表方：茵陈术附汤。

簇药对应用：此方以**附子、干姜、肉桂、白术、甘草**簇药对为主，配合治黄疸要药**茵陈蒿**，苦泄下降，清热利湿。干姜与附子相须为用，温暖先后天，使温阳散寒通脉之力倍增。肉桂温里祛寒，回阳通脉。中焦虚寒，脾阳不足易生湿浊，故与白术苦温性燥以燥湿化浊、健运脾气，与辛燥之干姜相配，增强温阳化湿之力。甘草，缓桂、附、姜药性之猛烈，回阳的同时不致阳气暴散，又有补益之效，助桂附姜温阳益气，调和药性。

加减变化：若脘腹胀满、呕恶明显者，可加**陈皮、厚朴、苍术**簇药对健脾燥湿、行气和胃。若胁腹疼痛作胀者，可加**柴胡、香附**簇药对疏肝理气、消胀止痛。

2）脾虚湿阻

临床表现：身目俱黄，色泽晦暗，淡黄而不鲜明，少气懒言，胁肋隐痛，食少纳差，脘腹胀闷，大便溏薄，舌淡苔薄，脉濡细。

病机：脾血亏虚、湿滞肝胆。

治法：温中补虚、和肝利胆。

代表方：小建中汤。

簇药对应用：此方由两组簇药对组成。**桂枝、芍药、饴糖**簇药对温中祛寒、缓急止痛、调和营卫。《长沙药解》曰饴糖"补脾津，化胃气，生津，养血，缓里急，止腹痛"。辛温之桂枝，温阳祛寒，温经通络，合饴糖则辛甘化阳，助饴糖温中焦而补脾虚。土虚易受肝木相乘，故以酸苦之芍药入肝经以柔肝养肝，配饴糖，酸甘化阴以滋养营阴、补营血，又可缓肝急、止腹痛。此簇药对与**生姜、大枣、甘草**调和脾胃簇药对相伍组成小建中汤，温中补虚、和里缓急。

加减变化：若气虚乏力明显者，可加**黄芪、人参**簇药对增强补气。黄芪甘温，补中益气、升阳举陷、固表；人参大补元气。若畏寒、肢冷明显，可加**桂枝、附子**簇药对温阳祛寒。二药相须，助阳解表，温中散寒，逐经络中之风寒湿邪，上可温心阳，中可温脾阳，下可温肾阳。若心悸不宁，血虚甚者，可加当归、**熟地黄、酸枣仁**簇药对补血养心安神。

（3）急黄

疫毒内盛

临床表现： 起病急骤，黄疸迅速加深，身目呈金黄色，皮肤瘙痒，脘腹胀满，壮热烦渴，尿少便结，烦躁不安，或神昏谵语、烦躁抽搐，或衄血尿血，或皮下紫斑，舌质红绛，苔黄而干燥，脉弦滑数。

病机： 疫毒炽盛、深入营血、邪犯心神。

治法： 清热解毒、凉血开窍。

代表方： 犀角散。

簇药对应用： 此方用犀角、黄连、升麻、栀子、茵陈蒿簇药对清热解毒、利胆退黄、开窍定惊。犀角苦咸寒，现代常用水牛角代替，可清营凉血，泻火解毒及定惊；黄连苦寒善清心经之实火；升麻辛性升散，解表退热，可透散郁遏之火，为清热解毒之良药，尤善清解阳明热毒，连麻相伍，降中寓升，使泻火而无凉遏之弊，散火而无升焰之虞，茵陈蒿苦泄下降，善于能清热利湿，为治黄疸要药；栀子清热降火，通利三焦，助茵陈蒿引湿热从小便而去。

加减变化： 若热毒动血，迫血妄行，而见吐衄发斑者，则用犀角、生地黄、芍药、牡丹皮簇药对清热解毒、凉血化瘀。四药相簇而用，凉血与散血并用，共奏清热解毒、凉血散瘀之效。

【**梅教授常用簇药对备要**】

青蒿、黄芩、半夏： 青蒿苦寒清热，芳香清透，外可解暑热，内可除湿热，功善清透阴分伏热及少阳邪热；黄芩苦寒，燥湿除热、泻火解毒，善清肝胆肺胃气分实热及中焦蕴结之湿热，《本草正》言其"清上焦之火……退往来寒热……尤法肌表之热"；半夏辛温燥烈，能燥湿化痰，质沉性降，能降气止咳、降逆和胃，辛开散结，能化痰消痞。青蒿、黄芩两药相合，既可内清少阳湿热，又能透邪外出，加上半夏和胃燥湿消痰，使少阳胆热得清，脾胃痰湿得化，三药配伍共奏清胆透热、和胃化痰之功。

槟榔、厚朴、草果： 槟榔苦辛温，可辛散湿邪、行气化痰破结、截疟，又消磨伏邪，为疏利之药，《本草纲目》言"槟榔除一切风、一切气，宣利脏腑"；厚朴苦辛温，芳香化浊、理气祛湿，下气宽中，除满消胀，可"破戾气所结"；草果辛温，辛烈气雄、辛香化浊，可燥湿除痰、辟秽止呕、宣透伏邪，治太阴独胜之寒。如吴又可言："槟榔除岭南瘴气，厚朴破戾气，草果除伏邪，三味协力直达其巢穴，使邪气溃败，速离膜原。"三药伍用，直达膜原，使秽浊得化，热毒得清，阴液得复。

大黄、芍药、枳实：大黄苦寒，可内泻阳明热结，泻下攻积、荡涤肠腑，又能苦降泻火、清热解毒，《药性论》言："大黄主寒热，消食，炼五脏，破痰实，冷热积聚，宿食，利大小肠，贴热毒肿。"枳实苦辛微寒，可破气消痞，《名医别录》言其"除胸胁痰癖，逐停水，破结实，消胀满"，气锐性猛，善行中焦之气而散结除满。芍药苦酸微寒，入肝、脾经，可柔肝缓急止痛，与枳实可理气和血、除心下急痛。三药配伍，相簇为用，共奏泻热除满、行气消痞之效。

白术、怀牛膝、白芍、柴胡：此簇药对为梅教授的利胆专用方，用于从胆道给邪以出路，在肝胆、三焦系疾病广泛使用。以白术、牛膝大剂量（30~50g）为伴，一补一疏，标本同治，气得以运，精微上奉，浊气善除。《开宝本草》言白术功效："味苦、甘，温，无毒。主大风在身面，风眩头痛，目泪出，消痰水，逐皮间风水结肿，除心下急满，及霍乱、吐下水止，利腰脐间血，益津液，暖胃，消谷，嗜食。"《本草新编》言："白术，味甘辛，气温，可升可降，阳中阴也，无毒。入心、脾、胃、肾、三焦经。除湿消食，益气强阴，尤利腰脐之气。"《药性论》言牛膝："治阴痿，补肾填精，逐恶血流结，助十二经脉。"白芍、柴胡二味疏肝利胆，白芍益阴，柴胡疏利瘀积，引药到肝、胆二经，一阴一阳，相得益彰。

三、积聚辨证思路与簇药对应用规律

积聚是由于脏腑经气亏虚，脉络失和，加之气滞、血瘀、痰浊蕴结腹内，以腹内结块，或胀或痛为主要临床特征的一类病证。中医还将癥瘕、痃癖、伏梁、肥气、息贲等病证，皆归属于积聚范畴，并需要与痞满、石瘕、鼓胀等疾病鉴别。西医包括腹部肿瘤、肝脾肿大，以及增生型肠结核、胃肠功能紊乱、不完全性肠梗阻等疾病可参照此篇辨证诊治。

1. 病因病机

《诸病源候论·积聚病诸候》认为积聚一般有一个渐积成病的过程，"诸脏受邪，初未能为积聚，留滞不去，乃成积聚"。正虚、邪结是积聚发病的基础，正虚邪踞，日久而成。积聚主要与肝、脾相关；气滞、血瘀、痰结是其主要病理变化。其中聚证以气机阻滞为主，积证则气滞、血瘀、痰结三者均有，而以血瘀为主。重视气血积滞是形成积聚的重要病机变化。

2. 治疗原则

积聚首辨积证与聚证，再辨脏腑，《证治准绳·积聚》提出了"治疗该病必分初、中、末三法"的主张，认为积聚按病程分类可辨虚实。治疗方面，则是以扶正祛邪、攻补兼施为基本原则，据具体情况辨证施治。

3. 辨治分型与簇药对应用

（1）聚证

1）肝气郁结

临床表现：腹中气聚，攻窜胀痛，时聚时散，时或脘胁不适，常随情绪而起伏，苔薄，脉弦。

病机：肝失条达、腹中气结成块。

治法：疏肝理气、解郁散结。

代表方：逍遥散、木香顺气散。

簇药对应用：逍遥散由两组簇药对组成。柴胡、薄荷、当归、芍药，柴胡入肝胆经，辛行苦泄，使肝气得以条达，助肝郁得结；薄荷辛凉，可疏散郁遏之气，透达肝经郁热，加强柴胡疏肝解郁之效；当归养血和血，且气香可理气，为血中之气药；白芍酸苦微寒，养血敛阴，柔肝缓急，合当归用补肝体。四药同用，可补肝体而助肝用，使血和则肝和，血充则肝柔，肝郁得解，血虚得养。茯苓、白术、甘草、炮姜，此簇药对益气健脾，温中止痛，与上一簇药对相伍，专于疏肝解郁、养血健脾。

木香顺气散由两组簇药对组成：木香、香附、枳壳、厚朴、槟榔、青皮，《本草纲目》载："木香乃三焦气分之药，能升降诸气。"香附善于调理气机，能行气和血，理气宽中，疏肝解郁，二香之药使气血通利，疏泄条达。另外，枳壳、厚朴、槟榔理下焦之气机，可下气，通降胃、大肠之气，除满消胀；而青皮则理中焦之气机；三焦之气机枢机正常运行，此簇药对理气止痛之经典。**陈皮、砂仁、苍术、甘草**，此簇药对运湿化湿、健脾之功。

加减变化： 若胀痛甚者，可用川楝子、**延胡索**簇药对行气止痛。二药合用，既能疏肝泄热，又可活血行气、调中、止痛。若兼瘀象，可加三棱、莪术、丹参、当归尾簇药对行气活血、化瘀消聚。

2）食浊内阻

临床表现： 腹胀或痛，纳呆，便秘或便溏秽臭，时有如条状物聚起在腹部，按之则胀痛更甚，舌苔腻，脉弦滑。

病机： 虫积、食滞、痰浊交阻，气聚不散，结而成块。

治法： 理气化痰、导滞散结。

代表方： 六磨汤。

簇药对应用： 此方包括两组簇药对。一组为**乌药、木香、槟榔**，乌药辛温香窜，入厥阴肝经，善于疏通气机，可行气疏肝、散寒止痛；木香行气止痛，辛温芳香，合而用之，加强乌药行气疏肝、散寒止痛之功；槟榔辛苦降泄，行气导滞，直达下焦而破坚。诸药合用，使寒凝得散，气滞得疏，肝络调和，共奏行气疏肝、散寒止痛之功。与另一组**沉香、大黄、枳壳**下气通便簇药对相伍，破气宽中通便，可治气滞腹痛，大便秘结而有热者。

加减变化： 若因蛔虫聚结，阻滞肠道者，可加乌梅丸，其中乌梅、**细辛、蜀椒**此簇药对安蛔止痛。乌梅酸涩，蛔得酸则静，故有安蛔止痛、和胃止呕之效。细辛、蜀椒辛温，辛可伏蛔，温可祛寒温脏。三者配伍为用，为温脏安蛔之良品组合。与**人参、当归**簇药对合用补养气血，及黄柏、黄连苦能下蛔、寒能清热，及**附子、桂枝、干姜**簇药对温脏制蛔，3组簇药对相伍组成乌梅丸，温脏安蛔，用于治疗脏寒蛔厥证。若痰湿较重，兼有食滞，苔腻浊，可加山楂、**神曲、莱菔子、连翘**簇药对，山楂酸甘，能消食化积，善消油腻肉食之积；神曲辛甘行散，消食开胃健脾，能"行脾胃滞气"，善于化酒食陈腐油腻之积；莱菔子辛善行气消胀，善于消谷面蔬菜之积；连翘苦寒通降，清热散结。四者配伍为用，为消食导滞之绝佳配伍，消食和胃，清热散结，使食积得消。

（2）积证

1）气滞血阻

临床表现：积证初起，积块软不坚，固着不移，胀痛并见，舌苔薄白，脉弦。

病机：气滞血停、积而成块。

治法：活血化瘀，理气消积。

代表方：柴胡疏肝散合失笑散。

簇药对应用：柴胡疏肝散由两组簇药对组成。①**柴胡**、**芍药**、**枳壳**、**甘草**：柴胡、白芍两药相合，升散而无伤阴血，达到敛阴合阳、舒畅肝气的目的。枳壳与柴胡一升一降，可升清降浊，舒畅气机。甘草补脾益气、缓解止痛、调和诸药。四药合用，共奏透解郁热、疏肝理脾之效。②**陈皮**、**香附**、**川芎**：三药共奏行脾胃之气、疏肝行气、活血止痛之功。

失笑散由**五灵脂**、**蒲黄**簇药对组成，二药相须为用，药简力专，使瘀血得祛、血脉得通，共奏活血祛瘀止痛之功。

加减变化：若兼见烦热口干、舌红者，可加**赤芍**、**牡丹皮**、**黄芩**，此簇药对凉血活血、清心肝火炎。

2）正虚瘀结

临床表现：久病体虚，积块坚硬，隐痛或剧痛，食欲大减，面色萎黄或黧黑，消瘦形脱，舌质淡紫，舌苔灰糙或舌光无苔，脉弦细或细数。

病机：癥积日久、脏腑亏损、气血虚弱。

治法：补益气血、活血化瘀。

代表方：八珍汤合化积丸。

簇药对应用：八珍汤由两组簇药对组成。**人参**、**白术**、**茯苓**、**甘草**，四药配伍，以补脾为主，兼以运化、利湿，共奏益气健脾之功。**当归**、**川芎**、**白芍**、**熟地黄**，四物相配，补中有通，滋阴不腻，温而不燥，阴阳调和，补血而不滞血，和血而不伤血，共奏补血和血之功。

加减变化：如阴伤较著，头晕目眩，舌光无苔者，可加**麦冬**、**生地黄**、**沙参**、**枸杞子**，此簇药对滋养肝肾，益肺胃阴，养肺阴以清金制木，养胃阴以培土荣木。如牙龈出血、鼻衄，可加**白茅根**、**茜根**、**栀子**、**牡丹皮**，此簇药对凉血化瘀止血，也为活止相伍之经典。白茅根能清血分之热而不伤于燥，又不黏腻，凉血而不虑其积瘀；《医林纂要》言茜根"泻肝则血藏不瘀，补心则血用而能行，收散则用而不费"。栀子苦寒清降，能清解气分血分之热，又有止血之功，并有清热解毒之效。《本草纲目》载牡丹皮"和血，生血，凉血。治血中伏火，除烦热"。

【 梅教授常用簇药对备要 】

陈皮、香附、川芎：香附辛平微苦，入肝脾经，辛能行散肝气之郁，苦能降泄肝气之逆，芳香能宣通肝气之结，使气机条畅、气血通利，正如《本草纲目》所言"香附之气平而不寒，香而能窜，其味多辛能散，微苦能降，微甘能和。"川芎辛温，能上行头目，又下行血海，促进一身之气运行，行气活血，开郁止痛，为"血中气药"。陈皮苦辛温，长于行脾胃之气，理气行滞，醋炒以入肝行气。三药相合，共奏疏肝行气、活血止痛之功。

柴胡、薄荷、当归、芍药：柴胡苦辛微寒，入肝胆经，辛行苦泄，可疏肝解郁，使肝气得以条达，助肝郁得解；薄荷辛凉，可疏散郁遏之气，透达肝经郁热，加强柴胡疏肝解郁之效，《本草纲目》云其"辛能发散，凉能清利，专于消风散热"；当归养血和血，且气香可理气，为血中之气药，《本草正》言其"味甘而重，故专能补血，其气轻而辛，故又能行血，补中有动，行中有补"；白芍酸苦微寒，养血敛阴，柔肝缓急，合当归用补肝体。四药同用，可补肝体而助肝用，使血和则肝和，血充则肝柔，肝郁得解，血虚得养。

鳖甲、蜂窠、䗪虫、鼠妇、蜣螂：鳖甲咸寒质重，为血肉有情之品，功善软坚散结，又长于滋阴潜阳息风。蜣螂咸寒，能破血逐瘀攻毒。鼠妇可破瘀利水止痛。蜂窠（露蜂房）甘平，入胃经，有攻毒杀虫、祛风止痛之效。䗪虫咸寒入血软坚，能破一切血积，破瘀以通络，《神农本草经》言其"主心腹寒热，血积癥瘕，破坚，下血闭"。诸药相簇为用，如《古方选注》曰："鳖甲入里守神，蜣螂动而性升，蜂房毒可引下，虫破血，鼠妇走气……"共奏软坚散结消癥之效。

四、鼓胀辨证思路与簇药对应用规律

鼓胀以腹胀大如鼓，皮色苍黄，脉络暴露为主要临床特征，通常系肝病日久进展所致。中医又称单腹胀、臌、蜘蛛蛊等。《黄帝内经》最早提出鼓胀之名，且就其病因、临床表现及治疗方法进行了描述："有病心腹满，旦食则不能暮食，此为何病？岐伯对曰，名为臌胀……治之以鸡矢醴，一剂知，二剂已……其时有复发者何也？此饮食不节，故时有病也。"鼓胀多属现代的肝硬化腹水，其他疾病如腹腔内肿瘤、结核性腹膜炎等亦可出现类似临床特征。

1. 病因病机

本病的病机由最初《黄帝内经》记载的"饮食不节""气聚于腹"，逐渐发展深化认识，确立了气血水互结、本虚标实的病理观，认为病变部位在肝、脾、肾，基本病机是肝脾肾三脏功能失调，气滞、血瘀、水停于腹中。病机特点为本虚标实。

2. 治疗原则

本病的病机特点为本虚标实，虚实并见，宜以攻补兼施为原则，实证为主则着重祛邪治标，虚证为主则侧重扶正补虚，再视证候不同，分别施以健脾温肾、滋养肝肾等法，同时兼以祛邪。

3. 辨治分型与簇药对应用

（1）气滞湿阻

临床表现：腹部胀满，按之不坚，胁下胀满或疼痛，食纳减少，食后胀甚，嗳气后可稍减，尿少，舌苔白腻，脉弦细。

病机：肝郁气滞，脾虚失运，湿浊中阻。

治法：疏肝理气，健脾利水。

代表方：柴胡疏肝散合胃苓汤。

簇药对应用：柴胡疏肝散由两组簇药对组成。**柴胡、枳壳、芍药、甘草**簇药对透解郁热、疏肝理脾。**陈皮、香附、川芎**簇药对疏肝行气、活血止痛。

胃苓汤由桂枝、茯苓、白术、泽泻、猪苓祛湿和胃、行气利水簇药对与平胃散（**陈皮、厚朴、苍术、姜、枣、草**）燥湿和胃簇药对，及苏子、乌梅和胃化痰簇药对，必要时加木香、砂仁、白术、丁香健脾止泻簇药对共同组成，行祛湿和胃、行气利水之功，治疗夏秋之间脾胃伤冷、水谷不分、泄泻不止。

加减变化：若胁下刺痛不移，面青舌紫，脉弦涩，为气滞血瘀者，可加**延胡索、丹参、莪术**簇药对行气活血止痛；若见头晕失眠，舌质红，脉弦细数者，可加制何首乌、枸杞子、女贞子簇药对滋阴清热宁神。

（2）寒湿困脾

临床表现：腹大胀满，按之如囊裹水，胸脘痞胀，得热则舒，周身困重，怯寒面浮肢肿，大便溏薄，小便短少，舌苔白腻水滑，脉弦迟。

病机：寒湿困遏、脾阳不足、水饮内停。

治法：温中健脾，行气利水。

代表方：实脾饮。

簇药对应用：附子、干姜、茯苓、白术、甘草簇药对脾肾同治，以温脾阳为主，共奏温阳健脾、行气利水之功，附子善于温肾阳而助气化以行水，干姜偏于温脾阳而助运化以制水，二药相合，温肾暖脾，扶阳抑阴。茯苓、白术渗湿健脾，使水湿从小便去。甘草温散水气，还可调和诸药。与厚朴、草果仁、槟榔、木香、木瓜簇药对行气消胀、祛湿行水，及姜、枣和中增效，两组簇药对相伍温阳健脾、行气利水，治疗阳虚水肿。

加减变化：水肿重者，可加桂枝、猪苓、泽泻簇药对甘淡渗利、温阳化气，使水湿之邪从小便而去。脘胁胀痛者，可加青皮、香附、延胡索、丹参簇药对行气活血消胀、活血祛瘀止痛。

（3）湿热蕴结

临床表现：腹大坚满，脘腹绷急，外坚内胀，拒按，烦热口苦，渴不欲饮，小便赤涩，大便秘结或溏垢，或有面目肌肤发黄，舌边尖红，苔黄腻或灰黑而润，脉弦数。

病机：湿热郁滞、脾胃不和、肝胆失疏。

治法：清热利湿，攻下逐水。

代表方：中满分消丸合茵陈蒿汤。

簇药对应用：中满分消丸以3组簇药对为主。**泽泻、猪苓、茯苓**簇药对甘淡渗利，泽泻以其甘淡，直达肾与膀胱，利水渗湿，又能清膀胱之热；茯苓、猪苓之甘淡渗利，增强其利水渗湿之力。**半夏、干姜、黄芩、黄连**簇药对调和寒热、辛开苦降、散结消痞，其中半夏辛温，能消痞散结又可降逆止呕；干姜辛热，守而不走，长于温中散寒、健运脾阳，温暖中焦，二药合用，辛开以散结消痞。黄芩、黄连均苦寒，能清热燥湿、泻火解毒，黄芩善清泻肺火及上焦实热，而黄连长于入中焦、大肠以清泻中焦、大肠的湿热，又善于清泻心胃二经之实热，二药相用苦寒性降以泄热开痞。**枳实、厚朴、橘皮、白术、甘草**簇药对燥湿运脾、和胃消痰、理气除满。

茵陈蒿、栀子、大黄簇药对组成茵陈蒿汤，三药合用，利湿与泄热并进，通利二便，前后分消，湿邪得除，瘀热得去，黄疸自退，共奏清热利湿退黄之效。

加减变化：若热势较重，可加**连翘、半枝莲、半边莲、白花蛇舌草**簇药对加强清热解毒、利水消肿；若腹部胀急殊甚，可用舟车丸行气逐水。

（4）肝脾血瘀

临床表现：腹大坚满，按之不陷而硬，青筋怒张，胁腹刺痛拒按，面色晦暗，头颈胸臂等处可见红点赤缕，唇色紫褐，大便色黑，肌肤甲错，口干饮水不欲下咽，舌质紫暗或边有瘀斑，脉细涩。

病机：肝脾瘀结、水邪内停、络脉瘀阻。

治法：活血化瘀，行气利水。

代表方：调营饮。

簇药对应用：此方由两组簇药对组成。**赤芍、川芎、当归、桃仁**簇药对养血活血散瘀。桃仁破血行滞而润燥；川芎为血中气药，活血行气，可上行头目、中开郁结、下调经水；赤芍长于散瘀止痛，又可清营阴之热以凉血，二药助桃仁活血祛瘀；当归辛温，善于温散寒凝而活血止痛，又甘温质润，功擅补血，养血益阴，配伍为用可使活血而阴血不伤。**莪术、延胡索、槟**

榔、瞿麦、葶苈子、大黄簇药对行气利水通滞。

加减变化：积块甚者加穿山甲、水蛭簇药对加强破瘀消积；水停过多，胀满过甚者，可用十枣汤以攻逐水饮。

（5）脾肾阳亏

临床表现：腹大胀满，形如蛙腹，朝宽暮急，面色萎黄，胸脘胀满，纳差便溏，畏寒肢冷，尿少脚肿，舌淡胖边有齿痕，苔淡白水滑，脉沉细弱。

病机：脾肾阳亏、失于温蕴、水饮内停。

治法：温补脾肾，化气行水。

代表方：附子理苓汤、济生肾气丸。

簇药对应用：附子理苓汤由两组簇药对组成。**附子、人参、干姜、甘草、白术**簇药对温阳健脾，燥湿理中。附子温阳祛寒温肾；干姜，大辛大热，守而不走，温固中焦，祛脾胃之寒邪以助脾胃阳气，协脾统血摄津。人参，甘温，长大补元气，善补脾益气，与干姜合用温补并用，合脾胃虚寒之病机。中焦虚寒，脾阳不足易生湿浊，故与白术苦温性燥以燥湿化浊、健运脾气，与辛燥之干姜相配，增强温阳化湿之力。佐以甘草，可助人参、白术益气健脾，具有调和药性之效。**桂枝、茯苓、白术、泽泻、猪苓**簇药对利水渗湿、温阳化气。两组簇药对共奏温补脾阳、化气行水之效。济生肾气丸由两组簇药对组成，**附子、肉桂、山茱萸、熟地黄、山药**簇药对补肾助阳，与**泽泻、牡丹皮、茯苓**"三泻"簇药对相伍组成，为补益肾阳之典型代表。

加减变化：若食少腹胀，食后尤甚，可加黄芪、山药、薏苡仁、白扁豆簇药对益气健脾、消胀和中；若畏寒神疲，面色青灰，脉弱无力者，酌加淫羊藿、巴戟天、仙茅簇药对温补肾阳以祛寒；腹筋暴露者，可稍加赤芍、泽兰、三棱、莪术簇药对利水通痹。

（6）阴虚水停

临床表现：腹大坚满，甚则可见青筋暴露，形体反而消瘦，面色晦暗，唇燥咽干，心烦失眠，小便短少，舌红绛少津，苔剥，脉弦细数。

病机：肝肾阴虚，津液失布、水湿内停。

治法：滋养肝肾，凉血化瘀。

代表方：六味地黄丸合一贯煎。

簇药对应用： 六味地黄丸由两组簇药对组成。**熟地黄、山药、山茱萸**簇药对滋阴补肾，三药相伍滋补肝脾肾三脏，即所谓"三阴并补"，然重用熟地黄，故仍以滋补肾阴为主。与**茯苓、牡丹皮、泽泻**"三泻"簇药对相佐制约组成六味地黄丸，滋阴补肾，用治肾阴虚证。

一贯煎由**沙参、麦冬、生地黄、当归、枸杞子**簇药对滋养肝肾与少量川楝子疏肝泄热相伍组成，具滋阴疏肝之效，主治阴虚气滞。生地黄重用，滋养肝肾阴血，滋水涵木；枸杞入肝肾经，善补养肝肾、益精养血；当归甘温质润，功善补血养肝，又可活血止痛，补中有行；沙参、麦冬性味甘寒，入肺胃经，养肺阴以清金制木，养胃阴以培土荣木。诸药合用，共奏滋阴疏肝之功。

加减变化： 若津伤口干较甚，可加**石斛、天花粉、芦根、知母**簇药对以清热滋阴；午后发热，可酌加**银柴胡、鳖甲、地骨皮、白薇、青蒿**簇药对清虚热、除骨蒸；若肌肤发黄，加**茵陈蒿、黄柏**此簇药对清热退黄。

【 梅教授常用簇药对备要 】

茵陈蒿、栀子、大黄： 茵陈蒿苦泄下降，善于能清热利湿，为治黄疸要药；栀子清热降火，通利三焦，助茵陈蒿引湿热从小便而去；大黄泻热逐瘀，通利大便，导瘀热从大便而下。三药合用，利湿与泄热并进，通利二便，前后分消，湿邪得除，瘀热得去，黄疸自退，共奏清热利湿退黄之效。

附子、干姜、茯苓、白术、甘草： 附子善于温肾阳而助气化以行水，干姜偏于温脾阳而助运化以制水，二药相合，温肾暖脾，扶阳抑阴。茯苓、白术渗湿健脾，使水湿从小便去。甘草温散水气，还可调和诸药。诸药相伍，脾肾同治，而以温脾阳为主，共奏温阳健脾、行气利水之功。

茯苓、桂枝、白术、甘草： 茯苓健脾利水，渗湿化饮，既能消除已聚之痰饮，又善平饮邪之上逆；桂枝功能温阳化气，平冲降逆，二药合用有温化痰饮之功；白术健脾燥湿，苓、术相须，奏健脾祛湿之效，有治生痰之源以治本之意；炙甘草用于本方中，一可合桂枝以辛甘化阳，以襄助温补中阳之力，二可合白术益气健脾，崇土以利制水，三可调和诸药，功兼佐使之用。四药合用，温而不燥，利而不峻，标本兼顾，温阳健脾以助化饮，淡渗利湿以平冲逆，为治疗痰饮病之和剂。

五、头痛辨证思路与簇药对应用规律

头痛是指由于外感与内伤，致使脉络拘急或失养，清窍不利所引起的以头部疼痛为主要临床特征的疾病。西医学中的偏头痛，还有国际上新分类的周期性偏头痛、紧张性头痛、丛集性头痛及慢性阵发性偏头痛等，凡符合头痛证候特征者均可参考本节辨证论治。诊断过程需辨外感与内伤，辨疼痛的性质、部位及诱发因素。本病需与类中风、真头痛鉴别。

1. 病因病机

头为神明之府，与五脏六腑之阴精、阳气密切相关，凡能影响脏腑之精血、阳气的因素皆可成为头痛的病因，归纳起来不外外感与内伤两类。病位虽在头，但与肝脾肾密切相关。风、火、痰、瘀、虚为致病之主要因素。邪阻脉络，清窍不利；精血不足，脑失所养，为头痛之基本病机。

2. 治疗原则

头痛须分内外虚实，外感所致属实，治疗当以祛邪活络为主，视其邪气性质之不同，分别采用祛风、散寒、化湿、清热等法。外感以风为主，内伤所致多虚，治疗以补虚为要，分别采用益气升清、滋阴养血、益肾填精。虚实夹杂，扶正与祛邪并举。

3. 辨治分型与簇药对应用

（1）外感头痛

1）风寒证

证型表现：头痛起病较急，其痛如破，痛连项背，恶风畏寒，口不渴，苔薄白，脉多浮紧。

病机：风寒侵袭，清阳受阻，寒凝血滞，络脉拘急。

治法：疏风散寒。

代表方：川芎茶调散。

簇药对应用： 川芎茶调散由两组簇药组成。①**防风、白芷、羌活、川芎、细辛：** 川芎祛风止痛；羌活、白芷疏风止痛，其中羌活散表寒、祛风湿、利关节、止痹痛，长于治太阳经头痛，白芷发表祛风，善治阳明头痛；防风散上部风邪；细辛祛风止痛，善治少阴头痛；细辛、防风、白芷、羌活协助川芎以增强疏风止痛之功。②**薄荷、荆芥、甘草：** 辛散上行、清利头目簇药对。两组簇药对相伍组成川芎茶调散，疏风止痛，用于治疗外感风邪痛头痛。

加减变化： 若鼻塞流清涕者，加苍耳、辛夷，此簇药对散寒通窍。若呕恶苔腻者，加藿香、半夏、厚朴，此簇药对和胃降逆。若巅顶痛者，加藁本祛风止痛。

2）风热证

证型表现： 起病急，头呈胀痛，甚则头痛如裂，发热或恶风，口渴欲饮，面红目赤，便秘溲黄，舌红苔黄，脉浮数。

病机： 风热之邪侵袭，上攻头目清窍。

治法： 疏风清热。

代表方： 芎芷石膏汤。

簇药对应用： 芎芷石膏汤主要在**防风、白芷、羌活、川芎、细辛**簇药对基础上变化而成。川芎祛风止痛；羌活、白芷疏风止痛，其中羌活散表寒，祛风湿，利关节，止痹痛，长于治太阳经头痛；白芷发表祛风，善治阳明头痛。伍以菊花、石膏校正其温性，疏风清热止头痛，**藁本**善达巅顶部，发散太阳经风寒湿邪止头痛。

加减变化： 若风热头痛甚者，可加蔓荆子、**连翘**，此簇药清上焦风热、解毒止痛。若发热甚者，加金银花、**连翘**，此簇药对清热解毒。若热盛津伤，症见舌红少津，可加知母、石膏、人参，此簇药对清热益气生津。

3）风湿证

证型表现： 头痛如裹，肢体困重，胸闷纳呆，小便不利，大便或溏，苔白腻，脉濡。

病机： 风湿之邪侵袭，阻滞经络，侵犯头部。

治法： 祛风胜湿。

代表方： 羌活胜湿汤。

簇药对应用： 羌活胜湿汤由两组簇药组成。①**羌活、独活**，羌活、独活二药皆可祛风除湿、通利关节。其中羌活善祛上部风湿，独活善祛下部风湿，两药相合，能散一身上下之风湿，通利关节而止痹痛。②**藁本、防风、蔓荆子、川芎**，防风祛风解表、息风胜湿；藁本善达巅顶，疏散风寒湿邪，入肌肉、经络、筋骨之间以祛风湿、蠲痹痛；蔓荆子清利头目、疏散头面之邪。

加减变化： 若湿浊中阻，症见胸闷纳呆、便溏者，可加**苍术、厚朴、陈皮**簇药对燥湿运脾，理气除满。若恶心呕吐者，可加**藿香、厚朴、半夏**簇药对燥湿和胃、降逆止呕。

（2）内伤头痛

1）肝阳证

证型表现： 头胀痛而眩，心烦易怒，面赤口苦，或兼耳鸣胁痛，夜眠不宁，舌红苔薄黄，脉弦有力。

病机： 肝失条达，气郁化火，阳亢风动，上扰清窍。

治法： 平肝潜阳。

代表方： 天麻钩藤饮。

簇药对应用： 天麻钩藤饮主要是由3组簇药对组成。①**天麻、钩藤、石决明**：钩藤清热平肝、息风定惊，擅治肝热风动之证；天麻入肝经，养液平肝、息风潜阳；石决明平肝潜阳、除热明目，加强天麻、钩藤平肝潜阳之力。三药相簇为用，共奏平肝潜阳之效。②**牛膝、益母草、杜仲、桑寄生**：此簇药对补肝肾活血、利水平肝。③**栀子、黄芩**：此簇药对清热凉肝。④**夜交藤、茯神**，此簇药对安神。4组簇药对相伍组成天麻钩藤饮，平肝熄风、清热活血、补益肝肾，主治肝阳偏亢、肝风上扰证。

加减变化： 若见肝肾阴虚，症见朝轻暮重，或遇劳加重，脉弦细，舌红苔薄少津者，加**菟丝子、淫羊藿、女贞子、何首乌、黄精、续断、牛膝**，此簇药对滋养肝肾。若头痛甚，口苦、胁痛，肝火偏旺者，加**龙胆草、黄芩、栀子**簇药对清肝泻火，火热较甚，亦可用龙胆泻肝汤清降肝火。

2）肾虚证

证型表现： 头痛而空，每兼眩晕耳鸣，腰膝酸软，遗精，带下，少寐健忘，舌红少苔，脉沉细无力。

病机： 肾精久亏，脑髓空虚。

治法： 滋阴补肾。

代表方： 大补元煎。

簇药对应用： 大补元煎主要是由两组簇药对组成。①**熟地黄、山药、山茱萸：** 熟地黄滋肝肾，填精益髓；山药补脾肾，养脾阴，固肾精；山茱萸酸补养肝肾涩精。②**人参、当归、枸杞：** 人参与熟地黄相配，益气养血；枸杞补养肝肾、益精养血；当归补血养肝，活血止痛，补中有行。两组簇药对相伍组成大补元煎，益气养血，滋阴补肾。

加减变化： 若头痛畏寒，面白，四肢不温，舌淡，脉沉细而缓，证属肾阳不足，可加**鹿角胶、菟丝子、枸杞子、杜仲、当归**簇药对温补肾阳，滋养精血。

3）气血虚证

证型表现： 头痛而晕，遇劳加重，面色少华，心悸不宁，自汗，气短，畏风，神疲乏力，舌淡苔薄白，脉沉细而弱。

病机： 气血亏虚，不能上营于脑，髓海不充。

治法： 气血双补。

代表方： 八珍汤。

簇药对应用： 八珍汤由**人参、茯苓、白术、甘草、当归、川芎、白芍、熟地黄**簇药对组成。人参与熟地黄相配，益气养血；白术、茯苓健脾渗湿，助人参益气补脾；当归、白芍养血和营，助熟地黄滋养心肝；川芎活血行气，甘草益气和中，调和诸药。此簇药是由**人参、茯苓、白术、甘草**健脾益气，及**当归、川芎、白芍、熟地黄**养血活血两组小簇药对组成的。

4）痰浊证

证型表现： 头痛昏蒙，胸脘满闷，呕恶痰涎，苔白腻，或舌胖大有齿痕，脉滑或弦滑。

病机： 脾失健运，痰气阻滞，清窍被阻。

治法： 健脾化痰，降逆止痛。

代表方： 半夏白术天麻汤。

簇药对应用： 半夏白术天麻汤由两组簇药对组成。①**半夏、白术、天麻：** 半夏燥湿化痰，降逆止呕，散结消痞；天麻息风止痉，平肝潜阳；白术燥湿补气健脾。②**半夏、橘红、茯苓**：半夏燥湿化痰、和胃降逆、散结消痞；橘红理气行滞、燥湿化痰，与半夏相辅相成，增强燥湿化痰之力；茯苓理气化痰、健脾渗湿。此簇药对及**姜、枣、草**调胃增效，两组簇药对相伍组成半夏白术天麻汤，燥湿化痰、平肝息风，用于治疗风痰上扰证。

加减变化：若痰浊郁而化热，痰火上犯清窍，表现为眩晕，头目胀痛，心烦口苦，渴不欲饮，苔黄腻，脉弦滑者，可加**竹茹、枳实、黄芩**簇药对清热燥湿。若素体阳虚，痰从寒化，痰饮内停，上犯清窍者，用**茯苓、桂枝、白术、甘草**簇药对温阳化饮、健脾利水。

5）瘀血证

证型表现：头痛经久不愈，其痛如刺，入夜尤甚，固定不移，或头部有外伤史，舌紫或有瘀斑、瘀点，苔薄白，脉沉细或细涩。

病机：气滞血瘀，脉络瘀阻，不通则痛。

治法：活血通窍止痛。

代表方：通窍活血汤。

簇药对应用：通窍活血汤主要在**桃仁、红花、当归、川芎、赤芍**活血化瘀簇药对的基础上形成，此簇药对与**麝香、生姜、葱白**温通窍络，相伍组成通窍活血汤。

加减变化：若痰火或湿热蒙蔽清窍者，可酌加**郁金、菖蒲**簇药对解郁开窍、清心凉血。若头痛甚者，可加**全蝎、蜈蚣**簇药对搜逐风邪，活络止痛。若久病气血不足者，可加**黄芪、当归**簇药对补气生血，以助活络化瘀之力。

【 梅教授常用簇药对备要 】

菊花、蝉蜕、僵蚕、薄荷：薄荷性凉，辛散上行，既有疏风止痛之功，又能清利头目，以其之凉克制诸风药之温燥，同时兼顾风为阳邪，易于化热、化燥之特点；菊花性甘、寒，疏散风热，清利头目而肃肺；僵蚕、蝉蜕属于手太阴肺经及足厥阴肝经，主皮毛，可疏散外风及平息内风，其中僵蚕更长于平息内风，而蝉蜕更善于疏散外风。此簇药对常用于风热头痛者。

六、眩晕辨证思路与簇药对应用规律

眩晕是由于情志、饮食内伤、体虚久病、失血劳倦及外伤、手术等病因，引起风、火、痰、瘀上扰清空或精亏血少，清窍失养为基本病机，以头晕、眼花为主要临床表现的一类病证。本病多见于中老年人，亦可发于青年人。西医学中的高血压、低血压、低血糖、贫血、梅尼埃病、脑动脉硬化、椎-基底动脉供血不足、神经衰弱等病，临床表现以眩晕为主要症状者，可参照本节辨证论治。诊断过程需辨脏腑、虚实、体质、标本。本病需与中风、厥证、痫病鉴别。

1. 病因病机

本病病位在清窍，由气血亏虚、肾精不足致脑髓空虚，清窍失养，或肝阳上亢、痰火上逆、瘀血阻窍而扰动清窍发生眩晕，与肝、脾、肾三脏关系密切。病性以虚者居多，实证多由痰浊阻遏，升降失常，痰火气逆，上犯清窍，瘀血停着，痹阻清窍而成。眩晕的发病过程中，各种病因病机，可以相互影响，相互转化，形成虚实夹杂；或阴损及阳，阴阳两虚。

2. 治疗原则

主要是补虚而泻实，调整阴阳。虚证以肾精亏虚、气血衰少居多，精虚者填精生髓，滋补肝肾；气血虚者宜益气养血，调补脾肾。实证则以潜阳、泻火、化痰、逐瘀为主要治法。

3. 辨治分型与簇药对应用

（1）肝阳上亢

证型表现：眩晕耳鸣，头痛且胀，遇劳累、恼怒加重，肢麻震颤，失眠多梦，急躁易怒，舌红苔黄，脉弦。

病机：肝肾阴亏，水不涵木，肝阳亢扰。

治法：平肝潜阳，滋养肝肾。

代表方： 天麻钩藤饮。

簇药对应用： 天麻钩藤饮主要由3组簇药对组成。①**天麻、钩藤、石决明：** 钩藤清热平肝、熄风定惊，擅治肝热风动之证；天麻养液平肝、息风潜阳；石决明平肝潜阳、除热明目，三药相簇为用，共奏平肝潜阳之效。②**牛膝、益母草、杜仲、桑寄生：** 此簇药对补肝肾活血、利水平肝。③**栀子、黄芩：** 此簇药对清热凉肝。④**夜交藤、茯神：** 此簇药对安神。4组簇药对相伍平肝息风、清热活血、补益肝肾。

加减变化： 若肝阳化火，肝火亢盛，表现为眩晕、头痛较甚，耳鸣、耳聋暴作，目赤，口苦，舌红苔黄燥，脉弦数者，可加用**龙胆草、黄芩、栀子**，此簇药对清肝泻火。便秘者，可加**大黄、芒硝**，此簇药对通腑泄热。

（2）肝火上炎

证型表现： 头晕且痛，其势较剧，目赤口苦，胸胁胀痛，烦躁易怒，寐少多梦，小便黄，大便干结，舌红苔黄，脉弦数。

病机： 肝失疏泄，郁而化火，肝火上冲于头目。

治法： 清肝泻火，清利湿热。

代表方： 龙胆泻肝汤。

簇药对应用： 龙胆泻肝汤由4组簇药对组成。①**龙胆草、黄芩、栀子：** 龙胆草清肝利胆泻实火，清利肝经湿热，辅以黄芩、栀子燥湿清热、泻火解毒，善清泄肺与三焦之热，清上导下，此簇药对清肝泻火、清利湿热。②**生地黄、木通、甘草：** 此簇药对清心利湿。③**柴胡、当归、生地黄：** 此簇药对入肝养血滋阴。④**木通、车前子、泽泻：** 此簇药对利尿清湿热。4组簇药对相伍组成龙胆泻肝汤，清泻肝胆实火、清利肝经湿热。

加减变化： 若肝火扰动心神，失眠、烦躁者，加**龙齿、紫贝齿**，此簇药对镇心安魂、平肝潜阳。肝火化风，肝风内动，肢体麻木、震颤，欲发中风病者，加**全蝎、蜈蚣**，或**地龙、僵蚕**，此两组簇药对平肝息风，清热止痉。

（3）痰浊上蒙

证型表现： 眩晕，头重如蒙，视物旋转，胸闷作恶，呕吐痰涎，食少多寐，苔白腻，脉弦滑。

病机：痰湿内停，阻塞中焦，清气不升，痰浊蒙窍。
治法：燥湿祛痰，健脾和胃。
代表方：半夏白术天麻汤。
簇药对应用：半夏白术天麻汤主要在簇药对白术、茯苓、半夏、生姜、甘草基础上加减而来，白术苦甘而温，燥湿健脾，补脾益气，标本兼顾；茯苓平补健脾、淡渗利水，与白术相配共治生痰之本；半夏燥湿化痰浊，散结消痞；生姜辛微温，温中散寒，温化痰饮；甘草补脾益气、祛痰止咳、调和诸药。五药配伍共同健脾和胃、祛湿化痰，恢复脾胃功能。此簇药对与**陈皮**、**大枣**健脾，及**天麻**息风组成半夏白术天麻汤，化痰息风、健脾祛湿，主治风痰上扰证。
加减变化：若头晕头胀，多寐，苔腻者，加**藿香**、**白蔻仁**、**石菖蒲**，此簇药对醒脾化湿开窍；若呕吐频繁，加枳实、**竹茹**，此簇药对和胃降逆止呕；若耳鸣、重听者，加郁金、**石菖蒲**，此簇药对通阳开窍。

（4）瘀血阻窍

证型表现：眩晕头痛，兼见健忘，失眠，心悸，精神不振，耳鸣耳聋，面唇紫暗，舌瘀点或瘀斑，脉弦涩或细涩。
病机：气滞血瘀，痹阻清窍。
治法：活血化瘀，通窍活络。
代表方：通窍活血汤。
簇药对应用：见头痛章节《瘀血证》。
加减变化：若见神疲乏力，少气自汗等气虚证者，重用**黄芪**，以补气固表，益气行血；若兼有畏寒肢冷，感寒加重者，加**附子**、**桂枝**此簇药对辛温散寒、温经活血；若天气变化加重，或当风而发，可重用川芎，加**防风**、**白芷**、**荆芥穗**，此簇药对理气祛风。

（5）气血亏虚

证型表现：头晕目眩，动则加剧，遇劳则发，面色㿠白，爪甲不荣，神疲乏力，心悸少寐，纳差食少，便溏，舌淡苔薄白，脉细弱。
病机：脾气亏虚，化源不足，气虚清阳不升，血虚脑海失养。
治法：补养气血，健运脾胃。

代表方：归脾汤。

簇药对应用：归脾汤由3组簇药对组成。①**黄芪、当归**：黄芪重用，大补肺脾元气，固护肌表，补血活血，资气血生化之源；当归养血和营、活血止痛。②**人参、白术、茯苓、甘草、木香、姜、枣**：此簇药对健脾理气。③**当归、龙眼肉、远志、酸枣仁**：此簇药对补血养心。3组簇药对相伍组成归脾汤，益气补血、健脾养心。

加减变化：若气虚卫阳不固，自汗时出，易于感冒者，重用黄芪，加防风、浮小麦益气固表敛汗；若脾虚湿盛，泄泻或便溏者，加薏苡仁、砂仁、桔梗，此簇药对渗湿提气；若气损及阳，兼见畏寒肢冷，腹中冷痛等阳虚甚者，加桂枝、附子，此簇药对温中散寒。

（6）肝肾阴虚

证型表现：眩晕久发不已，视力减退，两目干涩，少寐健忘，心烦口干，耳鸣，神疲乏力，腰酸膝软，遗精，舌红苔薄，脉弦细。

病机：肝肾阴虚，髓海不足。

治法：滋养肝肾，养阴填精。

代表方：左归丸。

簇药对应用：左归丸由两组簇药对组成。①**枸杞子、菟丝子、牛膝、鹿角胶、龟板胶**：枸杞子补肝肾，益精血；川牛膝益肝肾，强筋骨，活血通经；龟板胶滋阴补髓、益肾健骨、补养心血；菟丝子、鹿角胶温壮肾阳，补阳益阴。②**山茱萸、山药、熟地黄**：熟地黄滋肝肾之阴，填精益髓；山药养脾阴，固肾精；山茱萸补养肝肾涩精。两组簇药对相伍组成左归丸，纯补无泻，滋补肾阴。

加减变化：若阴虚生内热，咽干口燥，五心烦热，潮热盗汗，舌红，脉弦细数者，可加炙鳖甲、青蒿，此簇药对等滋阴清热；心肾不交，失眠、多梦、健忘者，加丹参、五味子、远志、茯苓，此簇药对交通心肾，养心安神。

【梅教授常用簇药对备要】

钩藤、菊花、薄荷、苏叶：钩藤甘寒，清热平肝、息风止痉；菊花辛甘苦微寒，疏风清热，清肝，为祛风要药；薄荷辛凉透散，宣散表邪，清热利咽；紫苏叶发散风寒，行气宽中、和胃止呕。此簇药对清热平肝、疏肝解郁、清利头目，主治肝郁气滞所致头痛、目昏、胸胁苦满。

钩藤、僵蚕、牡蛎、白芍：钩藤清热平肝、息风定惊，善治肝热风动之证；僵蚕清疏上焦风热；煅牡蛎敛阴潜阳；白芍养血敛阴养肝；此簇药对清热息风安神止颤，主治肝热生风惊痫抽搐、头晕目眩等。

七、中风辨证思路与簇药对应用规律

中风（脑卒中）是由于正气亏虚，饮食、情志、劳倦内伤等引起气血逆乱，产生风、火、痰、瘀，导致脑脉痹阻或血溢脑脉之外为基本病机，以突然昏仆、半身不遂、口舌歪斜、言语謇涩或不语、偏身麻木为主要临床表现的病证。本病多见于中老年人。四季皆可发病，但以冬春两季最为多见。本病临床表现与西医所称的脑血管病相似。脑血管病主要包括缺血性和出血性两大类型。不论是出血性还是缺血性脑血管病均可参考本节辨证论治。诊断过程需了解病史及先兆，辨中经络与中脏腑，辨病性，辨闭证与脱证，辨病势等。本病需与口僻、痫病、厥证、痉病、痿病鉴别。

1. 病因病机

本病多由脏腑功能失调，气血素虚或痰浊、瘀血内生，加之劳倦内伤、忧思恼怒、饮酒饱食、用力过度、气候骤变等诱因，而致瘀血阻滞、痰热内蕴，或阳化风动、血随气逆，导致脑脉痹阻或血溢脉外，引起昏仆不遂，发为中风。其病位在脑，与心、肾、肝、脾密切相关。其病机有虚（阴虚、气虚）、火（肝火、心火）、风（肝风）、痰（风痰、湿痰）、气（气逆）、血（血瘀）六端，此六端多在一定条件下相互影响，相互作用。病性多为本虚标实，上盛下虚。在本为肝肾阴虚，气血衰少，在标为风火相煽，痰湿壅盛，瘀血阻滞，气血逆乱。而其基本病机为气血逆乱，上犯于脑，脑之神明失用。

2. 治疗原则

中风病急性期标实证型表现突出，急则治其标，治疗当以祛邪为主，常用平肝息风、清化痰热、化痰通腑、活血通络、醒神开窍等治疗方法。闭、脱二证当分别治以祛邪开窍醒神和扶正固脱、救阴回阳。内闭外脱则醒神开窍与扶正固本可以兼用。在恢复期及后遗症期，多为虚实夹杂，邪实未清而正虚已现，治宜扶正祛邪，常用育阴息风、益气活血等法。

3. 辨治分型与簇药对应用

（1）中经络

1）风痰瘀血，痹阻脉络

证型表现：半身不遂，口舌歪斜，舌强言謇或不语，偏身麻木，头晕目眩，舌质暗淡，舌苔薄白或白腻，脉弦滑。

病机：风痰瘀血，壅滞脏腑气机，痹阻经脉，蒙蔽清窍。

治法：活血化瘀，化痰通络。

代表方：桃红四物汤合涤痰汤。

簇药对应用：桃红四物汤由两组簇药对组成。①**当归、川芎、白芍、熟地黄**：熟地黄滋阴养血填精；白芍补血敛阴、和营养血；当归补血养肝，活血调经，补中有行；川芎活血祛瘀，行气开郁。②**桃仁、红花**：活血化瘀，两组簇药对相伍组成桃红四物汤，养血活血。

涤痰汤由3组簇药对组成。①**橘红、半夏、茯苓**：半夏燥湿化痰，和胃降逆、散结消痞；橘红理气行滞，燥湿化痰；茯苓健脾渗湿，杜生痰之源。②**天南星、枳实、石菖蒲、竹茹**：化痰开窍。③**人参、生姜、甘草**：健脾和胃增效，3组簇药对相伍组成涤痰汤（《奇效良方》），化痰息风、宣郁开窍，用于中风痰蒙心窍证。

加减变化：若舌苔黄腻，烦躁不安等有热象者，加**黄芩、山栀**，此簇药对凉肝，清热泻火。若头晕、头痛加**菊花、夏枯草**，此簇药对平肝息风。若大便不通，可加**大黄**通腑泄热凉血，大黄用量宜轻，以涤除痰热积滞为度，不可过量。

2）肝阳暴亢，风火上扰

证型表现： 半身不遂，偏身麻木，舌强言謇或不语，或口舌歪斜，眩晕头痛，面红目赤，口苦咽干，心烦易怒，尿赤便干，舌质红或红绛，脉弦有力。

病机： 肝阳暴亢，阳化风动，风火相煽，上扰清窍，蒙蔽心神。

治法： 平肝息风，清热活血，补益肝肾。

代表方： 天麻钩藤饮。

簇药对应用： 天麻钩藤饮主要是由3组簇药对组成。①**天麻、钩藤、石决明：** 天麻入肝经，养液平肝、息风潜阳；钩藤清热平肝、息风定惊，擅治肝热风动之证；石决明平肝潜阳、除热明目，加强天麻、钩藤平肝潜阳之力。三药相簇为用，共奏平肝潜阳之效。②**牛膝、益母草、杜仲、桑寄生：** 此簇药对补肝肾活血、利水平肝，及**栀子、黄芩**凉肝。③**夜交藤、茯神：** 此簇药对安神。三组簇药对相伍组成天麻钩藤饮，平肝息风、清热活血、补益肝肾，主治肝阳偏亢、肝风上扰证，具有降压、镇静、镇痛、抗炎等作用。

加减变化： 若头晕、头痛者，加**菊花、桑叶**，此簇药对散风热，清肝热；若心烦易怒，加**牡丹皮、栀子**，此簇药对清热泻火；若便干便秘，加**生大黄**。若症见神识恍惚，迷蒙者，为风火上扰清窍，由中经络向中脏腑转化，可配合灌服**牛黄清心丸**或**安宫牛黄丸**以开窍醒神。

3）痰热腑实，风痰上扰

证型表现： 半身不遂，口舌歪斜，言语謇涩或不语，偏身麻木，腹胀便干便秘，头晕目眩，咯痰或痰多，舌质暗红或暗淡，苔黄或黄腻，脉弦滑或偏瘫侧脉弦滑而大。

病机： 痰热阻滞，风痰上扰清窍，腑气不通。

治法： 通腑化痰。

代表方： 大承气汤加味。

簇药对应用： 大承气汤由**大黄、厚朴、枳实、芒硝**等寒下之簇药对组成。大黄泄热通便，荡涤肠胃，且能活血化瘀，以推陈致新；芒硝咸寒泄热，软坚润燥，助大黄泄热通便；厚朴能下气宽中，行气散结，除满消痞；枳实破气力强而性猛，善行中焦之气，泄满除滞、破气散结。四药相簇而用，泻下与行气并重，使得胃肠壅滞之气机得以畅通，里实热结得以峻下通泄，阴液得存，证结得解。

加减变化：若热象明显者，加山栀、黄芩，此簇药对清热泻火；若年老体弱津亏者，加生地黄、麦冬、玄参，此簇药对补益五脏阴津，增液润燥。

4）气虚血瘀

证型表现：半身不遂，口舌歪斜，口角流涎，言语謇涩或不语，偏身麻木，面色㿠白，气短乏力，心悸，自汗，便溏，手足肿胀，舌质暗淡，舌苔薄白或白腻，脉沉细、细缓或细弦。

病机：机体脏腑功能衰退，元气不足，无力推动血液运行而成瘀。

治法：益气活血，扶正祛邪。

代表方：补阳还五汤。

簇药对应用：补阳还五汤由黄芪、地龙、桃仁、红花、当归、川芎、赤芍等一组簇药对组成。黄芪补益元气，气旺则血行，瘀去则络通。气虚血瘀者，辅以活血祛瘀之品，故用当归尾活血通络而不伤血，赤芍、川芎、桃仁、红花协同当归尾以活血祛瘀；地龙善通经活络，力专善走，又息风止痉。诸药合用，补益气血，活血化瘀，标本兼顾。

加减变化：若气虚明显者，加人参、黄芪、甘草，此簇药对益气通络；若言语不利，加远志、石菖蒲、郁金，此簇药对清心化痰开窍；若下肢瘫软无力者，加独活、桑寄生、杜仲、牛膝，此簇药对补肝肾，强筋骨；小便失禁者加桑螵蛸、海螵蛸，此簇药对温补肾阳、收敛止泻、固肾缩尿；血瘀重者，加莪术、水蛭、鬼箭羽、鸡血藤等破血通络之品。

5）肝阳上亢

证型表现：半身不遂，口舌歪斜，舌强言謇或不语，偏身麻木，烦躁失眠，眩晕耳鸣，手足心热，舌质红绛或暗红，少苔或无苔，脉细弦或细弦数。

病机：肝阴不足，阴不涵阳，肝阳上行扰动头目。

治法：滋养肝肾，潜阳息风。

代表方：镇肝息风汤。

簇药对应用：镇肝息风汤由4组簇药对组成。①牛膝、代赭石：牛膝性善下行而通血脉，补益肝肾；代赭石镇肝降逆，凉血、止血而不留瘀，合牛膝以引血归经。二药为用，共奏调冲降逆、补益肝肾、镇肝潜阳、止血之功。②龙骨、牡蛎、龟板、白芍：龙骨镇静安神、平肝潜阳；牡蛎重镇安神、平肝潜阳；龟板滋阴潜阳；白芍养血柔肝而缓肝风。③天冬、白芍、玄参：此簇药对滋阴清热。④川楝子、茵陈蒿、生麦芽：此簇药对清泄肝热、疏肝理气。4组簇药对相伍组成镇肝息风汤，镇肝息风、滋阴潜阳，用于治疗类风证。

（2）中腑脏

1）痰热内闭清窍（阳闭）

证型表现：起病骤急，神昏或昏愦，半身不遂，鼻鼾痰鸣，肢体强痉拘急，项背身热，躁扰不宁，甚则手足厥冷，频繁抽搐，偶见呕血，舌质红绛，舌苔黄腻或干腻，脉弦滑数。

病机：痰热内蕴，阻闭心神。

治法：清热化痰，醒神开窍。

代表方：羚角钩藤汤配合灌服或鼻饲安宫牛黄丸。

簇药对应用：羚角钩藤汤由3组簇药对组成。①羚羊角、钩藤、桑叶、菊花：羚羊角清肝泻火，凉肝息风，平目翳障，安惊骇不宁；钩藤清热平肝、息风止痉；桑叶散风热清肝热；菊花疏风清热。②白芍、甘草、生地黄：白芍清热养血，滋养肝阴以养肺阴，敛阴血而安脾肺；甘草和中缓急；生地黄清肺肝之热，养阴清热增液；三药相簇为用，柔肝舒筋。③川贝母、竹茹、茯神木：此簇药对清热化痰、平肝宁心安神。3组簇药对相伍组成羚角钩藤汤，凉肝息风、增液舒筋，用于热盛动风证。

安宫牛黄丸由4组簇药对组成。①犀角、麝香、牛黄、雄黄：犀角清心、肝经热毒，凉血解毒，透包络之邪热；麝香开窍醒神；牛黄清心解毒，化痰开窍；雄黄燥湿祛痰解毒。四药合用，共奏清热解毒、豁痰开窍之功。②黄连、黄芩、栀子：此簇药对通泻三焦之火，导热下行。③冰片、郁金：冰片开窍醒神，清热辟秽，止痛；郁金芳香辟秽、化浊通窍。④朱砂、珍珠、金箔：重镇安神，清心泻火，合珍珠、金箔重镇安神。4组簇药对共同组成安宫牛黄丸，清热解毒、豁痰开窍，治疗邪热内陷心包证。

加减变化：若肝火旺盛，面红目赤，脉弦有力者，可加龙胆草、黄芩、栀子，此簇药对清肝泻火；若腑实热结，腹胀便秘，苔黄厚者，可加生大黄、枳实、芒硝、厚朴，此簇药对泻下通便。

2）痰湿蒙塞心神（阴闭）

证型表现：素体阳虚，突发神昏，半身不遂，肢体松懈，瘫软不温，甚则四肢逆冷，面白唇暗，痰涎壅盛，舌质暗淡，舌苔白腻，脉沉滑或沉缓。

病机：痰湿内蕴，蒙塞心神。

治法：温阳化痰，醒神开窍。

代表方：涤痰汤配合灌服或鼻饲苏合香丸。

簇药对应用：涤痰汤由两组簇药对相伍组成。①**天南星、枳实、石菖蒲、竹茹**：天南星祛风散寒，燥湿化痰；枳实破气散结，消除痞满，化痰开窍；石菖蒲化湿醒脾和胃，开窍醒神、宁心安神；竹茹清热化痰，除烦止呕。②**人参、生姜、甘草**：人参补肺气要药，健脾和胃增效；生姜温中和胃止呕，又能温经脉、散寒邪、宣行气机以达行血之效；甘草补脾益气，调和诸药，三者健脾和胃增效。两组簇药对化痰息风、宣郁开窍，用于中风痰蒙心窍证。

苏合香丸由3组簇药对相伍组成。①**苏合香、冰片、安息香、麝香、犀角、朱砂**：苏合香通窍辟秽；冰片开窍醒神，清热辟秽，止痛；安息香开窍醒神，去积攻坚，行气活血；麝香开窍辟秽，通络散瘀；四药芳香开窍，启闭醒神，辟秽化浊。加之犀角咸寒，清热凉血解毒，朱砂镇惊安神、清热解毒，更助醒神之功。②**木香、香附、丁香、沉香、檀香、乳香、荜茇**：木香行气止痛；香附疏肝理气，调经止痛；沉香行气止痛，温中止呕；丁香温中降逆，散寒止痛；檀香行气调中，散寒止痛；乳香活血行气止痛，宣通脏腑，透达经络；荜茇温中、止痛、止呕。③**白术、诃子**：此簇药对补益敛气。3组簇药对温通开窍、行气止痛，主治寒闭证。

3）元气败脱，神明散乱（脱证）

证型表现：突然神昏或昏愦，肢体瘫软，手撒肢冷汗多，重则周身湿冷，二便失禁，舌痿，舌质紫暗，苔白腻，脉沉缓、沉微。

病机：元气亏虚已极，急骤外泄，欲脱欲离。

治法：益气回阳固脱。

代表方：参附汤。

簇药对应用：参附汤由**人参、附子**簇药对组成。人参大补元气，补脾健胃，资化源。附子回阳救逆，散寒止痛，又峻补元阳、益火消阴，此簇药对益气回阳固脱。

加减变化：若汗出不止，加桑螵蛸、龙骨、龟甲簇药对敛汗固脱；若兼有瘀象者，加丹参。

【梅教授常用簇药对备要】

全蝎、天麻、羚羊角：全蝎性辛平，入肝经，息风镇痉，攻毒散结，通络止痛；天麻甘平柔润，入肝经，养液平肝、息风潜阳，为治风之圣药，多用于虚风内动、风痰上扰所致诸证；羚羊角咸寒，长于凉肝息风，为惊狂抽搐专药。本簇药对常用于肝风内动或是肝火上炎、目赤肿痛，或风湿痹痛者。

牛黄、辰砂、郁金：牛黄性甘凉，入心肝经，清心豁痰，开窍解毒，凉肝息风；辰砂入心经，清心镇静，安神解毒；郁金归肝心肺经，行气化瘀，清心解郁。本簇药对清心解毒、开窍安神，常用于热陷心包证之神昏谵语、烦躁不安及小儿高热惊厥、中风窍闭者。

八、瘿病辨证思路与簇药对应用规律

瘿病是由于情志内伤、饮食及水土失宜等因素引起的，以致气滞、痰凝、血瘀壅结颈前为基本病机，以颈前喉结两旁结块肿大为主要临床特征的一类疾病。西医学中具有甲状腺肿大表现的一类疾病，如单纯性甲状腺肿大、甲状腺功能亢进、甲状腺肿瘤，以及慢性淋巴细胞性甲状腺炎等疾病，可参考本节辨证论治。诊断过程需辨证候之虚实。本病需着重与瘰疬及消渴相鉴别。

1. 病因病机

气滞痰凝壅结颈前是瘿病的基本病理，日久引起血脉瘀阻，以致气、痰、瘀三者合而为患。部分病例，由于痰气郁结化火，火热耗伤阴津，而导致阴虚火旺的病理变化，其中尤以肝、心两脏阴虚火旺的病变更为突出。瘿病初起多实，病久则由实致虚，尤以阴虚、气虚为主，以致成为虚实夹杂之证。

2. 治疗原则

瘿病初起多实，病久则由实致虚，尤以阴虚、气虚为主，以致成为虚实夹杂之证。

3. 辨治分型与簇药对应用

（1）气郁痰阻

证型表现：颈前正中肿大，质软不痛；颈部觉胀，胸闷，喜太息，或兼胸胁窜痛，病情的波动常与情志因素有关，苔薄白，脉弦。

病机：气机郁滞，痰浊壅阻，凝结颈前。

治法：理气舒郁，化痰消瘿。

代表方：四海舒郁丸加减。

簇药对应用：四海舒郁丸主要由两组簇药对加减而成。①**海藻、昆布、海带**：此簇药对海藻、昆布、海带消痰散结，利水下气，化有形之实，消痰散结、化瘤。配伍**海螵蛸、海蛤壳**增强化痰软坚，消瘿散结之功。②**青木香、陈皮**：此为理气簇药对，疏肝理气。

加减变化：若胸闷、胁痛者，加**香附、川芎、苍术、栀子、神曲**，此簇药对理气解郁。若咽颈不适者，加**射干、牛蒡子、桔梗、山豆根**，此簇药对清热解毒，利咽消肿。

（2）痰结血瘀

证型表现：颈前出现肿块，按之较硬或有结节，肿块经久未消，胸闷，纳差，苔薄白或白腻，脉弦或涩。

病机：痰气交阻，血脉瘀滞，搏结成瘿。

治法：理气活血，化痰消瘿。

代表方：海藻玉壶汤加减。

簇药对应用：海藻玉壶汤主要由4组簇药对组成。①**海藻、昆布、海带**：此簇药对消痰散结，利水下气，化有形之实，消痰散结、化瘤。②**贝母、射干、连翘、薄荷**：贝母清热化痰、散结消肿；射干清热解毒、祛痰；

连翘清心火、清热解毒；薄荷宣毒透疹、清热利咽。③陈皮、青皮：青皮行气疏肝、破气力强；陈皮理气和胃。④当归、川芎：此簇药对养血活血。4组簇药对共同起到理气活血、化痰消瘿的作用。

加减变化： 若结块较硬及有结节者，可酌加川贝母、莪术、白花蛇舌草簇药对软坚散结、破积消坚，配三棱、莪术、桃仁、红花等药降浊消痰，破积消坚。若胸闷不舒者，加佛手、郁金、木香簇药对理气开郁。

（3）肝火炽盛

证型表现： 颈前轻度或中度肿大，一般柔软、光滑，容易出汗，性情急躁易怒，眼球突出，手指颤抖，面部烘热，口苦，舌质红，苔薄黄，脉弦数。

病机： 肝失疏泄，郁而化火，火热煎灼津液，聚凝成痰，壅结颈前。

治法： 清肝泻火。

代表方： 栀子清肝汤合藻药散加减。

簇药对应用： 栀子清肝汤主要由两组簇药对组成。①栀子、牡丹皮、大黄：栀子清解气分、血分热；牡丹皮清解营分、血分邪热，又能活血化瘀。此簇药对清泄肝火。②柴胡、白芍：柴胡疏肝解郁清热解肌透邪，疏肝行气；白芍滋养阴血、柔肝止痛。此簇药对疏肝利胆、和解少阳、解郁止痛。配伍茯苓、甘草小簇药对健脾益气；当归、川芎小簇药对养血活血。配合牛蒡子散热利咽消肿。藻药散以海藻、黄药子为主，海藻消痰散结，利水下气；黄药子清热解毒、化痰散结消瘿且凉血降火。

加减变化： 若肝火亢盛，烦躁易怒，脉弦数者，可加龙胆草、黄芩、栀子簇药对清肝泻火。若胃热内盛而见多食易饥者，加生石膏、知母簇药对清泄胃热。

（4）肝阴虚

证型表现： 瘿肿或大或小，质软，病起缓慢，心悸不宁，心烦少寐，易出汗，手指颤动，眼干，目眩，倦怠乏力，舌质红，舌体颤动。脉弦细数。

病机： 瘿病日久化火，耗伤气阴。

治法： 滋养阴精，宁心柔肝。

代表方： 天王补心丹加减。

簇药对应用：天王补心丹由3组簇药对组成。①人参、当归、生地黄、玄参、麦冬、天冬：益气养阴清热。②丹参、远志、茯苓、五味子：此簇药对凉血化痰安神。③柏子仁、酸枣仁、朱砂：此簇药对养血重镇安神。桔梗为舟楫，载药上行。3组簇药对相配伍滋养阴精，宁心柔肝。

加减变化：若肝阴亏虚、肝经不和而见胁痛隐隐者，可加沙参、麦冬、生地黄、当归、枸杞子、川楝子簇药对养肝疏肝。若虚风内动，手指及舌体颤动者，加天麻、钩藤、石决明簇药对平肝息风。若脾胃运化失调致大便稀溏，便次增加者，加白术、薏苡仁、淮山药、麦芽健运脾胃。肾阴亏虚而见耳鸣、腰酸膝软者，酌加龟甲、桑寄生、牛膝、菟丝子簇药对滋补肾阴。

【梅教授常用簇药对备要】

山慈菇、黄药子，山慈菇性味甘微辛，性寒，"能散坚消结，化痰解毒，其力颇峻"，"乃散毒之药也"，《本草纲目》言其"主疔肿，攻毒破皮"，民间用于抗肿瘤。黄药子性味苦寒，能清热解毒、化痰散结消瘿。二者相互为用，共奏清热解毒、消肿散结之效，对治疗肿瘤有良效。

九、疟疾辨证思路与簇药对应用规律

疟疾由感受疟邪，邪正交争所致，是以寒战壮热、头痛、汗出、休作有时为特征的传染性疾病，多发于夏秋季。疟疾是一种严重危害人民健康的传染病。中西医学对疟疾的认识基本相同，即西医学的疟疾属于本病范畴。诊断过程需辨瘴疟、辨寒热、辨正气之盛衰。本病需与其他有寒热往来表现的疾病相鉴别，如感冒、伤寒、下焦湿热、肝胆湿热、痨瘵、外科疮毒等病证。

1. 病因病机

疟疾以寒战壮热，休作有时为其临床特征，多发于夏秋季。感受疟邪是疟疾致病之因。疟邪舍于营气，内搏五脏，横连募原，与卫气相集则病作，邪正交争，阴阳相移，阴盛阳虚则恶寒战栗，阳盛阴虚则壮热口渴。疟邪与卫气相离，汗出身冷，疟病暂休。复集则病复作。根据证候之轻重、寒热之偏盛、正气之盛衰，疟疾分为正疟、温疟、寒疟、瘴疟（含热瘴、冷瘴）、劳疟、疟母等证型。治疗以祛邪截疟为基本原则，热偏甚者结合清热保津，寒偏甚者结合辛温芳化；热瘴尚应清心开窍，冷瘴芳香开窍；劳疟结合补益气血。疟母治应软坚散结、祛瘀化痰，除兼有疟疾发作者外，对疟母的治疗无须使用截疟药。

2. 治疗原则

祛邪截疟是治疗疟疾的基本原则。在诊断为疟疾后，即可截疟。在此基础上，根据疟疾证候的不同，分别结合和解表里、清热保津、温阳达邪、清心开窍、化浊开窍、补益气血等治法进行治疗。

3. 辨治分型与簇药对应用

（1）正疟

证型表现：先有呵欠乏力，继则寒栗鼓颔，寒罢则内外皆热，头痛面赤，口渴引饮，终则遍身汗出，热退身凉，舌红，苔薄白或黄腻，脉弦。间隔一日，又有相同的症状发作。故其症状特点为寒战壮热，休作有时。

病机：疟邪侵入人体，伏于半表半里，出入营卫之间。

治法：祛邪截疟，和解表里。

代表方：柴胡截疟饮。

簇药对应用：柴胡截疟饮由两组簇药对组成。①**柴胡、黄芩、半夏**：柴胡解表退热，疏畅气机，透半表半里之邪；黄芩清泻肺火、少阳之热；半夏燥湿化痰，降逆止呕。②**人参、甘草、生姜、大枣**：此簇药对益气和胃。两组簇药对相伍和解表里，导邪外出；配伍常山、槟榔祛邪截疟；配伍乌梅生津和胃，减轻常山致吐的不良反应。

加减变化：若胸脘痞闷、苔腻者，去滞气碍湿之参、枣，加**苍术、厚朴、青皮**，此药对理气化湿簇药对。

（2）温疟

证型表现：寒少热多，汗出不畅，头痛，骨节酸疼，口渴引饮，尿赤便秘，舌红，苔黄，脉弦数。

病机：热邪壅盛于里，耗伤津液。

治法：清热解表，和解祛邪。

代表方：白虎加桂枝汤。

簇药对应用：白虎加桂枝汤由两组簇药对组成。①**石膏、知母、桂枝**：石膏清气分实热、肺胃实火而除烦渴；人参生津止渴；在石膏、知母此簇药对基础上加入桂枝温通经脉、温助阳气、调和营卫。②**粳米、甘草**：益气和胃。两组簇药对相伍组成白虎加桂枝汤，清热和营通络，治疗温疟。

加减变化：若津伤较甚，口渴引饮者，可加**生地黄、麦冬、玄参**簇药对养阴生津。

（3）寒疟

证型表现：寒多热少，口不渴，胸脘痞闷，神疲体倦，舌苔白腻，脉弦。

治法：和解表里，温阳达邪。

病机：素体脾不化湿，湿浊内盛，疟邪侵入，又正值暑湿之季兼感暑湿邪，暑湿夹杂，诱疟而发。

代表方：柴胡桂枝干姜汤。

簇药对应用：柴胡桂枝干姜汤主要由两组簇药对组成。①**柴胡、黄芩**：柴胡清透少阳之邪，解表退热，疏畅气机；黄芩清泻肺火、少阳之热。②**桂枝、人参、干姜、甘草、白术**：干姜温中散寒、助阳通脉，桂枝温通经脉、助阳化气，甘草补脾益气，调和诸药。两组簇药对配伍瓜蒌根（天花粉）、牡蛎，软坚散结。

加减变化：可加**蜀漆**或**常山**祛邪截疟。若脘腹痞闷，舌苔白腻者，为寒湿内盛，加**草果仁、青皮、厚朴**簇药对行气燥湿，温运脾胃。

（4）热瘴

证型表现：寒微热甚，或壮热不寒，头痛，肢体烦疼，面红目赤，胸闷呕吐，烦渴饮冷，大便秘结，小便热赤，甚至神昏谵语。舌质红绛，苔黄腻或垢黑，脉洪数或弦数。

病机：瘴毒侵袭，热毒内郁，甚则蒙蔽心神。

治法：解毒除瘴，清热保津。

代表方：青蒿素合清瘴汤。

簇药对应用：清瘴汤主要由5组簇药对组成。①**青蒿、常山**：解毒除瘴。②**陈皮、半夏、茯苓、枳实、竹茹**：半夏化痰浊和胃降逆；竹茹清热化痰，除烦止呕；陈皮理气行滞，燥湿化痰；枳实破气散结，消痰除痞；茯苓健脾渗湿。③**黄连、知母**：滋阴清热。④**黄芩、黄连**：清热燥湿，泻火解毒，配伍知母、柴胡清热解毒。⑤**滑石、甘草**：源于《黄帝素问宣明方论》的六一散。滑石清气解肌，体滑利窍，质重清降，清热利水；生甘草，和其中以助甘寒生津，与辰砂清心相伍组成益元散，功效清心除烦兼能安神。

加减变化：若壮热不寒者，加生石膏、知母簇药对清热泻火；若口渴心烦，舌红少津为热甚津伤，加生地黄、玄参、麦冬簇药对清热养阴生津。

（5）冷瘴

证型表现：寒甚热微，或但寒不热，或呕吐腹泻，甚则神昏不语，苔白厚腻，脉弦。

病机：瘴毒湿浊壅闭，寒湿内盛，蒙蔽心神。

治法：解毒除瘴，芳化湿浊。

代表方：青蒿素合不换金正气散。

簇药对应用：不换金正气散由两组簇药对组成。①**陈皮、厚朴、苍术**：厚朴行气除满且可化湿；苍术醒脾，燥湿运脾；陈皮理气和胃，燥湿醒脾。三药相簇为用，共奏燥湿运脾、和胃消痰、理气除满之功。②**藿香、厚朴、半夏**：此簇药对燥湿和胃、降逆止呕，两组相伍组成不换金正气散（《易简方》），解表化湿、和胃止呕。

加减变化：若但寒不热，四肢厥冷，脉弱无力，为阳虚气脱，加人参、附子、干姜簇药对益气温阳固脱。

（6）劳疟

证型表现：倦怠乏力，短气懒言，食少，面色萎黄，形体消瘦，遇劳则复发疟疾，寒热时作，舌质淡，脉细无力。

病机：疟病日久，气血耗伤，正气不足，每遇劳累，疟邪复与卫气相集而引起。

治法：益气养血，扶正祛邪。

代表方：何人饮。

簇药对应用：何人饮主要由3组簇药对组成。①**当归、何首乌、人参**簇药对养血补血。②**当归、人参**簇药对益气补血。③**人参、陈皮**簇药对补气健脾。

加减变化：若在疟发之时，寒热时作者，加青蒿或常山祛邪截疟。若食少面黄，消瘦乏力者，可加**黄芪、白术、山药**簇药对健脾益气。

（7）疟母

证型表现：久疟不愈，胁下结块，触之有形，按之压痛，或胁肋胀痛，舌质紫暗，有瘀斑，脉细涩。

病机：疟病日久，气机郁滞，血脉瘀滞，津凝成痰，气滞血瘀痰凝，结于胁下。

治法：软坚散结，祛瘀化痰。

代表方：鳖甲煎丸。

簇药对应用：鳖甲煎丸由8组簇药对组成。①**鳖甲、蜂窠、䗪虫、鼠妇虫、蜣螂**：鳖甲软坚散结，滋阴潜阳息风；鼠妇虫、蜣螂破血逐瘀，破瘀利水止痛；䗪虫软坚破积，破瘀通络；蜂房软坚散结消癥。②**芍药、地黄、杏仁、黄芩、甘草**簇药对滋阴润燥清热。③**桃仁、芍药、牡丹皮、紫葳**簇药对活血散瘀。④**大黄、赤硝、干姜、桂枝**簇药对温凉泻瘀。⑤**人参、阿胶**簇药对益气养阴。⑥**半夏、厚朴、柴胡**簇药对行郁气消痰。⑦**射干、葶苈子**簇药对泻肺。⑧**石韦、瞿麦**簇药对利水祛湿。8组簇药对加煅灶下灰、清酒消癥祛积通络活血，共奏活血行气、软坚散结、祛湿化痰之功。

加减变化：若气血亏虚的证候者，应配合**人参、茯苓、白术、甘草、当归、川芎、白芍、熟地黄**簇药对补益气血，以虚实兼顾，扶正祛邪。

【 **梅教授常用簇药对备要** 】

柴胡、防风、陈皮、生姜：柴胡辛苦微寒，解肌透邪，祛邪解表退热且可疏肝行气；防风疏风解毒，使热毒可以透解；陈皮行气通络，化气血不畅所致之痰；生姜温胃散寒，降逆止呕。此簇药对解表散寒，可治疟疾初起属外感风寒者。

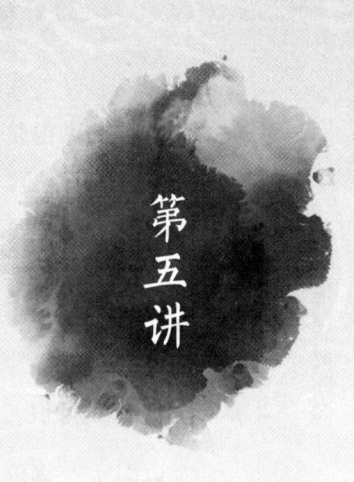

第五讲

脾胃系辨证与簇药对应用规律

一、胃痛辨证思路与簇药对应用规律

胃痛,又称胃脘痛,是以上腹胃脘部近心窝处疼痛为主症的病证,常伴见胃脘部痞闷胀满、嗳气、吞酸、嘈杂、恶心、呕吐、纳呆等脾胃症状。根据临床表现,现代西医中的急慢性胃炎、胃十二指肠溃疡、功能性消化不良、胃下垂、胃癌等疾病以上腹部胃脘部疼痛为主要症状者,均属于中医学"胃痛"的范畴。

1. 病因病机

胃为阳土,喜润恶燥,主受纳、腐熟水谷,以通为用,和降为顺,不宜郁滞。因外邪犯胃、饮食伤胃、情志不畅及药物损伤等因素,导致胃气阻滞,胃失和解而痛,则为"不通则痛";因素体脾虚、中阳不足、中焦虚寒,失其温养而痛,则为"不荣而痛"。胃痛的病变部位在胃,但与肝、脾密切相关。胃痛的病理因素主要有寒凝、食积、气滞、湿阻、热郁、血瘀等,其基本病机为胃气郁滞,胃失和降,不通则痛。初起多为实证,久而转虚,或虚实夹杂、寒热错杂、气滞血瘀。胃痛的辨证应注意区别寒热、虚实、在气在血之分。此外要注意与真心痛、胁痛、腹痛等病证相鉴别。

2. 治疗原则

胃痛以"理气和胃止痛"为治疗大法,即"通则不痛"。胃寒者,散寒为通;食停者,消食为通;气滞者,理气为通;热郁者,泄热为通;血瘀者,化瘀为通;阴虚者,益胃养阴为通;阳虚者,温运脾阳为通。应根据不同证候,采用不同的相"通"法。

3. 辨证分型与簇药对应用

(1) 寒邪客胃证

临床表现: 胃痛甚剧,每因受寒感凉或饮食生冷而得之或加重,恶寒喜暖,得热痛减,口淡不渴,或喜热饮,舌淡苔薄白,脉弦紧或弦迟。

病机：寒凝胃脘，暴遏阳气，气机受阻。

治法：温胃散寒、理气止痛。

代表方：良附丸合吴茱萸汤加减。

簇药对应用：本方由两组簇药对组成。①**高良姜、香附**：高良姜温中暖胃，散寒止痛；香附疏肝开郁，行气止痛。一药散寒凝，一药行气滞，合用则寒散气畅，疼痛自止，共奏温胃理气之功。②**吴茱萸、人参、生姜、大枣**：吴茱萸辛散苦泄，既可温胃阳、散肝寒而止痛，又能疏肝下气而降逆，还能燥湿温阳止泻。生姜用量较大，温胃散寒，降逆止呕，与吴茱萸相须为用，温降之力大增。人参、大枣益气健脾补血，补虚以助降逆。诸药合用，温降之中有补益，是温中降逆的重要簇药对。

加减变化：若兼见吐酸、嗳气、喜唾涎沫，可用**党参、白术、茯苓、甘草、半夏、陈皮**这一簇药对，此簇药对源于《医学正传》的六君子汤，乃是四君子汤加陈皮、半夏而成，诸药相簇而用，健运中焦脾胃，兼化痰湿。

（2）饮食伤胃证

临床表现：胃脘疼痛，胀满拒按，嗳腐吞酸，或呕吐不消化食物，其味酸腐臭，不思饮食，大便秘结或溏滞不爽，伴有大便不尽感。舌苔厚腻，脉滑。

病机：食滞中焦，胃失和降。

治法：消食导滞，和胃止痛。

代表方：保和丸加减。

簇药对应用：本方由两组簇药对组成。①**山楂、神曲、莱菔子、连翘**：山楂善消油腻肉食之积；神曲善于化酒食陈腐油腻之积；莱菔子善于消谷面蔬菜之积；连翘苦寒通降，清热散结。四者配伍为用，为消食导滞之绝佳配伍，消食和胃，清热散结，使食积得消。②**陈皮、半夏、茯苓**：三药合用，起理气化痰、健脾渗湿之功。

加减变化：若胃脘胀痛而便闭者，可加**大黄、枳实、厚朴**簇药对，泻下与行气合用，使得胃肠壅滞之气机得以畅通；若食积化热成燥，则可在此簇药对中加入芒硝，起到泄热解燥、通腑荡积作用。

（3）肝气犯胃证

临床表现： 胃脘胀痛，或攻撑窜动，痛连两胁，每因烦恼郁怒而痛作，嗳气、矢气则痛舒，胸闷嗳气，善太息，大便不畅，苔多薄白，脉弦。

病机： 肝郁气滞，不得疏泄，则横逆犯胃，致肝胃不和。

治法： 疏肝理气，和胃止痛。

代表方： 柴胡疏肝散加减。

簇药对应用： 本方由两组簇药对组成。①**柴胡、枳壳、芍药、甘草**：柴胡疏肝解郁，枳壳宽中泄热理气，白芍敛阴养血柔肝，甘草补脾益气、缓解止痛、调和诸药，四药配伍，共奏透解郁热、疏肝理脾之效。②**香附、川芎、陈皮**：香附辛能行散肝气之郁，苦能降泄肝气之逆；川芎促进一身之气运行，行气活血，开郁止痛，为"血中气药"；配以陈皮理气燥湿，三药相合，共奏疏肝行气、活血止痛之功。

加减变化： 若嘈杂吞酸，心烦易怒，口干口苦者，可加入黄连、吴茱萸合陈皮、半夏、茯苓、枳实、竹茹这两组簇药对，其中黄连、吴茱萸簇药对源于《丹溪心法》的左金丸，二药合用，辛开苦降，一寒一热，相反相成，肝胃同治，则诸症自除。**陈皮、半夏、茯苓、枳实、竹茹**簇药对源于《三因极一病证方论》的温胆汤，诸药相簇为用，共奏理气化痰、清胆和胃之功。

（4）湿热中阻证

临床表现： 胃脘疼痛，痛势急迫，吐酸嘈杂，脘闷灼热，口干口苦，口渴而不欲饮，纳呆恶心，小便色黄，大便不畅，舌红，苔黄腻，脉滑数。

病机： 湿热内蕴，胃气中阻。

治法： 清热化湿，理气和胃。

代表方： 清中汤加减。

簇药对应用： 本方由两组簇药对组成。①**黄连、栀子**：此簇药对源于《肘后备急方》的黄连解毒汤，由于专对中焦，故减去清上焦的黄芩及清下焦的黄柏，黄连长于入中焦，以清泻中焦湿热，配以栀子通泻三焦之火，导热下行。②**半夏、茯苓、陈皮、草豆蔻**：其中半夏、茯苓、陈皮出自《太平惠民和剂局方》的二陈汤，三药合用，起到理气化痰、健脾渗湿之功，加之草豆蔻味辛，性温，有燥湿行气、温中止呕的作用。四药合用起到化湿理气、和胃安中的作用。

加减变化： 若湿偏重，可加入藿香、苍术簇药对，加强燥湿醒脾的作用；若热偏重，可加入蒲公英、黄芩、连翘簇药对加强清胃泄热之功；若气滞腹胀明显者，可加入厚朴、枳实簇药对加强理气消胀作用。

（5）瘀血停胃证

临床表现： 胃脘疼痛，如针刺或刀割，痛有定处，拒按，或见吐血、黑便。舌质紫暗或有瘀斑，舌下静脉迂曲扩张，脉涩或细。

病机： 瘀停胃络，脉络壅滞。

治法： 化瘀通络，理气和胃。

代表方： 失笑散合丹参饮加减。

簇药对应用： 本方由两组簇药对组成。①蒲黄、五灵脂：二药相须为用，使瘀血得祛、血脉得通，共奏活血祛瘀止痛之功。②丹参、檀香、砂仁：丹参苦微寒，祛瘀生新，又有凉血之效；砂仁辛散温通，行气温中，化湿醒脾；檀香辛温，长于行气调中，散寒止痛。三药相簇为用，气血并治，使气畅血行，则疼痛自止。

加减变化： 若胃痛剧烈者，可加入延胡索、木香、川楝子这一簇药对，加强活血行气、调中止痛之功；若见便黑者，可加入三七、白及这一簇药对化瘀止血。

（6）胃阴亏虚证

临床表现： 胃脘隐痛，有时嘈杂似饥而不欲饮食，口燥咽干，食少，大便干结，舌红少苔，脉细数或细弦。

病机： 胃阴不足，胃失濡养。

治法： 养阴益胃，缓急止痛。

代表方： 益胃汤加减。

簇药对应用： 本方由沙参、麦冬、生地黄、玉竹、冰糖簇药对组成。生地黄、麦冬味甘性寒，功擅养阴清热，又可生津润燥，为甘凉益胃之上品；北沙参甘寒入肺胃，滋养肺胃之阴，又可清解肺热；玉竹味甘质润，善滋阴清热、生津止渴；冰糖濡养肺胃，调和诸药。诸药合用，共奏润肺益气、养阴生津之功效。此外亦可加入芍药、甘草簇药对酸甘化阴，缓急止痛。

加减变化： 若胃中嘈杂，或有吞酸者，可加入吴茱萸、黄连簇药对制酸和胃。若气滞胃脘胀痛明显者，可加入延胡索、川楝子簇药对加强行气止痛之功。若倦怠乏力、不思饮食者，属气阴两虚者，可加入太子参、白术、山药簇药对加强健脾益气之功。

（7）脾胃虚寒证

临床表现：胃脘隐隐作痛，绵绵不断，喜暖喜按，空腹痛甚，得食则减，劳累或受凉后明显，时吐清水，纳少，乏力神疲，手足欠温，大便溏薄。舌质淡，脉细弱。

病机：中焦虚寒、胃失温养。

治法：温中健脾、和胃止痛。

代表方：黄芪建中汤加减。

簇药对应用：本方由两组簇药对组成。①**黄芪、桂枝、芍药、饴糖**：黄芪，甘微温，补中益气；桂枝辛温，温阳祛寒，温经通络；饴糖甘温，质润而不燥，温补脾胃，缓急止痛；芍药入肝经以柔肝养肝，配饴糖酸甘化阴以滋养营阴、补营血，又可缓肝急、止腹痛。三药为温中缓急之良品组合，相簇为用，共奏温中祛寒、缓急止痛、调和营卫之功。②**生姜、大枣、甘草**：生姜辛微温，温中止呕；大枣甘温，入补中益气、养血安神；甘草甘平，具有补脾益气、缓急止痛、调和诸药的功效。三药合用，有调补脾胃、扶正祛邪之功。

加减变化：若形寒肢冷者，可加用**党参、干姜、白术、甘草**簇药对温阳健脾；若吐酸时作、喜唾涎沫、四肢不温者可加用**木香、砂仁、半夏、陈皮、茯苓、白术**簇药对温中散寒、和胃制酸。

【梅教授常用簇药对备要】

仙鹤草、白及、三七：仙鹤草苦涩收敛，平而不偏，入肺、肝、脾经，既能收敛止血兼补虚，又能解毒止痢、抗癌；白及苦甘涩，微寒，归肺、肝、胃经，有收敛止血、消肿生肌的功效；三七微苦泄散，甘补温通，走守兼备，入肝、胃经。止血与化瘀力均强，并能补虚，有止血而不留瘀，活血而不耗气之优。三药合用，共奏止血敛疮之功，可用于胃痛久矣，久病入络或兼有黑便，胃镜下可见糜烂、溃疡、出血表现者。

海螵蛸、煅瓦楞、浙贝母：海螵蛸质燥涩敛，咸能走血，性温和血，除善收敛外，亦可制酸止痛；煅瓦楞味咸，性平，具有消痰化瘀、软坚散结、制酸止痛之功；浙贝母味苦、甘，性微寒，具有清热化痰、解毒散结、制酸止痛的作用。三药合用，增强制酸止痛之功，可用于胃痛吐酸明显者。

太子参、石斛、玉竹：太子参平而偏凉，甘补微苦能泄，入脾、肺经，能补气生津；石斛甘能滋养，微寒清泄，以清滋为用，入胃经，能养胃阴，生津液；玉竹柔润甘补，入胃经，胃阴而生津止渴。三药合用，增强养胃阴之功，可用于胃阴不足、口干少苔者。

二、痞满辨证思路与簇药对应用规律

痞满是指以自觉心下痞塞，胸膈满闷，触之无形、按之柔软、压之不痛为主症的病证。痞满主要可见于西医学的慢性胃炎、胃神经官能症、消化不良等疾病；在其他疾病过程中，如出现痞满的症状者，亦可参照"痞满"辨证论治。

1. 病因病机

脾胃同居中焦，脾主运化，胃主受纳，脾主升清，胃主降浊，或因外感六淫邪气，或因内伤饮食、情志失调、素体脾虚、药物所伤等，导致中焦气机阻滞，脾胃升降失职从而发为痞满。本病病位在胃，与肝、脾密切相关。痞满的辨证应注意首辨虚实，次辨寒热，临证还要辨虚实寒热的兼夹。此外，本病还需与胃痛、鼓胀、胸痹、结胸等证相鉴别。

2. 治疗原则

痞满的治疗总以调理脾胃升降、行气除痞消满为基本原则。根据虚实之分，实者泻之，虚者补之，虚实夹杂者补消并用。

3. 辨证分型与簇药对应用

（1）实痞

1）饮食内停证

临床表现：胸脘痞满，腹满拒按，嗳腐吞酸，或恶心呕吐，或能食而大便不通，矢气频作，味臭如败卵。舌苔厚腻，脉滑。

病机：饮食停滞，胃腑失和，胃气壅塞。

治法：消食和胃，行气消痞。

代表方：保和丸加减。

簇药对应用：本方由两组簇药对组成。①**山楂、神曲、莱菔子、连翘**：四者配伍为用，消食和胃，清热散结，使食积得消。②**陈皮、半夏、茯苓**：三药合用，起理气化痰、健脾渗湿之功。

加减变化：若食积较重，可加**鸡内金、谷芽、麦芽**簇药对加强消食化积之功；若脘腹胀满者，可加**枳实、厚朴、槟榔**簇药对加强理气除满之功；若食积化热，大便秘结者，可加**大黄、枳实、炒莱菔子**簇药对通腑泄热。

2）痰湿中阻证

临床表现：胸脘痞塞，满闷不舒，头晕目眩，恶心欲吐，身重倦怠，口淡不渴，小便不利。舌苔白厚腻，脉沉滑。

病机：痰湿中阻，脾失健运，气机不和。

治法：除湿化痰，理气和中。

代表方：平胃散合二陈汤加减。

簇药对应用：本方由两组簇药对组成。①**陈皮、厚朴、苍术**：厚朴芳化苦燥，长于行气除满，且可化湿；苍术芳香醒脾，苦温燥湿运脾。二药相伍，行气以除湿，燥湿以运脾，使滞气得行，湿浊得去。陈皮为佐，理气和胃，燥湿醒脾，以助苍术、厚朴之力。三药相簇为用，共奏燥湿运脾、和胃消痰、理气除满之功。②**陈皮、半夏、茯苓**：三药合用，起理气化痰、健脾渗湿之功。

加减变化：若痰湿盛而胀满甚者，可加**藿香、紫苏梗、枳实**簇药对化湿理气消胀；若痰湿郁久化热，而见口苦，舌苔黄腻者，可加用**黄连、竹茹、枳实**簇药对清化痰热，理气消胀。

3）湿热阻胃证

临床表现：胃脘痞闷，或嘈杂不舒，恶心呕吐，口干不欲饮，口苦，纳少，舌红苔黄腻，脉滑数。

病机：湿热内蕴，困阻脾胃，气机不利。

治法：清热化湿，和胃消痞。

代表方：泻心汤合连朴饮加减。

簇药对应用：本方由3组簇药对组成。①**大黄、黄连、黄芩**：黄芩长于入中上焦，善清肺火及上焦实热；黄连长于入中焦、大肠以清泻中焦、大肠湿热，又善清心、胃等脏腑实热；大黄苦寒通降，可使邪热从大肠而出。三药相簇为用，共奏泻火燥湿之功。②**厚朴、半夏、石菖蒲**：厚朴芳化苦燥，长于行气除满，且可化湿，半夏燥湿化痰，和胃降逆、散结消痞；石菖蒲芳香化痰、化湿开胃。三药合用，起到燥湿化痰之功。③**栀子、淡豆豉、芦根**：栀子苦寒，泄热除烦，降中有宣；淡豆豉体清气寒，升散调中，宣中有降；芦根甘寒，有清热除烦，生津止渴之功。三药相合，共奏清热除烦之功。

加减变化：若恶心呕吐明显者，可加**竹茹、生姜、白蔻仁**簇药对止呕；若灼热嘈杂不舒者，可加**蒲公英、连翘、瓦楞子**簇药对清热制酸；若纳呆不食者，可加**鸡内金、谷芽、麦芽**簇药对开胃消食。

4）肝胃不和证

临床表现：胃脘痞闷，胸胁胀满，心烦易怒，善太息。呕恶嗳气，大便不爽，舌质淡红，苔薄白，脉弦。

病机：肝气犯胃，胃气郁滞。

治法：疏肝解郁，和胃消痞。

代表方：越鞠丸合枳术丸加减。

簇药对应用：本方由两组簇药对组成。①**香附、川芎、苍术、栀子、神曲**：香附行气解郁，专属开郁散气，以治气郁；川芎为血中之气药，既可活血祛瘀以治血郁，又可助香附行气解郁之功；苍术芳香雄烈，可芳香醒脾、燥湿运脾以治湿郁；栀子清热泻火以治火郁；神曲消食导滞和胃以治食郁。诸药合用，行气解郁，重在调理气机。②**枳实、白术、荷叶**：枳实破气化滞，消痞除满，白术健脾益胃，荷叶升养胃气。三药相合，共奏健脾消食、行气化湿之功。

加减变化： 若气郁明显，胀满较甚者，可加用柴胡、郁金、佛手簇药对加强疏肝理气之功；若气郁化火，口苦而干者，可加黄连、黄芩、栀子簇药对清火泄热；若呕恶明显者，可加半夏、竹茹、生姜簇药对和胃止呕。

（2）虚痞

1）脾胃虚弱证

临床表现： 脘腹满闷，时宽时急，喜热喜按，得温则舒，气短乏力，体倦懒言，纳呆便溏。舌淡苔薄白，脉细弱。

病机： 脾胃虚弱，健运失职，升降失司。

治法： 补中健脾，升清降浊。

代表方： 补中益气汤加减。

簇药对应用： 本方由两组簇药对组成。①黄芪、人参、白术、陈皮、当归、甘草：黄芪甘温，补中益气、升阳举陷、固表；人参大补元气；甘草甘温益气、补益脾胃而和中，三药合用大补一身之气；白术燥湿健脾而助运化，陈皮理气和胃、调理气机而使诸药补而不滞；气虚易导致营血亏虚，当归补血和营，血为气之母，使所补之气有所依。诸药相簇为用，补气与升提并用，使元气充足，清阳得升，而诸症自除。②升麻、柴胡：柴胡为少阳之药，能引大气之陷者自左上升；升麻为阳明之药，能引大气之陷者自右上升。二药合用起到升阳举陷之功。

加减变化： 若胀闷较重者，可加用枳壳、木香、厚朴簇药对加强行气消胀之功；若纳呆食少者，可加砂仁、神曲、木香簇药对理气开胃；若舌苔厚腻、湿浊内蕴者，可加入姜半夏、茯苓、白蔻仁簇药对健脾祛湿。

2）胃阴不足证

临床表现： 脘腹痞闷，嘈杂，饥不欲食，恶心嗳气，口燥咽干，大便秘结。舌红少苔，脉细数。

病机： 胃阴亏虚，胃失濡养，胃失和降。

治法： 养阴益胃，调中消痞。

代表方： 益胃汤加减。

簇药对应用： 本方由沙参、麦冬、生地黄、玉竹、冰糖簇药对组成，诸药合用，共奏养阴益胃之功效。

加减变化： 若津伤较重者，可加石斛、天花粉、百合簇药对加强养阴生津之功；若腹胀较甚者，可加**枳壳、厚朴花、佛手**簇药对加强理气消胀之功；若食滞者，可加**谷芽、麦芽、山楂**簇药对消食导滞；若便秘者，可加**火麻仁、玄参、瓜蒌**簇药对润肠通便。

【梅教授常用簇药对备要】

甘松、青皮、佛手：甘松味辛、甘，性温，归脾、胃经，具有理气止痛、开郁醒脾功效；青皮味苦、辛，性温，归肝、胆、胃经，有疏肝破气、消积化滞的功效；佛手归肝、脾、胃、肺经，具有疏肝理气、和胃止痛、燥湿化痰功效。三药相簇为用，共奏理气开郁、和胃止痛之功，可用于脘腹胀满连及胁肋者。

木香、砂仁、乌药：木香味辛、苦，性温，归脾、胃、大肠、三焦、胆经，具有行气止痛、健脾消食之功；砂仁味辛，性温脾、胃、肾经，有化湿开胃、温脾止泻、理气安胎的功效；木香与砂仁要后下，取芳香之功。乌药辛温，归肺、脾、肾、膀胱经，有行气止痛、温肾散寒之功。三药相簇为用，可起到行气开胃之功，可用于脘腹痞满兼纳呆食少者。

三、呕吐辨证思路与簇药对应用规律

呕吐是指胃失和降，气逆于上，迫使胃内容物从口而出的病证。一般有声有物谓之"呕"；有物无声谓之"吐"；有声无物谓之"哕"（干呕）。由于临床呕与吐常兼见，难以截然分开，故合称呕吐。呕吐可见于西医学多种疾病，最常见的如急性胃炎、贲门痉挛、幽门痉挛、肝炎、胰腺炎、胆囊炎，以及某些急性传染病或颅脑疾患等。当此等疾病出现以呕吐为主症的表现时，可参考"呕吐"有关辨证论治内容。

1. 病因病机

呕吐的病因是多方面的，外感六淫、内伤饮食、情志不调、禀赋不足等均可影响到胃，使胃失和降，胃气上逆发生呕吐。本病的病机为胃失和降，胃气上逆，病位在胃，与肝、脾密切相关。呕吐的辨证应注意辨实呕与虚呕，同时根据呕吐的特点进行辨别。此外，本病还需与反胃、噎膈、霍乱等证相鉴别。

2. 治疗原则

呕吐以和胃降逆止呕为基本治法，但仍需结合具体标本虚实进行辨治。

3. 辨证分型与簇药对应用

（1）实证

1）外邪犯胃证

临床表现：突然呕吐，胸脘满闷，发热恶寒，头身疼痛，舌苔白腻，脉濡缓。

病机：外邪犯胃，中焦气滞，浊气上逆。

治法：疏邪解表，化浊和中。

代表方：藿香正气散加减。

簇药对应用：本方由4组簇药对组成。①藿香、厚朴、半夏：藿香辛温解表，芳香化湿，且可辟秽和中而止呕；厚朴行气化湿，畅中行滞；半夏燥湿和胃降逆以止呕。三药合用，共奏和胃止呕兼解表化湿之效。②陈皮、厚朴、苍术：厚朴芳化苦燥，长于行气除满，且可化湿；苍术芳香醒脾，苦温燥湿运脾；陈皮理气和胃，燥湿醒脾，以助苍术、厚朴之力。三药相簇为用，共奏燥湿和胃、理气除满之功。③大腹皮、白芷、紫苏、桔梗：大腹皮行气利水，畅中行滞；白芷辛温香燥发散，善除阳明经湿邪而燥湿化浊；紫苏辛温，外可发散风寒，内能行气宽中和胃，兼化痰浊；桔梗宣开肺气而利胸膈，既能解表，又长于祛痰化湿。四药相簇为用，共奏解表化湿和中之功。④生姜、大枣、甘草：生姜辛微温，发表散寒、温中止呕；大枣甘温，补中益气；甘草甘平，补脾益气，调和诸药。三药合用，共奏调补脾胃、扶正祛邪、缓和药物峻烈之效。

加减变化：若兼有宿食积滞、脘痞嗳腐者，可加入鸡内金、神曲、山楂簇药对消食导滞；若气机阻滞、脘闷腹胀者，可加入木香、枳壳、砂仁簇药对行气消胀；若风寒偏重，症见寒热无汗，头痛身楚者，可加入荆芥、防风、羌活簇药对散寒解表。

2）饮食停滞证

临床表现：呕吐酸腐，脘腹胀满，嗳气厌食，腹痛，吐后反觉舒服，大便或溏或结。舌苔厚腻，脉滑。

病机：食积内停，气机受阻，浊气上逆。

治法：消食化滞，和胃降逆。

代表方：保和丸加减。

簇药对应用：本方由两组簇药对组成。①**山楂、神曲、莱菔子、连翘**：四者配伍为用，消食和胃，清热散结，使食积得消。②**陈皮、半夏、茯苓**：三药合用，起到理气降逆、健脾化痰的功效。

加减变化：若食积腹胀明显者，可加入**谷芽、麦芽、炒莱菔子**簇药对消食除满；若食滞在肠，腹胀拒按而便秘者，可加**大黄、厚朴、枳实**簇药对导滞通腑。

3）痰饮内阻证

临床表现：呕吐痰涎清水，胸脘痞闷，不思饮食，头眩心悸，或呕而肠鸣有声。舌苔白腻，脉滑。

病机：中阳不振，痰饮内停，胃气上逆。

治法：温中化饮，和胃降逆。

代表方：小半夏汤合苓桂术甘汤加减。

簇药对应用：本方由两组簇药对组成。①**茯苓、桂枝、白术、甘草**：茯苓、桂枝二药合用有温化痰饮之功；白术、茯苓健脾燥湿；炙甘草合桂枝以辛甘化阳，襄助温补中阳之力。四药合用，起到温阳健脾、淡渗利湿的功效。②**半夏、生姜**：半夏辛温，燥湿化痰涤饮，又降逆和中止呕；生姜辛温，为呕家之圣药，降逆止呕，又温胃散饮，且制半夏之毒。二药相配，使痰祛饮化，逆降胃和而呕吐自止。

加减变化：若湿阻中焦、气机不利，脘腹胀满，舌苔厚腻者，可加**苍术、厚朴、枳实**簇药对燥湿理气除满；若脘闷不实者可加**白蔻仁、砂仁、草果**簇药对化浊开胃。

4）肝气犯胃证

临床表现：呕吐吞酸，嗳气频作，胸胁满痛，烦闷不舒，每遇情志刺激，则呕吐吞酸更甚。舌边红，苔薄腻，脉弦。

病机：肝气不疏，横逆犯胃，胃失和降。

治法：疏肝理气，和胃降逆。

代表方：半夏厚朴汤加减。

簇药对应用：本方由半夏、厚朴、紫苏叶、茯苓、生姜簇药对组成。半夏辛温入肺胃，化痰散结，降逆和胃；厚朴苦辛性温，下气除满，助半夏散结降逆；茯苓甘淡渗湿健脾，以助半夏化痰；生姜辛温散结，和胃止呕，且制半夏之毒；紫苏叶芳香行气，理肺疏肝。诸药相合，共奏散结行滞、降逆化痰之功。

加减变化：若胸胁胀满疼痛较甚，可加入**香附、郁金、川楝子**簇药对加强疏肝理气之功；如呕吐酸水，心烦口渴者，可加入**吴茱萸、黄连、炒栀子**簇药对清肝和胃；若呕吐日久，诸药无效，兼有胸胁刺痛，舌有瘀斑，可加入**桃仁、红花**簇药对活血化瘀。

（2）虚呕

1）脾胃气虚证

临床表现：食欲不振，食入难化，恶心呕吐，脘部痞闷，大便不畅，舌苔白滑，脉象虚弦。

病机：脾胃气虚，纳运无力，胃虚气逆。

治法：健脾益气，和胃降逆。

代表方：香砂六君子汤加减。

簇药对应用：本方由两组簇药对组成。①**木香、砂仁、半夏、陈皮**：木香善通行脾胃之滞气，为行气止痛之要药，又为健脾消食之佳品；砂仁辛散温通，气味芬芳，其化湿醒脾、行气温中之效均佳；半夏辛温性燥，善燥湿化痰，又和胃降逆；陈皮既可理气行滞，又能燥湿化痰。四药合用健脾化湿，调气和中。②**党参、茯苓、白术、甘草**：四药配伍，以补脾为主，兼以运化、利湿，共奏益气健脾之功。

加减变化：若呕吐频作，嗳气脘痞，可加入**旋覆花、代赭石**簇药对以镇逆止呕。

2）脾胃阳虚证

临床表现：饮食稍多即欲呕吐，时作时止，胃纳不佳，食入难化，胸脘痞闷，口干而不欲多饮，面白少华，倦怠乏力，喜暖恶寒，甚则四肢不温，大便溏薄。舌质淡，苔薄白，脉细弱。

病机：脾胃虚寒，失于温煦，运化失职。

治法：温中健脾，和胃降逆。

代表方：理中汤加减。

簇药对应用：本方由**人参**、**白术**、**干姜**、**甘草**簇药对组成。四药合用，一温一补一燥，温阳健脾燥湿以"理中"也。

加减变化：若呕吐较甚者，可加入**半夏**、**砂仁**、**陈皮**簇药对理气降逆止呕；若久呕不止，呕吐之物完谷不化，汗出肢冷，腰膝酸软，舌质淡胖，脉沉细者，可加**附子**、**肉桂**簇药对温补脾肾之阳。

3）胃阴不足证

临床表现：呕吐反复发作而量不多，或时作干呕，恶心，口燥咽干，饥不思食，脘部有嘈杂感。舌红津少，苔少，脉细数。

病机：胃阴不足，胃失濡润，和降失司。

治法：滋养胃阴，降逆止呕。

代表方：麦门冬汤加减。

簇药对应用：本方由两组簇药对组成。①**麦冬、半夏**：麦冬入肺胃经，养阴生津，滋液润燥，以清虚热；半夏降逆下气，化其痰涎，与大量麦冬相合则无伤津之弊，且麦冬得半夏可防其滋腻，如此配伍，温而不燥，滋而不腻，润降相宜。二药合用，共奏清养肺胃、降气下逆之功。②**人参、粳米、甘草、大枣**：四药相簇为用，共同培补脾胃之气。

加减变化：若呕吐剧烈者，可加入**竹茹**、**橘皮**、**枇杷叶**簇药对和胃降逆；若大便干结者，可加入**瓜蒌仁**、**火麻仁**、**白蜜**簇药对润肠通便；若伴倦怠乏力，纳差舌淡，可加**太子参**、**白术**、**山药**簇药对健脾益气。

【梅教授常用簇药对备要】

半夏、陈皮、生姜：半夏化痰开结，降逆和胃，重在降逆；陈皮长于行脾胃之气，能行气止呕、燥湿化痰；生姜辛温，辛散温通，能和胃降逆、温中止呕。三药相须为用，为止呕降逆、温胃蠲饮之良品。

四、噎膈辨证思路与簇药对应用规律

噎膈是指饮食吞咽受阻，或食入即吐的病证。噎，指吞咽时哽噎不顺；膈，指饮食格拒不入，或食入即吐。噎证可单独出现，亦可为膈证之前驱，故往往噎膈并称。噎膈主要可见于西医学的食管癌、贲门癌，以及贲门痉挛、食管憩室、食管炎、弥漫性食管痉挛等病。

1. 病因病机

噎膈的致病原因主要有七情内伤、酒食不节、感受外邪、房劳过度、年老精衰等，但均因导致食管阻隔，窄隘不通而产生本病。噎膈的基本病机为气、痰、瘀交结，阻隔于食道、胃脘而致。病位在食道，属胃所主。病变脏腑与肝、脾、肾三脏有关。噎膈的辨证应注意辨别病性的虚实及病邪的轻重。此外，本病还需与反胃、梅核气等证相鉴别。

2. 治疗原则

噎膈的治疗初期重在治标，宜理气、化痰、消瘀、降火为主；后期重在治本，宜滋阴润燥，或补气温阳为主。

3. 辨证分型与簇药对应用

（1）痰气交阻证

临床表现：吞咽梗阻，胸膈痞满，甚则疼痛，情志舒畅时稍可减轻，情志抑郁时则可加重，嗳气呃逆，或呕吐痰涎及食物，口干咽燥，大便艰涩，舌质红，苔薄腻，脉弦滑。

病机：肝气郁结，痰湿交阻，胃气上逆。

治法：开郁化痰，润燥降气。

代表方：启膈散加减。

簇药对应用：本方由3组簇药对组成。①郁金、砂仁、丹参：郁金辛苦寒，有活血止痛、行气解郁之功；砂仁辛温，有行气调中、和胃醒脾的功效；丹参苦微寒，有活血祛瘀、通经止痛的功效。三药合用，共奏开郁利气之功。②沙参、贝母、茯苓：沙参有养阴清热、润肺化痰、益胃生津之功；贝母有清热润肺、化痰止咳之功；茯苓有利水渗湿之功。三药合用共奏润燥化痰，健脾利湿之功。③杵头糠、荷叶蒂：杵头糠甘、辛、温，有开胃、下气功效；荷叶蒂苦平，有和胃降逆的功效。两药合用，共奏下气降逆之功。

加减变化：若嗳气呕吐明显者，可加入**旋覆花、代赭石**簇药对增强降逆和胃之功；若泛吐痰涎明显者，可加入**半夏、陈皮**簇药对加强化痰之功；若气郁化火，出现心烦口干者，可加**山豆根、栀子、金果榄**以增强清热解毒之功。

（2）瘀血内阻证

临床表现：吞咽梗阻，胸膈疼痛，食不能下，甚则滴水难进，进食即吐，泛吐黏痰，大便坚硬如羊屎，或吐下如赤豆汁，或便血，面色灰暗，形体羸瘦，肌肤甲错。舌质红或带青紫，脉细涩。

病机：瘀血内阻，食道闭塞，通降失司，肌肤失养。

治法：破血行瘀，滋阴养血。

代表方：通幽汤加减。

簇药对应用：本方由3组簇药对组成。①**生地黄、熟地黄、当归**：三药合用，共奏滋阴养血之功。②**桃仁、红花、丹参、三七**：红花辛散温通，活血通经、祛瘀止痛；桃仁破血行滞而润燥，丹参苦，微寒，祛瘀生新，活血不伤正，又有凉血之效；三七其性温，味辛，具有显著的活血化瘀、消肿定痛功效。四药合用共奏活血化瘀之功。③**乳香、没药、五灵脂、蟅螂**：乳香长于入气分而善行气，止痛力较强；没药长于入血分，活血散瘀力强。二药均为活血散瘀、消肿止痛之品，常相须为用，气血并调，有活血祛瘀、消肿止痛功效。五灵脂苦甘温，生用行血止痛；蟅螂味咸性寒有毒，有破瘀定惊、通便散结之功。四药合用，共奏活血破瘀止痛之功。④**海藻、昆布、贝母**：海藻苦、咸而寒，有软坚散结的功效，同时可以消痰也可以利水；昆布气腥，味咸，有软坚散结、消痰、利水之功能；贝母味苦而性寒，入心、肺经，有清热化痰、散结解毒的功效。三药合用，共奏软坚化痰之功。

加减变化：若瘀血显著者，可加入**三棱、莪术、急性子**簇药对增强破结消癥之功；若呕吐较甚，痰涎明显者，可加入**半夏、瓜蒌、海蛤粉**簇药对加强化痰止呕之功。

(3) 津亏热结证

临床表现：吞咽梗涩而痛，饮水可下，食物难进，食后大部分吐出，夹有黏痰，形体消瘦，肌肤枯燥，胸背灼痛，口干咽燥，欲饮凉水，脘中灼热，五心烦热，或潮热盗汗，大便干结。舌红而干，或有裂纹，脉弦细而数。

病机：气郁化火，阴津枯竭，虚火上逆，胃失润降。

治法：滋阴养血，润燥生津。

代表方：沙参麦冬汤加减。

簇药对应用：本方由两组簇药对组成。①沙参、麦冬、玉竹：三药合用，共奏清热滋阴润燥之功。②桑叶、天花粉、生扁豆、甘草：桑叶辛凉，有滋阴除燥退热的功效；天花粉清降肺热，又能生津润燥；生扁豆健脾祛湿、清暑养胃；甘草健脾和胃。四药共奏养阴泄热、健脾养胃之功。

加减应用：若胃火偏盛，可加**栀子、黄连**簇药对清胃中之火；若大便干结，坚如羊屎者，可加**火麻仁、全瓜蒌**簇药对润肠通便。

(4) 气虚阳微证

临床表现：吞咽受阻，饮食不下，面色㿠白，精神疲惫，形寒气短，泛吐涎沫，面浮足肿，腹胀。舌胖，苔淡白，脉细弱，或沉细。

病机：脾肾阳虚，中阳衰微，温煦失职，气不化津。

治法：温补脾肾。

代表方：补气运脾汤加减。

簇药对应用：本方由两组簇药对组成。①人参、黄芪、白术、茯苓、甘草、大枣：六药配伍，共奏益气健脾之功。②半夏、陈皮、砂仁、生姜：半夏温肺化痰、降气止咳；陈皮燥湿化痰，行气止呕；砂仁理气化湿；生姜温中散寒。四药合用共奏祛痰降逆、和中养胃之功。

加减应用：若胃虚气逆，呕吐不止者，可加**旋覆花、代赭石**簇药对和胃降；若阳伤及阴，口干咽燥，形体消瘦，大便干燥者，可加**石斛、麦冬、沙参**簇药对滋养津液；若阳虚明显者，可加**附子、肉桂、鹿角胶**簇药对温补肾阳。

【梅教授常用簇药对备要】

威灵仙、半枝莲、山慈菇：威灵仙有祛风湿、通经络、止痛、消骨鲠的功效；半枝莲具有清热解毒、活血祛瘀、消肿止痛的功能；山慈菇具有清热解毒、消肿散结的功效。三药合用，共奏清热解毒、散结止痛之功，可用于食管癌吞咽不畅患者。

附：反胃

反胃是指饮食入胃，宿谷不化，以朝食暮吐、暮食朝吐为主要临床表现的一种病。凡并发胃幽门部痉挛、水肿、狭窄，或胃动力紊乱引起胃排空障碍，而在临床上出现脘腹痞胀、宿食不化、朝食暮吐、暮食朝吐等症状者，均可参照本篇内容辨证论治。

1. 病因病机

反胃多由饮食不节，酒色过度，或长期忧思郁怒，损伤脾胃之气，并产生气滞、血瘀、痰凝阻胃，使水谷不能腐熟，宿食不化，导致脘腹痞胀，胃气上逆，朝食暮吐，暮食朝吐。本病病位在胃，脾胃虚寒、不能腐熟水谷是导致本病的最主要因素，但同时与肝、脾、肾等脏腑密切相关。本病应注意与呕吐、噎膈相鉴别。

2. 治疗原则

本病治疗以降逆和胃为基本原则，阳气虚者，合以温中健脾；阴液亏者，合以消养胃阴；气滞者兼以理气；有瘀血或痰浊者，兼以活血祛痰。病去之后，当以养胃气、胃阴为主。

3. 辨证分型与簇药对应用

脾胃虚寒证

临床表现：食后脘腹胀满，朝食暮吐，暮食朝吐，吐出宿食不化及清稀水液，吐尽始觉舒适，大便溏少，神疲乏力，面色青白，舌淡苔白，脉细弱。

病机：脾胃虚寒、饮食不化、停滞胃中，逆而尽吐。
治法：温中健脾，降气和胃。
代表方：丁香透膈散加减。
簇药对应用：本方由4组簇药对组成。①**丁香、沉香、木香、藿香、香附、肉豆蔻**：丁香温中降逆，散寒止痛；沉香能"调一切不调之气，降逆气"；木香行气止痛，为治脾胃气滞、脘腹胀痛之要药；藿香能化湿醒脾，辟秽和中；香附疏肝理气，调经止痛，善理气解郁；肉豆蔻有温中涩肠，行气消食的功效。诸药芳香辛散温通，共奏温中降逆、行气止痛之功。②**陈皮、青皮、厚朴、砂仁**：四药相簇为用，共奏燥湿化痰、行气除满之功。③**人参、白术、茯苓、麦芽**：人参、白术、茯苓，健脾渗湿，补利兼备，补而不滞。配以麦芽行气消食，健脾开胃。四药配伍，共奏益气健脾之功。④**生姜、大枣**：调和脾胃、调和营卫之功。

加减应用：若胃虚气逆，呕吐甚者，可加**旋覆花、代赭石**簇药对镇逆止呕；若肾阳虚者，可加**附子、肉桂**簇药对以益火之源。

【梅教授常用簇药对备要】

丁香、白豆蔻、干姜、半夏、砂仁。丁香理气降浊，白豆蔻芳香醒胃，干姜温中散寒，加半夏、砂仁以加强降逆和胃作用。诸药合用，共奏温中散寒、和胃降逆之功。此簇药对可用于脾胃虚寒引起的反胃症状。

五、呃逆辨证思路与簇药对应用规律

呃逆是指胃气上逆动膈，以气逆上冲，出于喉间，呃呃连声，声短而频，不能自止的病证，俗称打嗝。呃逆可单独发生，亦可作为兼症见于其他疾病，呈连续或间歇性发作。呃逆相当于西医学中的单纯性膈肌痉挛，而其他疾病所引起的膈肌痉挛之呃逆，均可参照"呃逆"进行辨证论治。

1. 病因病机

本病主要由饮食不节导致胃中寒冷或实热蕴中,或情志失和、肝气犯胃,或脏腑亏虚所致。本病病位在膈,病变的关键脏腑在胃,还与肝、脾、肺、肾诸脏腑有关。基本病机是胃失和降,膈间气机不利,胃气上逆动膈。

2. 辨证要点

呃逆的辨证应首先分清是生理现象,还是病理反应。辨证当分清虚、实、寒、热。此外还需与干呕、嗳气等证相鉴别。

3. 治疗原则

呃逆的治疗总以理气和胃、降逆止呃为基本原则。根据寒热虚实之分,施以祛寒、清热、补虚、泻实之法。

4. 辨证分型与簇药对应用

(1) 胃中寒冷证

临床表现:呃声沉缓有力,遇寒愈甚,得热则减,喜食热饮,饮食减少,常兼胸膈及胃脘不舒。舌苔白,脉迟缓。

病机:寒蓄中焦,气机不利,胃气上逆。

治法:温中散寒,降逆止呃。

代表方:丁香散加减。

簇药对应用:本方由丁香、柿蒂、高良姜、甘草簇药对组成。其中丁香有温中降逆的功效,柿蒂有降逆止呃的作用,二药相配温中降逆止呃;配伍高良姜增强温胃散寒止呕之力;甘草补脾益气,调和诸药。四药合用,共奏温胃散寒、降逆止呃之功。

加减变化:若寒气较重,脘腹胀痛者,可加入吴茱萸、肉桂、乌药簇药对散寒降逆;若寒凝食滞,脘闷嗳腐者,可加入莱菔子、半夏、槟榔簇药对行气降逆导滞;若气逆较甚,呃逆频作者,可加旋覆花、代赭石簇药对以理气降逆。

（2）胃火上逆证

临床表现：呃声洪亮有力，冲逆而出，口臭烦渴，多喜冷饮，大便秘结，小便短赤。舌苔黄或黄糙，脉滑数。

病机：热积胃肠，腑气不畅，胃火上逆。

治法：清胃泄热，降逆止呃。

代表方：竹叶石膏汤加减

簇药对应用：本方由两组簇药对组成。①竹叶、生石膏、麦冬：竹叶甘苦性寒，能清热泻火生津，善于治疗多种热证所致的烦渴，又清心利尿，可使热邪从小便而解；麦冬甘苦微寒，功善养阴益胃生津、清心除烦，为滋阴生津之良品。此二药与清气分实热之石膏相伍，共奏清热生津、除烦止渴之功。②人参、半夏、粳米、甘草：人参益气，半夏和胃降逆，粳米、甘草调脾益气，四药合用共奏益气和中降逆之功。

加减变化：若呃逆频作者，可加竹茹、柿蒂簇药对加强降逆止呃之功；若腑气不通，痞满便秘者，可加入枳实、厚朴、大黄簇药对通腑泄热。

（3）气机郁滞证

临床表现：呃逆常因情志不畅而诱发或加重，伴有胸胁满闷，脘腹胀满，食少，嗳气，肠鸣矢气。舌苔薄白，脉弦。

病机：肝气郁滞，横逆犯胃，胃气上逆。

治法：顺气解郁，和胃降逆。

代表方：五磨饮子加减。

簇药对应用：本方由两组簇药对组成。①乌药、木香：乌药辛温香窜，入厥阴肝经，善于疏通气机，可行气疏肝、散寒止痛；木香行气止痛，辛温芳香，合而用之，加强乌药行气疏肝、散寒止痛之功。二药相配共奏解郁顺气之功。②枳壳、沉香、槟榔：枳壳理气宽中，行滞消胀；沉香温中止呕，纳气平喘；槟榔行气导滞，直达下焦而破坚。诸药合用，共奏宽中降气之功。

加减变化：若肝郁明显者，可加川楝子、郁金簇药对疏肝解郁；若心烦口苦，气郁化热者，可加入栀子、黄连簇药对泄肝和胃。

(4) 脾胃阳虚证

临床表现：呃声低弱，气不接续，泛吐清水，脘腹喜热喜按，面白少华，气怯神疲困倦，或便溏久泻，腰膝无力，手足不温。舌质淡，苔薄白，脉细弱。

病机：中阳不足，胃失和降，胃气上逆。

治法：温补脾胃止呃。

代表方：理中丸加减。

簇药对应用：本方由干姜、人参、甘草、白术簇药对组成。四药合用，一温一补一燥，温阳健脾燥湿以理中也。

加减变化：若呃逆明显者，可加入吴茱萸、丁香、柿蒂簇药对温胃平呃；嗳腐吞酸，夹有食滞者，可加神曲、麦芽、谷芽簇药对消食导滞；若脘腹胀满，脾虚气滞者，可加姜半夏、陈皮、木香簇药对理气化浊；若气短乏力、呃逆难续者，可加黄芪、党参簇药对补益中气；若久病及肾，肾阳亏虚，形寒肢冷，腰膝酸软，呃声难虚者，可加肉桂、山茱萸、紫石英簇药对补肾纳气。

(5) 胃阴不足证

临床表现：呃声短促而不连续，唇燥舌干，烦躁不安，不思饮食，或大便干结。舌质红，苔少而干，脉细数。

病机：胃阴不足，胃失濡养，气失和降。

治法：养胃生津，降逆止呃。

代表方：益胃汤合橘皮竹茹汤加减。

簇药对应用：本方由两组簇药对组成。①沙参、麦冬、玉竹、生地黄：诸药合用，共奏养胃益气、养阴生津之功效。②橘皮、竹茹、枇杷叶、柿蒂：橘皮理气和胃，醒脾化湿；竹茹清热化痰，降逆止呕；枇杷叶入胃经，善清胃热、降胃气而奏止呕哕、治呃逆之效；柿蒂降逆止呃。四药合用，共奏和胃降逆止呃之功。

加减变化：若咽喉不利，阴虚火旺，胃火上炎者，可加石斛、芦根簇药对养阴清热；若神疲乏力，气阴两虚者，可加入党参（太子参）、山药簇药对益气生津。

【梅教授常用簇药对备要】

枇杷叶、陈皮、柿蒂：枇杷叶不仅入胃经，善清胃热，有降胃气、止呕哕、呃逆之效，同时可宣通肺气，促使胃气得以和降；加上陈皮理气和胃，柿蒂降逆止呃。三药性味平和，不论寒性呃逆还是热性呃逆，均可配伍使用，起到降逆止呃之功。

六、腹痛辨证思路与簇药对应用规律

腹痛是指以胃脘以下、耻骨毛际以上部位疼痛为主症的病证。西医学多种疾病，如急性胰腺炎、胃肠痉挛、嵌顿疝早期、肠易激综合征腹痛、消化不良腹痛，以及腹型过敏性紫癜、腹型癫痫等引起的腹痛均可参考本篇辨证论治。腹痛的辨证应注意分辨腹痛的性质、腹痛的部位。此外，本病还需与胃痛、胁痛及外科、妇科腹痛等证相鉴别。

1. 病因病机

腹痛的病机特点是"不通则痛"，或因外邪侵袭、饮食不节、情志失调、跌仆创伤等因素导致腹内脏腑气机郁滞、血行受阻，不通则痛，或由素体阳虚，气血不足，脏腑失养所产生的气血运行迟缓而不通。

2. 治疗原则

腹痛的治疗多以"通"字立法，根据辨证的寒热虚实、在气在血，确立相应治法。

3. 辨证分型与簇药对应用

（1）寒性内阻证

临床表现：腹痛拘急，遇寒痛甚，得温痛减，口淡不渴，形寒肢冷，小便清长，大便清稀或秘结，舌质淡，苔白腻，脉沉紧。

病机： 寒邪凝滞，中阳被遏，脉络痹阻。

治法： 散寒温里，理气止痛。

代表方： 良附丸合正气天香散加减。

簇药对应用： 本方由两组簇药对组成。①**高良姜、香附**：二药相簇温胃、行气疏肝、祛寒止痛之效。②**乌药、香附、陈皮、紫苏**：乌药辛温香窜，入厥阴肝经，善于疏通气机，可行气疏肝，散寒止痛；香附疏肝理气、调理三焦之气；陈皮行气燥湿，舒肺脾之气，调和气血；紫苏辛温芳香，可行气宽中、和胃止呕。四药为伍，相簇而用，共奏疏肝理气、散寒止痛之功。

加减变化： 若寒重，痛势剧烈，手足逆冷，脉沉细者，可加入**附子、肉桂**这一辛热通阳簇药对加强散寒止痛之功；若少腹拘急冷痛，属肝经寒凝气滞者，可加**吴茱萸、小茴香、沉香**簇药对暖肝散寒。

（2）湿热壅滞证

临床表现： 腹痛拒按，烦渴引饮，大便秘结，或溏滞不爽，潮热汗出，小便短黄，舌质红，苔黄燥或黄腻，脉滑数。

病机： 湿热内结，气机壅滞，腑气不通。

治法： 泄热通腑，行气导滞。

代表方： 大承气汤加减。

簇药对应用： 本方由**大黄、芒硝、厚朴、枳实**簇药对组成。四药相簇而用，泻下与行气并重，使得胃肠壅滞之气机得以畅通，腹痛自止。

加减变化： 若燥热不甚，湿热偏重，大便不爽者，可去芒硝，加入**栀子、黄芩、黄连、黄柏**簇药对加强清利湿热的功效。

（3）饮食积滞证

临床表现： 脘腹胀满，疼痛拒按，嗳腐吞酸，厌食呕恶，痛甚欲便，得大便痛减，或大便不通。舌苔厚腻，脉滑。

病机： 食滞内停，运化失司，胃肠不和。

治法： 消食导滞，理气止痛。

代表方： 枳实导滞丸加减。

簇药对应用： 本方由3组簇药对组成。①**枳实、白术**：枳实善行中焦之气，破气散结，消除痞满；白术健脾燥湿，使攻积而不伤正，助枳实补气健脾，二者相须为用，为消食导滞之良品组合。②**大黄、黄芩、黄连**：大黄泻火导滞，黄芩、黄连清热解毒，三黄相簇为用可泻火解毒导滞。③**茯苓、泽泻、神曲**：茯苓、泽泻健脾利湿，神曲健脾消食，此三药合用共奏健脾利湿消食之功。3组簇药对相伍组成枳实导滞丸，消导化积、清热利湿，用于治疗湿热食积证。

加减变化：若腹痛胀满者，加厚朴、木香、砂仁簇药对加强行气消胀之功。若兼见恶心、呕吐者，可加姜半夏、陈皮、苍术簇药对加强理气燥湿、降逆止呕之功。

（4）肝郁气滞证

临床表现：腹痛脘闷，痛无定处，痛引少腹，或兼痛窜两胁，时作时止，得嗳气或矢气则舒，遇忧思恼怒则剧，舌质红，苔薄白，脉弦。

病机：肝气郁结，气机不畅，疏泄失司。

治法：疏肝解郁，理气止痛。

代表方：柴胡疏肝散加减。

簇药对应用：本方由两组簇药对组成。①**柴胡、枳壳、芍药、甘草**：四药配伍，共奏透解郁热、疏肝理脾之效。②**香附、川芎、陈皮**：三药相合，共奏疏肝行气、活血止痛之功。

加减变化：若气滞较重，胸胁胀痛，可加入郁金、川楝子、青皮簇药对加强疏肝理气止痛；若肝郁日久化热，可加入栀子、牡丹皮、川楝子簇药对清肝泄热。

（5）瘀血内停证

临床表现：腹痛较剧，痛如针刺，痛处固定，经久不愈，舌质青黯，脉细涩。

病机：瘀血内停，气机阻滞，脉络不通。

治法：活血化瘀，和络止痛。

代表方：少腹逐瘀汤加减。

簇药对应用：本方由3组簇药对组成。①**川芎、赤芍、当归**：三药相簇为用，可养血活血。②**延胡索、蒲黄、五灵脂、没药**：此四药皆为活血化瘀药，相簇为用加强活血化瘀止痛之功效。③**小茴香、干姜、肉桂**：三药合用，善去痼冷沉寒，使寒凝气滞得散，共奏温补肝脾肾、行气止痛之功。

加减变化：若瘀血日久化热，可加入**牡丹皮、丹参、王不留行**簇药对凉血活血。若跌倒损伤所致腹痛，可加**三七、泽兰、没药**簇药对活血散瘀、消肿止痛。

（6）中虚脏寒证

临床表现： 腹痛绵绵，时作时止，喜温喜按，形寒肢冷，神疲乏力，气短懒言，胃纳不佳，面色无华，大便溏薄，舌质淡，苔薄白，脉沉细。

病机： 中阳不振，气血不足，失于温养。

治法： 温中补虚，缓急止痛。

代表方： 小建中汤加减。

簇药对应用： 本方由两组簇药对组成。①**桂枝、芍药、饴糖**：三药为温中缓急之良品组合，相簇为用，共奏温中祛寒、缓急止痛、调和营卫之功。②**生姜、大枣、甘草**：三药合用，有调补脾胃、调和营卫、扶正祛邪之功。

加减变化： 若腹中大寒，呕吐肢冷，可加入**花椒、干姜、人参、饴糖**簇药对加强温中散寒之功；若腹中攻痛不止，可加**吴茱萸、乌药、川椒**簇药对温里止痛。

【梅教授常用簇药对备要】

炒白芍、甘草、延胡索。 白芍苦酸微寒，可敛阴养血、柔肝止痛，炒用可缓急寒凉之性；甘草补脾益气、缓解止痛，与芍药合用，酸甘化阴，缓急止痛；加之延胡索辛苦温，可活血、行气、止痛。三药相簇为用，可行气活血、缓急止痛，用于缓解急慢性腹痛症状。

乌药、桂枝、干姜。 乌药辛温香窜，可行气疏肝、散寒止痛；桂枝味辛发散，性温散寒；干姜辛热，长于温中散寒。三药合用可起到温中散寒、行气止痛之功，可用于治疗寒邪腹痛。

七、泄泻辨证思路与簇药对应用规律

泄泻是指大便次数增多，粪质溏薄或完谷不化，甚至泻出如水样的病证。大便溏薄而势缓者称为泄，大便如水样而势急者称为泻，以夏、秋两季较为多见。泄泻可见于多种疾病，凡因消化器官发生功能性或器质性病变导致腹泻时，均可参考"泄泻"进行辨证论治。

1. 病因病机

泄泻的病因，有感受外邪，饮食所伤，情志失调，禀赋不足及脏腑虚弱等，主要病机是脾病湿盛，脾胃运化功能失常，肠道分清泌浊、传导功能失司，主要病变在脾胃与大小肠，同时与肝、肾密切相关。泄泻的辨证应注意辨缓急、轻重、虚实、寒热，同时还要注意辨兼夹症。此外，本病应注意与痢疾、霍乱等相鉴别。

2. 治疗原则

泄泻的治疗原则为运脾化湿。急性泄泻多以湿盛为主，重在化湿，佐以分利，久泻以脾虚为主，当以健脾。因肝气乘脾者，宜抑肝扶脾；因肾阳虚衰者，宜温肾健脾。

3. 辨证分型与簇药对应用

（1）暴泻

1）寒湿泄泻

临床表现：泄泻清稀，甚则如水样，腹痛肠鸣，脘闷食少，或兼有恶寒发热、鼻塞头痛、肢体酸疼。苔薄白或白腻，脉濡缓。

病机：寒湿内盛，脾失健运，清浊不分。

治法：芳香化湿、解表散寒。

代表方：藿香正气散加减。

簇药对应用：本方由4组簇药对组成。①藿香、厚朴、半夏：藿香辛温解表，芳香化湿，且可辟秽和中而止呕；厚朴行气化湿，畅中行滞；半夏燥湿和胃降逆以止呕。三药合用，共奏解表化湿、和胃止呕之效。②**陈皮、厚朴、苍术**：三药相簇为用，共奏燥湿运脾、和胃消痰、理气除满之功。③**大腹皮、白芷、紫苏、桔梗**：大腹皮行气利水，畅中行滞，白芷辛温香燥发散，善除阳明经湿邪而燥湿化浊；紫苏辛温，外可发散风寒，内能行气宽中和胃，兼化痰浊；桔梗宣开肺气而利胸膈，既能解表，又长于祛痰化湿。四药相簇为用，共奏行气解表、化湿和中之功。④**生姜、大枣、甘草**：三药合用，有调补脾胃、扶正祛邪、缓和药物峻烈之效。

加减变化： 若表寒重者，可加入**荆芥、防风**簇药对辛温解表，祛风散寒增强发散风寒、祛风胜湿之力。若湿邪偏重，腹满肠鸣，小便不利，可改用**桂枝、茯苓、白术、泽泻、猪苓**簇药对利水渗湿、温阳化气。

2）湿热泄泻

临床表现： 泄泻腹痛，泻下急迫，或泻而不爽，粪色黄褐，气味臭秽，肛门灼热，烦热口渴，小便短黄。舌质红，苔黄腻，脉滑数或濡数。

病机： 湿热下注，肠道传化失常。

治法： 清热利湿。

代表方： 葛根芩连汤加减。

簇药对应用： 本方由**葛根、黄芩、黄连、甘草**簇药对组成。葛根入肺脾经，其性甘凉，于清热之中，又可升举脾胃清阳之气以止泻生津；黄芩、黄连苦寒，清里热祛湿，厚肠止利，通里气之热，降火清金，而下逆气，甘草和中，协调诸药。四药相簇为用，共奏清热止利之功。

加减变化： 偏湿重者加**藿香、厚朴、薏苡仁**簇药对健脾祛湿；若夹食滞者，加**神曲、山楂、麦芽**簇药对消食导滞。如在夏暑之间，证见发热头重，烦渴自汗，小便短赤，脉濡数等，是暑湿入侵，表里同病，可用**香薷、白扁豆、厚朴**合**滑石、甘草**两对簇药对解暑清热，利湿止泻。

3）伤食泄泻

临床表现： 腹痛肠鸣，大便臭如败卵，夹有不消化食物，泻后痛减，脘腹胀满，嗳腐酸臭，不思饮食。苔垢浊或厚腻，脉滑。

病机： 宿食内停，阻滞肠胃，传化失司。

治法： 消食导滞。

代表方：保和丸加减。

簇药对应用：本方由两组簇药对组成。①神曲、山楂、莱菔子、连翘：四者配伍为用，消食和胃，清热散结，使食积得消。②半夏、陈皮、茯苓：三药合用，起理气化痰、健脾渗湿之功。

加减变化：如果食滞较重，脘腹胀满，可加入枳实、大黄、槟榔簇药对推荡积滞，使邪有出路，而达到祛邪以安正的目的。

（2）久泻

1）脾胃虚弱证

临床表现：大便时溏时泻，迁延反复，完谷不化，食少，食后脘闷不舒，稍进油腻食物，则大便次数明显增加，兼见完谷不化，面色萎黄，神疲倦怠。舌淡苔白，脉细弱。

病机：脾胃虚弱，运化无权。

治法：健脾益气，化湿止泻。

代表方：参苓白术散加减。

簇药对应用：本方由两组簇药对组成。①人参、白术、茯苓、甘草：四药配伍，以补脾为主，兼以运化、利湿，共奏益气健脾之功。②山药、莲子、白扁豆、薏苡仁、砂仁、桔梗：诸药合用，达到补中气、渗湿浊、行气滞的效果，使脾气健运，湿邪得去。

加减变化：若脾阳虚衰，阴寒内盛者，可加用附子、干姜、肉桂簇药对温中散寒；若久泻不止，中气下陷，或兼有脱肛者，可用黄芪、当归、人参、白术、陈皮、甘草合升麻、柴胡两组簇药对健脾止泻，升阳举陷。

2）肝气乘脾证

临床表现：肠鸣攻痛，腹痛即泻，泻后痛缓，每因抑郁恼怒，或情绪紧张而诱发，平时多有胸胁胀闷，嗳气食少，矢气频作，舌淡红，苔薄白或薄腻，脉弦。

病机：肝失调达，横逆犯脾，脾失健运。

治法：抑肝扶脾。

代表方：痛泻要方加减。

簇药对应用：本方由白术、白芍、陈皮、防风簇药对组成。其中白术健脾燥湿以治土虚；白芍可柔肝缓急止痛以抑肝旺，于土中泻木；陈皮理气燥湿，醒脾和胃；防风入肝脾经，通治一切风邪，具升清燥湿之性，与术芍相配，散肝郁、舒脾气，燥湿止泻，引药入脾。四药相簇为用，共奏补脾柔肝、祛湿止泻之功，使脾健肝和，痛泻自止。

加减变化： 若胸胁脘腹胀闷疼痛，嗳气者，可加入柴胡、枳壳、香附簇药对疏肝理气止痛；若兼神疲乏力、纳呆、脾虚明显者，可加入党参、茯苓、白扁豆、山药簇药对健脾益气开胃。

3）肾阳虚衰证

临床表现： 黎明之前脐腹作痛，肠鸣即泻，完谷不化，泻后则安，形寒肢冷，腹部喜暖，腰膝酸软。舌淡，苔白，脉沉细。

病机： 命门火衰，脾失温养，水谷不化。

治法： 温肾健脾，固涩止泻。

代表方： 四神丸加减。

簇药对应用： 本方由补骨脂、吴茱萸、肉豆蔻、五味子簇药对组成。其中补骨脂尤善补命门之火以暖脾土，是治肾虚泄泻、壮火益土之要药；吴茱萸功专散寒、止痛、止呕、燥湿；肉豆蔻功善温中止泻，和中通畅；二药共奏顾护后天脾胃之本而止泄泻之功。五味子味咸能补肾，酸能涩肠止泻。诸药共用，共奏温肾暖脾、固肠止泻之功。

加减变化： 若泻下滑脱不禁，或虚坐努责者，可用诃子、罂粟壳、木香、白芍、肉豆蔻、肉桂簇药对涩肠固脱止泻。

【梅教授常用簇药对备要】

藿香、木香、葛根。 藿香辛、微温，具有芳香化湿之功效；木香辛、苦温，具有健脾行气，为治疗湿热痢疾里急后重之要药；葛根甘、辛、凉，具有升阳止泻之功。三药合用，可起到芳香化湿、行气止痛、升阳止泻之功，可用于水样泻，泻下急迫，伴脐周痉挛疼痛者。

乌梅、焦山楂、甘草。 乌梅酸、涩、平，具有涩肠止泻的功效；山楂酸、甘、微温，炒用具有止泻止痢的功效；甘草甘、平，缓急止痛，和乌梅、山楂合用酸甘化阴。三药合用，起到涩肠止泻、养阴止痛的功效，可用于久泻反复发作。

八、痢疾辨证思路与簇药对应用规律

痢疾是指以大便次数增多，腹痛，里急后重，痢下赤白黏冻为主症的疾病。本病相当于西医学的细菌性痢疾、阿米巴痢疾，另外，临床上溃疡性结肠炎、放射性结肠炎、细菌性食物中毒等出现类似上述表现者，均可参照"痢疾"辨证论治。痢疾的辨证应注意辨久暴，察虚实主次，识寒热偏重，辨伤气，伤血。此外，本病还需与泄泻相鉴别。

1. 病因病机

痢疾多由外感时邪疫毒或饮食不节（洁），导致邪蕴肠腑、气血壅滞，传导失司，脂络受伤而发病。病位在肠，与脾胃密切相关，可涉及肾脏。

2. 治疗原则

痢疾的治疗，应根据其病证的寒热虚实而确定治疗原则。热痢清之，寒痢温之，初痢实者通之，久痢虚则补之，寒热交错者清温并用，虚实夹杂者攻补兼施。

3. 辨证分型与簇药对应用

（1）湿热痢

临床表现：腹部疼痛，里急后重，痢下赤白脓血，黏稠如胶冻，腥臭，肛门灼热，小便短赤，舌苔黄腻，脉滑数。

病机：湿热蕴结，熏灼肠道，气血壅滞，脂络伤损。

治法：清肠化湿，调气和血。

代表方：芍药汤加减。

簇药对应用：本方由两组簇药对组成。①木香、槟榔、桂枝、当归、芍药、甘草：木香、槟榔行气导滞，调气以除后重；芍药养血养阴和营、柔肝缓急止痛；当归养血活血，以行血达到愈便脓；四药相配，调和气血。桂枝辛温，与当归、芍药同用行血和营，又可防呕逆拒药，炙甘草和中调药，与芍药相配，又能缓急止痛。诸药合用，湿去热清，气血调和，故下痢可愈。

②大黄、黄芩、黄连：大黄苦寒，清热解毒，泻下攻积，可导湿热外出；黄芩、黄连均为清热燥湿药。三黄相配可清除肠道湿热积滞。

加减变化： 若痢下赤多白少，口渴喜冷饮，属热重于湿者，可配白头翁、秦皮、黄柏簇药对清热解毒；若痢下白多赤少，舌苔白腻，属湿重于热者，可去当归，加入苍术、厚朴、茯苓、陈皮簇药对加强健脾燥湿的功效。

（2）疫毒痢

临床表现： 起病急骤，壮热口渴，头痛烦躁，恶心呕吐，大便频频，痢下鲜紫脓血，腹痛剧烈，后重感特著，甚者神昏惊厥，舌质红绛，舌苔黄燥，脉滑数或微欲绝。

病机： 疫邪热毒，壅盛肠道，燔灼气血。

治法： 清热解毒，凉血除积。

代表方： 白头翁汤合芍药汤加减。

簇药对应用： 白头翁汤由白头翁、秦皮、黄柏、黄连簇药对组成。白头翁苦寒，入血分以清热解毒、凉血止痢；黄连苦寒，凉心清肝，为治痢要药，长于入中焦、大肠以泻火解毒、燥湿厚肠；黄柏泻火补水，寒能胜热，苦能坚肾，善清下焦湿热以止痢而厚肠，两药共助白头翁清热解毒、燥湿治痢。秦皮苦涩而寒，能凉肝益肾而固下焦，清热解毒而兼以收涩止痢。四药合用，共奏清热解毒、凉血止痢之功。

加减变化： 若热毒秽浊壅塞肠道，腹中满痛拒按，大便滞涩，臭秽难闻者，可加大黄、枳实、芒硝簇药对通腑泄浊；若热极风动，痉厥抽搐者，可加入羚羊角、钩藤、石决明簇药对息风止痉。

（3）寒湿痢

临床表现： 腹痛拘急，痢下赤白黏冻，白多赤少，或为纯白冻，里急后重，口淡乏味，脘胀腹满，头身困重，舌质或淡，舌苔白腻，脉濡缓。

病机： 寒湿客肠，气血凝滞，传导失司。

治法： 温中燥湿，调气和血。

代表方： 不换金正气散加减。

簇药对应用： 本方由3组簇药对组成。①藿香、苍术、厚朴、半夏、陈皮：五药相簇为用，共奏解表化湿、和胃止呕、理气除满之功。②生姜、大枣、甘草：此三药相簇为用，共奏益气和中之功。

加减变化：若痢下白中兼赤者，可加当归、芍药簇药对调营和血；若脾虚纳呆者加入白术、神曲、茯苓簇药对健脾开胃。

（4）阴虚痢

临床表现：痢下赤白，日久不愈，脓血黏稠，或下鲜血，脐下灼痛，虚坐努责，食少，心烦口干，至夜转剧，舌红绛少津，苔腻或花剥，脉细数。

病机：阴虚湿热，肠络受损。

治法：养阴和营，清肠化湿。

代表方：黄连阿胶汤合驻车丸加减。

簇药对应用：本方由两组簇药对组成。①黄连、黄芩、阿胶：三药相簇为用，共奏清热燥湿、滋阴养血之功。②芍药、甘草、当归、鸡子黄：当归，味甘而重，专能补血，气轻而辛，善行血，补中有动，行中有补，故名"血中之气药"，也是补血圣药；配伍芍药、甘草酸甘化阴，鸡子黄血肉有情之品，滋阴养阴共奏养血和营之功。③当归、干姜：干姜辛热配伍当归以佐制黄连、黄芩苦寒之性。

加减变化：若虚热灼津而见口渴、尿少、口干者，可加入沙参、石斛、玉竹簇药对养阴生津；若痢下血多者，可加入牡丹皮、墨旱莲、地榆簇药对凉血止血。

（5）虚寒痢

临床表现：腹部隐痛，缠绵不已，喜按喜温，痢下赤白清稀，无腥臭，或为白冻，甚则滑脱不禁，肛门坠胀，便后更甚，形寒肢冷，四肢不温，食少神疲，腰膝酸软，舌淡苔薄白，脉沉细而弱。

病机：脾肾阳虚，寒湿内生，阻滞肠腑。

治法：温补脾肾，收涩固脱。

代表方：桃花汤合真人养脏汤加减。

簇药对应用：本方由4组簇药对组成。①赤石脂、干姜、粳米：赤石脂功专止血固下，入下焦血分而固脱。干姜温脾暖肾散寒，常用于脾胃寒证。粳米甘缓性平，养胃温中，顾护中焦。三药合用，共奏温中散寒、涩肠止痢之功。②**诃子、罂粟壳、木香、白芍、肉豆蔻、肉桂**：诃子、罂粟壳涩肠止痢固脱，凡久泻、久痢脱肛最宜；二药为用正合"滑者涩之"之法。木香芳香醒脾，行气导滞，白芍酸涩，调和气血，缓急止痛，二者寓"行血则便脓自愈，调气则后重自除"之意。肉豆蔻、肉桂温肾暖脾，兼散阴寒。诸药合用，敛中有补，涩中寓行，标本兼顾，共奏涩肠固脱、温补脾肾之功。③**人参、白术、甘草**：三药合用共奏健脾益气补中之功。④**当归、芍药、甘草**：当归补血，配伍芍药、甘草酸甘化阴，共奏养血和营之功。

加减变化：若腹胀积滞明显，可加入枳壳、山楂、神曲簇药对消食导滞；若痢久脾虚气陷，少气脱肛，可加入**黄芪、柴胡、升麻、党参**簇药对补中益气、升清举陷。

（6）休息痢

临床表现：下痢时发时止，迁延不愈，常因饮食不当、受凉、劳累而发，发时大便次数增多，夹有赤白黏冻，腹胀食少，倦怠嗜卧，舌质淡苔腻，脉濡软或虚数。

病机：病久正伤，邪恋肠腑，传导不利。

治法：温中清肠，调气化滞。

代表方：连理汤加减。

簇药对应用：本方由两组簇药对组成。①**人参、茯苓、甘草、白术**：四药配伍，以补脾为主，兼以运化、利湿，共奏益气健脾之功。②**干姜、黄连**：干姜，大辛大热，守而不走，温固中焦，祛脾胃之寒邪以助脾胃阳气；黄连，苦寒，清里热祛湿，厚肠止利，通里气之热，降火下气。一热一寒，一守一走，寒热并调。

加减变化：若久痢兼见肾阳虚衰，关门不固者，可加入**肉桂、吴茱萸、肉豆蔻、附子**簇药对温肾暖脾、固肠止痢。

【梅教授常用簇药对备要】

白头翁、黄连、马齿苋：白头翁苦寒，归胃、大肠经，清热解毒、凉血止痢，尤善清胃肠湿热及血分热毒，为治疗热毒血痢之良药；黄连苦寒，善去脾胃大肠湿热，为治泻痢要药；马齿苋性酸、寒，具有清热解毒、凉血止血、止痢之功，亦是治疗痢疾的常用药物。此三药共用，清热解毒，止痢，可用于血热湿毒引起的痢疾。

木香、槟榔、枳实。木香辛行苦降，善行大肠之滞气，为治疗湿热泻痢里急后重之要药；槟榔辛散苦泄，入胃肠经，善行胃肠之气，消积导滞，兼能缓泻通便；枳实亦具有辛行苦降之性，善破气除痞，消积导滞，亦可用于治疗湿热泻痢里急后重之症。三药合用，可用于治疗泻痢里急后重，常配伍黄连、黄芩、大黄等使用。

九、便秘辨证思路与簇药对应用规律

便秘指以大便秘结不通为主症的病证。临床上以排便间隔时间延长，或虽不延长而排便困难为特征。西医的习惯性便秘，全身衰弱致排便动力减弱引起的便秘，肠易激综合征、糖尿病胃肠神经肌肉炎症、肠道炎症恢复期等引起的肠蠕动减弱或痉挛导致的便秘，肛裂痔疮直肠炎、妇女盆底神经肌肉功能紊乱等肛门直肠疾患引起的便秘，以及药物引起的便秘等，均可参考本篇进行辨证治疗。便秘的辨证应当分清虚实，实者包括热秘、气秘和冷秘，虚者当辨气虚、血虚、阴虚和阳虚的不同。此外，本病还需与肠结相鉴别。

1. 病因病机

便秘多由饮食不节，情志失调、年老体虚、感受外邪等因素导致热结、气滞、寒凝、气血阴阳亏虚引起肠道传导失司所致。病位在大肠，同时与肺、脾、胃、肝、肾等脏腑功能失调有关。

2. 治疗原则

便秘的治疗总以"通下"为基本原则，但不可单纯用泻下药，应针对不同的病因采取相应的治疗措施。

3. 辨证分型与簇药对应用

（1）实秘

1）热秘

临床表现：大便干结，小便短赤，面红心烦，或有身热，口干口臭，腹胀或痛。舌红苔黄燥，脉滑数。

病机：肠腑燥热，津伤便结。

治法：泄热导滞，润肠通便。

代表方：麻子仁丸加减

簇药对应用：本方由两组簇药对组成。①**麻子仁、杏仁、芍药、蜂蜜**：麻子仁润肠通便，滋养补虚；杏仁宣降肺气，功专降气，且肺与大肠相表里，能通过宣上而调节大肠气机、促进排便，且其质润多脂，还能润肠通便；白芍滋养阴血、柔肝止痛而和里，加之蜂蜜补中润燥。四药相簇为用，使大肠气机通调，津液得行，增强了润燥通便的作用。②**大黄、厚朴、枳实**：三药相簇而用，泻热通便、行气除满。

加减变化：若热势较盛，痞满燥实坚者，可用**大黄、厚朴、枳实、芒硝**簇药对急下存阴；若津液已伤，可加**生地黄、玄参、麦冬**簇药对滋阴生津。

2）气秘

临床表现：排便困难，大便干结或不干，嗳气频作，胁腹痞闷胀痛。舌苔薄腻，脉弦。

病机：肝脾气滞，腑气不通。

治法：顺气导滞。

代表方：六磨汤加减。

簇药对应用：本方由两组簇药对组成。①**乌药、木香、槟榔**：木香、乌药具有行气疏肝、散寒止痛之功；槟榔辛苦降泄，行气导滞，直达下焦而破坚。诸药合用，共奏行气疏肝、散寒止痛之功。②**沉香、大黄、枳实**：沉香、枳实沉降下气，大黄亦有泻下通便之功，三药相簇而用，可起到下气通便之功。

加减变化：若腹部胀痛明显者，可加入**厚朴、莱菔子、柴胡**簇药对加强理气消胀之功；若便秘腹痛，舌红苔黄，气郁化火，可加**黄芩、栀子、龙胆**

草簇药对清肝泻火。

3）冷秘

临床表现： 大便干或不干，排出困难，小便清长，面色青白，手足不温，喜热怕冷，腹中冷痛，或腰脊冷重。舌淡，苔白，脉沉迟。

病机： 阴寒内盛，凝滞胃肠。

治法： 温里散寒，通便止痛。

代表方： 温脾汤合半硫丸加减。

簇药对应用： 本方由4组簇药对组成。①**大黄、附子、干姜**：附子大辛大热，温壮脾阳，解散寒凝；干姜温中助阳，助附子温中散寒；配大黄泻下攻积、荡涤肠腑。三药合用具温下之功而攻逐寒积；②**人参、当归、甘草**：人参、甘草补脾益气和中，当归益气养血，三者为用使攻下而不伤正。③**大黄、芒硝**：大黄泻下通便，芒硝咸寒泄热，软坚润燥，助大黄泄热通便。④**半夏、硫黄**：硫黄补命门真火，热壮肾阳，温通寒凝，鼓动阳气以疏利大肠；配以半夏和降中焦之气，则水谷精微随肾气温壮、填补真阳，又助硫黄祛寒。二药相簇为用，具有温肾逐寒、通阳泄浊之功。

加减变化： 若便秘腹痛，可加**枳实、厚朴、木香**簇药对加强泻下理气之功；若腹部冷痛，手足不温，还可加入**小茴香、高良姜、肉桂**簇药对增强散寒之功。

（2）**虚秘**

1）气虚秘

临床表现： 大便干硬，虽有便意而临厕努挣乏力，难以排出，挣则汗出，短气，便后疲乏，面白神疲，肢倦懒言。舌淡嫩，苔白，脉弱。

病机： 脾肺气虚，传送无力。

治法： 益气润肠。

代表方： 黄芪汤加减。

簇药对应用： 本方由黄芪、陈皮、白蜜、火麻仁簇药对组成。黄芪为补者之长，善补脾肺气，增强排便之气力，又可生血而行血，津血同源，润滑肠道而助通便；陈皮辛香而行，善疏理气机，调畅中焦，白蜜甘平，补中润燥；火麻仁质润多脂，润肠通便，兼有补虚滋养之力。四药合用，共奏益气润肠通便之效。

加减变化： 若排便困难，腹部坠胀者，可配合**黄芪、党参、升麻、柴胡**簇药对补中益气。若气息低微、懒言少动者，可加用**人参、麦冬、五味子**簇药对补肺益气。

2）血虚秘

临床表现： 大便干结，面色无华，头晕目眩，心悸气短，健忘，口唇色淡，舌淡苔白，脉细。

病机： 血液亏虚，肠道失荣。

治法： 养血润燥。

代表方： 润肠丸加减

簇药对应用： 本方由当归、**生地黄、麻仁、桃仁、枳壳**簇药对组成。其中麻子仁、桃仁富含油脂，功能润滑肠道；生地黄、当归滋阴养血，润燥通便，尤为血虚阴亏所宜；配入枳壳行气，促进肠道蠕动，合而用之，能呈润肠通便功效。诸药相配，共奏养血滋阴、润肠通便之功。

加减变化： 若面色苍白，眩晕明显，可加入**玄参、何首乌、枸杞子**簇药对加强养血润肠；若手足心热，午后潮热者，可加入**知母、胡黄连、银柴胡**簇药对清虚热。

3）阴虚秘

临床表现： 大便干结，或如羊屎、算珠，形体消瘦；或见颧红，眩晕耳鸣，形体消瘦，腰膝酸软，大便如羊屎状。舌红少苔，脉细数。

病机： 阴津不足，肠失濡润。

治法： 滋阴通便。

代表方： 增液汤加减。

簇药对应用： 本方由**玄参、麦冬、生地黄**簇药对组成。三药合用，大补阴液、养阴保津。

加减变化： 若大便秘结如羊屎状，可加入**火麻仁、柏子仁、瓜蒌仁**簇药对增强润肠通便之功；若阴亏燥结，热盛伤津者，可加入**大黄、芒硝**簇药对组成增液承气汤增水行舟。

4）阳虚秘

临床表现： 大便干或不干，排出困难，小便清长，面色㿠白，四肢不温，腹中冷痛，腰膝酸冷，舌淡苔白，脉沉迟。

病机：阳气虚衰，阴寒凝结。

治法：温阳通便。

代表方：济川煎加减。

簇药对应用：本方由两组簇药对组成。①肉苁蓉、当归：肉苁蓉补肾阳，益精血，润肠道；当归补血润肠而通便。二者相伍，既可以温阳益精补血，又可以润燥滑肠通便。②升麻、枳壳、牛膝、泽泻：牛膝走而能补，性善下行，利水通淋，引火（血）下行；枳壳宽肠下气而助通便；泽泻甘淡寒，能渗利水湿，分泄肾浊而又泄肾火。三药为用功专下行而顺气助通便，欲降先升，伍用升麻，轻宣升阳，又清解热毒。四药为伍，使清阳升、浊阴降，调节大肠气机，则便秘自通。

加减变化：若寒凝气滞，腹痛较甚者，可加肉桂、木香、乌药簇药对温中行气止痛；若胃气不和，恶心呕吐者，可加入姜半夏、陈皮、砂仁簇药对和胃降逆。

【梅教授常用簇药对备要】

枳实、全瓜蒌、火麻仁：枳实辛行苦降，善破气除痞、消积导滞，可促进胃肠蠕动；瓜蒌甘寒而润，可利气开郁，导痰浊下行，瓜蒌仁亦有润燥滑肠作用，同时"肺与大肠相表里"，瓜蒌亦善清肺热，润肺燥，宣肺气促进大肠传导；火麻仁甘平，质润多脂，能润肠通便，且又兼有滋养补虚的作用。三药合用，可用于成年人习惯性便秘、老年人便秘等，但孕妇慎用。

肉苁蓉、锁阳、当归：肉苁蓉甘咸质润，入大肠经，可润肠通便，锁阳甘温，具有补肾助阳、润肠通便之功；当归甘、辛、温，具有补血润肠通便之功。三药合用，可用于老年人肾亏血虚之肠燥便秘。

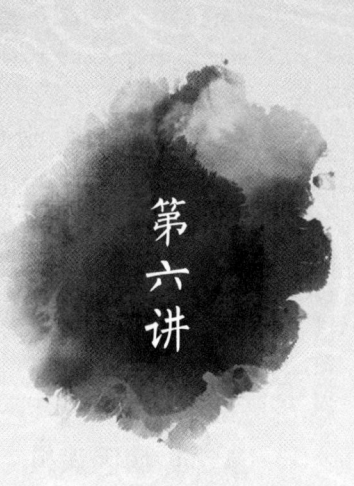

第六讲

肛肠疾病辨证与簇药对应用规律

一、痔病辨证思路与簇药对应用规律

痔包括内痔、外痔、混合痔。内痔是由血管静脉丛扩张、纤维支持结构松弛、断裂而形成的肛垫移位及病理性肥大形成的软团块；外痔是由肛周皮下血管扩张、炎性肿胀而隆起的软团块；混合痔则是内痔与外痔相对应部位的融合。痔的形成主要与排便困难、腹泻、低膳食纤维饮食、怀孕、遗传、年龄、解剖学等因素有关，属于中医"内痔""外痔""内外痔""牡牝痔"范畴。

1. 病因病机

《黄帝内经》中有"因而饱食，筋脉横解，肠澼为痔"之说，提出了痔疮的病因。以后历代医家不断完善，主要认为痔病的发生多由于先天性血管条件不佳，兼因饮食不节、过食辛辣醇酒厚味，燥热内生，下迫大肠，以及久坐久蹲、负重远行、便秘努责、妇女生育过多、腹腔癥瘕，致血行不畅，血液瘀积，热与血相搏，气血纵横，筋脉交错，结滞不散而成。

2. 治疗原则

对痔病的治疗正如《丹溪心法》所说"痔者，皆因脏腑本虚，外伤风湿、内蕴热毒，醉饱交接，多欲自戕，以致气血下坠，结聚肛门，宿滞不散而冲突为痔者"，因此，脏腑本虚、气血运行不畅是痔的发病基础，临证过程中应辨别虚实，标本同治。

3. 辨治分型与簇药对应用

（1）风伤肠络证

临床表现：大便滴血、射血或带血，血色鲜红，大便干结，肛门瘙痒，口干咽燥，舌红，苔黄，脉浮数。

病机：风热相搏，热迫血行，血溢脉外。

治法：凉血祛风。

代表方：凉血地黄汤。

簇药对应用：此方由3组簇药对组成。①**黄芩、黄连、黄柏**：三药同用，苦寒直折，使清热泻火解毒之力大增。②**槐角、地榆、黄芩、当归**：此簇药对源于《太平惠民和剂局方》的槐角丸。槐角苦寒，清热泻火，凉血止血；地榆苦寒酸涩，泻火凉血，收敛止血；配伍黄芩加强清热泻火之效；而当归补中有动，能活血消肿止痛又养阴血。四药相簇为用，共奏收敛止血、清热凉血之效。③**生地黄、知母、芍药**：诸药合用，共奏滋阴清热、凉血化瘀之功。

加减变化：若兼有大便秘结不通者，可加**大黄、枳实、厚朴**以轻下热结，除满消痞。若出血量多者，可再入**白及、仙鹤草**，与槐角、地榆合用组成止血汤，凉血止血，治疗肠风下血，血痢崩漏。

（2）湿热下注证

临床表现：便血色鲜红，量较多，肛门肿物外脱、肿胀、灼热疼痛或有滋水，便干或溏，小便短赤，舌质红，苔黄腻，脉滑数。

病机：湿热下注，结聚肛门，日久肠澼为痔。

治法：清热燥湿。

代表方：槐花散。

簇药对应用：此方独自成一簇药对，即**槐花、侧柏叶、荆芥穗、枳壳**。槐花善"凉大肠之热"（《珍珠囊》）。侧柏叶善清血热兼能收敛止血，可增槐花凉血止血之力。热与风合为肠风，热与湿合为脏毒，热伤阴络则为便血，大肠气机为风热湿毒所遏，故以荆芥穗辛散祛风，炒用长于止血；枳壳行气宽肠，二者配伍，疏风行气，以达气调则血调之效。诸药合用，寓行气于止血之中，寄疏风于清肠之内，凉血止血，清肠疏风，风湿热毒得清，便血自止。

加减变化：若湿重于热者，可加**苍术、苦参、黄芩、知母**以加强清热燥湿之功，四药合用，发散风湿与利湿清热相配，表里同治，苦燥渗利佐以养阴生津，邪正兼顾，共奏清热燥湿之功。若热重于湿者，可加**黄芩、黄连、黄柏**，苦寒直折，使清热泻火解毒之力大增，同时又兼具燥湿之功。

（3）气滞血瘀证

临床表现：肿物脱出肛外、水肿，内有血栓形成，或有嵌顿，表面紫暗、糜烂、渗液，疼痛剧烈，触痛明显，肛管紧缩，大便秘结，小便不利，舌质紫暗或有瘀斑，脉弦或涩。

病机：气行不畅，血行瘀滞。

治法：行气活血消肿。

代表方：活血散瘀汤。

簇药对应用：此方由3组簇药对组成。①桃仁、大黄：此簇药对源于《伤寒论》的桃核承气汤。桃仁苦甘平，入心肝血分，活血散瘀、推陈致新力强，无论新瘀久瘀均可。大黄清热以凉血，通泄能泻下攻积，使瘀热共祛。二药相簇为用，泻热导滞、活血化瘀，使瘀热假肠道以出。②川芎、当归、赤芍：诸药相簇为用，活血与行气共用，既行血分瘀滞又解气分郁结；祛瘀与养血同施，则活血而无耗血之虑，行气又无伤阴之弊。③槟榔、瓜蒌、枳壳：槟榔行气导滞，直达下焦而破坚；瓜蒌行气宽胸而调畅气机，能滑利大肠而润燥通便；枳壳破气消积，化痰除痞。三药相伍为用有通肺下气之效，为调节气机之簇药对。

（4）脾虚气陷证

临床表现：肿物脱出肛外，不易复位，肛门坠胀，排便乏力，便血色淡，面色少华，头晕神疲，食少乏力，少气懒言，舌淡胖，苔薄白，脉细弱。

病机：脾气亏虚，升举无力。

治法：益气升提。

代表方：补中益气汤。

簇药对应用：见第二讲"气淋"。

加减变化：若出血量大者，可入生荷叶、生地黄、生柏叶、生艾叶簇药对以凉血止血。

【梅教授常用簇药对备要】

黄芪、知母、升麻、柴胡、桔梗：黄芪配伍升麻、柴胡以升阳举陷，其中"黄芪既善补气，又善升气，且其质轻松……故以知母之凉润制黄芪之温；柴胡为少阳之药，能引大气之陷者自左上升；升麻为阳明之药，能引大气之陷者自右上升；桔梗为药中之舟楫，能载诸药之力上达胸中，用之为向导也。"（《医学衷中参西录》）诸药合用，补益又升提，共奏益气升陷之功效。

藕节、蒲黄：蒲黄性甘平，长于收敛止血，兼能活血行瘀，止血而不留瘀，又能利尿通淋。藕节涩平，收敛止血效佳。两药相合，散瘀而不伤新血，共奏止血化瘀之效。

槐花、侧柏叶、荆芥穗、枳壳：此簇药对源于《普济本事方》的槐花散。诸药合用，寓行气于止血之中，寄疏风于清肠之内，凉血止血，清肠疏风，风湿热毒得清，便血自止。

二、肛瘘辨证思路与簇药对应用规律

肛瘘是肛周皮肤与直肠肛管之间的慢性、病理性管道，一般由原发性内口、瘘管和继发性外口三部分组成。常于肛门直肠周围脓肿破溃或切开引流后形成，主要与肛腺感染有关。其特点是以局部反复流脓、疼痛、瘙痒为主要症状，并可触及或探及瘘管通到直肠。本病中医称"肛漏"。

1. 病因病机

肛痛溃后，余毒未尽，蕴结不散，血行不畅，疮口不合，日久成漏；亦有虚劳久嗽，肺、脾、肾亏损，邪乘于下，郁久肉腐成脓，溃后成漏。故宋代《太平圣惠方》说："夫痔者，由诸痔毒气，结聚肛边……穿穴之后，疮口不合。时有脓血，肠头肿疼，经久不瘥，故名痔瘘也。"

2. 治疗原则

手术是治疗肛瘘的主要手段，非手术治疗主要是通过药物控制感染，缓解症状，但不能彻底治愈，多用于手术前后以增强体质，减轻症状，控制炎症发展。

3. 辨治分型与簇药对应用

1）湿热下注证

临床表现： 肛周经常流脓液，脓质稠厚，肛门胀痛，局部灼热；肛周有溃口，按之有索状物通向肛内；舌红，苔黄，脉弦或滑。

病因病机： 湿热下注，气血阻滞，湿热相搏，热盛肉腐。

治法： 清热利湿。

代表方： 草薢渗湿汤。

簇药对应用： 此方由两组簇药对组成。①**草薢、薏苡仁、泽泻**：草薢利湿而分清化浊；薏苡仁甘淡微寒，清肺热以排脓，利肠胃以渗湿；泽泻甘淡寒，能渗利水湿，分泄肾浊，而又泄肾火，三药合用共奏清热利湿、分清别浊之功。②**牡丹皮、茯苓、泽泻**：此三味药组成著名的"三泻"簇药对，能清热利水、渗湿消肿、活血化瘀。③**滑石、通草**：滑石甘淡能利水，使湿热之邪从小便走，而《本草通玄》中亦言滑石"利窍除热，清三焦，凉六府，化暑气"；通草通经脉畅血行。二药合用清热化湿，活血生肌。

加减变化： 湿热重者，可加入**龙胆草、黄芩、栀子**，三药相簇为用，共奏清肝泻火、清利湿热之功。

2）正虚邪恋证

临床表现： 肛周流脓液，质地稀薄，肛门隐隐作痛，外口皮色暗淡，瘘口时溃时愈；肛周有溃口，按之质较硬，或有脓液从溃口流出，且多有索状物通向肛内；伴神疲乏力；舌淡，苔薄，脉濡。

病因病机： 气血亏虚，邪气外透无力。

治法： 扶正祛邪。

代表方： 托里消毒饮。

簇药对应用： ①**人参、白术、茯苓、甘草**：此簇药对源于《太平惠民和剂局方》的四君子汤。四药配伍，以补脾为主，兼以运化、利湿，共奏益气健脾之功。②**当归、白芍、川芎**：此簇药对源于《仙授理伤续断秘方》的四物汤。此簇药对补中有通，温而不燥，阴阳调和，补血而不滞血，和血而不伤血，共奏补血和血之功。③**金银花、皂角刺、白芷**：皂角刺性锐，能达毒处，《医学入门》言"皂刺，凡痈疽未破者，能开窍；已破者能引药达疮所，乃诸恶疮癣及疬风要药也"；白芷辛散温通，有解表祛风、消肿排脓之功；金银花甘寒，芳香疏散，善散肺经热邪，透热达表，又凉血化瘀，清热解毒。三药合用清热解毒、消肿溃坚。

加减变化： 可酌情再入贝母、天花粉，以增强金银花、皂角刺、白芷的清热化痰、散结排脓之功。

3）阴液亏虚证

临床表现： 肛周溃口，外口凹陷，瘘管潜行，局部常无硬索状物可扪及，脓出稀薄；可伴有潮热盗汗，心烦口干；舌红，少苔，脉细数。

病因病机： 热病后期，阴液已伤，邪伏阴分。

治法： 养阴清热。

代表方： 青蒿鳖甲汤。

簇药对应用： 此方由两组簇药对组成。①**青蒿、鳖甲**：两药相配，既入阴分，也出阳分，滋阴清热，内清外透，清养兼备，使阴分伏热宣泄而解，透热不伤阴，养阴又不恋邪。②**生地黄、知母、牡丹皮**：此簇药对共奏滋阴清热、凉血化瘀之功。此簇药对与**青蒿、鳖甲**透虚热簇药对相伍养阴透热，用于热病后期、邪伏阴分证。

加减变化： 若口干伴有便秘者，可加入**生地黄、沙参、麦冬、玉竹**，生地黄、麦冬味甘性寒，功擅养阴清热，又可生津润燥，为甘凉益胃之上品。北沙参甘寒入肺胃，滋养肺胃之阴，又可清解肺热，玉竹味甘质润，善滋阴清热、生津止渴，诸药合用，共奏润肺益气、养阴生津之功效。

【梅教授常用簇药对备要】

金银花、玄参、当归、甘草： 此簇药对源于《验方新编》中的四妙勇安汤。金银花是治疗热毒壅滞之疮疡肿毒的要药，清热解毒之力强，又能疏散风热，既清卫气分之热，又有透营转气之功；玄参清热泻火解毒，兼以养阴散结，二药相伍既清气分邪热，又可解血分热毒；当归活血养血止痛，甘草缓急止痛，兼清热解毒。四药合用可使热毒得解、瘀结可散。

金银花、紫花地丁、蒲公英、野菊花、紫背天葵： 此簇药对源于《医宗金鉴》的五味消毒饮。此簇药对单独组成五味消毒饮，具有清热解毒、消散疔疮效用，用于治疗疔疮初起及痈疡疖肿。

乳香、没药： 此簇药对源于《医学衷中参西录》的活络效灵丹。乳香辛香走窜，又温通经络，内能宣通脏腑，外能透达经络，既活血行气，"定诸经之痛",又能消肿生肌敛疮。没药辛苦平,功效与乳香同,能破宿血,消肿止痛。二药相须为用,为宣通脏腑、流通经络之要药,使气行、血活、瘀祛、肿消也。

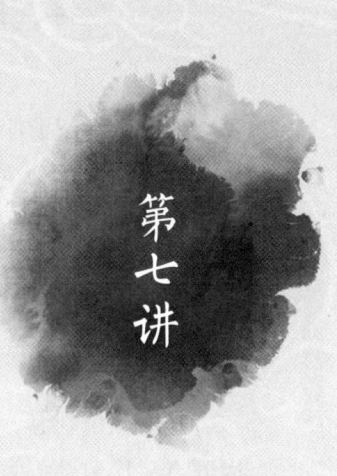

第七讲

肿瘤辨证与簇药对应用规律

一、肺癌辨证思路与簇药对应用规律

肺癌是指起源于支气管黏膜或肺泡细胞的恶性肿瘤，以咳嗽、咯血、发热、胸痛、气急为主要症状，晚期向肺外转移。根据肺癌的临床表现，中医古籍可见于"肺积""咳嗽""咯血""胸痛""虚劳""痰饮""息贲"等病证中。在临床辨治中，本病需与肺痨、肺痈、肺胀鉴别。

1. 病因病机

本病病位在肺，与脾肾密切相关，或因禀赋，或因六淫，或因饮食，或因邪毒，导致肺失宣降，气机不利，血行瘀滞，痰浊内生，毒邪结聚而成。肺癌的发病与痰、热、虚密切相关，其本虚以阴虚、气阴两虚多见，标实以气阻、瘀血、痰浊多见。本病初起者，常因邪毒、痰湿为患，以实为主，正气尚强，通过调治，病情或可好转；若未控制，邪毒伤正，正虚无力遏制邪毒肺外传变，后期可出现虚损衰竭之症，病情危重。

2. 治疗原则

本病为各种原因致肺失宣降，气机不利，痰浊内生而成，故宣肺化痰为治疗的基本原则。有言"肺为贮痰之器，脾为生痰之源"，因而治痰勿忘健脾。病久易伤及气阴，穷必及肾，致肾阴亏损，肺叶失润而干焦，故益气养阴勿忘滋肾。此外，"痰热"常为肺癌病理演变的一个侧面，多因痰瘀化热所致，一旦出现这种转化，治疗时必须采取截断方法，以求得热象迅速控制，阻断病情的急剧恶化。

3. 辨治分型与簇药对应用

1）瘀阻肺络证

临床表现：咳嗽不畅，胸闷气憋，胸痛有定处，如锥如刺，或痰血暗红，口唇紫暗，舌质暗或有瘀点、瘀斑，苔薄，脉细弦或细涩。

病机：气滞血瘀，痹阻于肺。

治法：行气活血，散瘀消结。

代表方：血府逐瘀汤。

簇药对应用：血府逐瘀汤由3组簇药对组成。①**桃仁、红花、当归、川芎、赤芍、牛膝**：诸药相簇为用，活血与行气共用，既行血分瘀滞，又解气分郁结；祛瘀与养血同施，则活血而无耗血之虑，行气又无伤阴之弊；升降兼顾，既能升达清阳，又可降泄下行，使气血和调。②**桔梗、柴胡、枳壳**：三药相伍为用，可调节胸中气机。③**生地黄、甘草**：生地黄养阴清热，甘草能清热解毒，调和诸药，二药相簇共奏滋阴清热之效。

加减变化：若胸痛明显者，可配伍**香附、延胡索、郁金**簇药对理气通络，活血定痛。此簇药对共奏理气活血止痛之效。若反复咯血，血色暗红者，可去桃仁、红花，加**蒲黄、藕节**和**三七、仙鹤草、茜草根**这两组簇药对祛瘀止血。其中蒲黄、藕节簇药对能止血化瘀，两药相合，散瘀而不伤新血。而三七、仙鹤草、茜草根簇药对共同凉血止血，活血化瘀。三药相伍，止血化瘀效佳，也有抗肿瘤功效。若瘀滞化热，耗伤气津，见口干舌燥者，可加**沙参、生地黄、天花粉、玄参、知母**簇药对共奏滋阴清热之效。若食少、乏力、气短者，加**黄芪、党参、白术**簇药对，黄芪甘温，内补脾肺之气，白术苦温燥湿、健脾补气，党参补脾肺气，三药相簇增强益气健脾之效。

2）痰湿蕴肺证

临床表现：咳嗽咳痰，气憋，痰质稠黏，痰白或黄白相兼，胸闷胸痛，纳呆便溏，神疲乏力，舌质淡，苔白腻，脉滑。

病机：脾湿生痰，痰湿蕴肺。

治法：健脾燥湿，行气祛痰。

代表方：二陈汤合瓜蒌薤白半夏汤。

簇药对应用：二陈汤由橘红、半夏、茯苓和乌梅、生姜、甘草两组簇药对组成。其一**橘红、半夏、茯苓**簇药对燥湿化痰、理气和中、健脾渗湿，为祛痰剂中的常用组合。其二**乌梅、生姜、甘草**是调脾和胃增效簇药对。

瓜蒌薤白半夏汤由**瓜蒌、薤白、半夏、白酒**簇药对组成。诸药合用，使胸阳振，痰浊散，胸中气机舒畅，则诸症可消。

加减变化：若见胸脘胀闷、喘咳较甚者，可加用**葶苈子、大枣**簇药对泻肺消痰行水、降气平喘。若痰郁化热，痰黄稠黏难出者，加**海蛤壳、鱼腥草、金荞麦根、黄芩、栀子**簇药对清热化痰，尤其是肺之痰热。诸药相簇为用，使肺热得清，痰浊得化。若胸痛甚，且瘀象明显者，加**川芎**、**郁金**、**延胡索**簇药对行瘀止痛。川芎为"血中气药"；郁金入厥阴血分，长于行气解郁、祛瘀止痛；延胡索可活血行气止痛。三者相簇为用增加活血祛瘀、行气止痛之效。若神疲、纳呆者，加**党参**、**白术**、**鸡内金**簇药对益气健脾治疗。

3）阴虚毒热证

临床表现： 咳嗽无痰或少痰，或痰中带血，胸痛，心烦寐差，低热盗汗，或热势壮盛，久稽不退，口渴，大便干结，舌红苔黄，脉细数或数大。

病机： 肺阴亏虚，毒热炽盛。

治法： 养阴清热，解毒散结。

代表方： 沙参麦冬汤合五味消毒饮。

簇药对应用： 沙参麦冬汤由**沙参**、**麦冬**、**玉竹**、**冰糖**与**天花粉**、**桑叶**、**生扁豆**、**生甘草**两组簇药对组成。其一，北沙参可滋养肺胃之阴，又可清解肺热，玉竹味甘质润，善滋阴清热、生津止渴，麦冬甘寒，清热养阴生津，冰糖濡养肺胃，调和诸药，诸药共同组成清热养阴生津簇药对，并与天花粉、桑叶、生扁豆、生甘草清润养阴簇药对组成沙参麦冬汤，共奏清养肺胃、生津润燥之功。五味消毒饮由**金银花**、**野菊花**、**蒲公英**、**紫花地丁**、**紫背天葵子**簇药对组成。诸药合用，苦寒以降泄火毒，辛以疏风散热，功专力宏，共奏清热解毒、消散结肿之效。

加减变化： 若见咯血不止，可加**白及**、**仙鹤草**、**茜草根**、**三七**簇药对以凉血止血、收敛止血，详见瘀阻肺络证中分析。若见低热盗汗，可加**地骨皮**、**白薇**、**五味子**簇药对育阴清热敛汗。地骨皮甘淡而寒，有清退虚热、凉血养阴之功；白薇微苦咸寒，其性泄降，凉血清热而除烦渴；五味子酸涩，可收敛止汗、益气生津。三药相伍使热退汗止而阴液得存。若大便干结，可加**瓜蒌**、**火麻仁**簇药对，瓜蒌行气，调畅气机，滑利大肠，火麻仁质润多脂，润肠兼可补虚滋养，二药共同润燥通便。

4）气阴两虚证

临床表现： 咳嗽痰少，咳声低弱，气短喘促，神疲乏力，面色㿠白，形瘦恶风，自汗或盗汗，口干少饮，舌红或淡，脉细弱。

病机： 气虚阴伤，肺痿失用。

治法： 益气养阴。

代表方：生脉散合百合固金汤。

簇药对应用：生脉散由人参、麦冬、五味子三药合用，一补一润一敛，益气养阴，生津止渴，敛阴止汗，使气复津生，汗止阴存，气充脉复。百合固金汤由玄参、贝母、桔梗、甘草和生地黄、白芍、麦冬、百合、熟地黄、当归滋养肺肾二组簇药对组成，共奏滋肾保肺、止咳化痰之功。玄参、贝母、桔梗、甘草簇药对滋肾保肺、止咳化痰。诸药合用，滋肾保肺，金水并调，可使阴血渐充，虚火自清，痰化咳止，以达到固护肺金的目的。另外，生地黄、白芍、麦冬、百合、熟地黄、当归组成簇药对可滋养肺肾。

加减变化：若气虚症状明显者，加黄芪、太子参、白术簇药对益气补肺健脾。若咳痰不利，痰少而黏者，加贝母、百部、杏仁簇药对利肺化痰，虚衰为突出临床表现时，可选用右归丸温补肾阳，该方由鹿角胶、菟丝子、枸杞子、杜仲、当归补肾阳、滋精血，附子、肉桂温阳，及山茱萸、山药、熟地黄补肾3对簇药对相伍组成，共奏温补命门、填精益髓之功。

【梅教授常用簇药对备要】

川贝母、莪术、白花蛇舌草：莪术能入气血分，善破血行气、消积止痛，《本草图经》曰其"治积聚之诸气，为最要之药"。白花蛇舌草性味苦寒，凡热毒所致诸证皆可用其治之，近年利用本品清热解毒消肿之功，单品或复方被广泛用于治疗各种癌症而见热毒内盛者。川贝可化痰散结消肿。三药相簇为用，降浊消痰，破积消坚，用于治疗癥瘕积聚。

鱼腥草、鬼针草、重楼：鱼腥草清热解毒，消痈排脓，是"中药中的广谱抗生素"，药性可通达上中下三焦；鬼针草同样具有清热解毒、散瘀消肿之效，重楼有抗肺癌功效。三药现代药理研究均有抗炎、抗肿瘤作用。三药合用可加强清热化痰之力，共奏清热肃肺、化痰平喘之效，主治邪热壅肺证，症见咳嗽咳痰、气喘发热等，临床上配伍也常用于治疗肺癌、胃癌、肠癌等恶性肿瘤。

二、大肠癌辨证思路与簇药对应用规律

大肠癌是指起源于大肠黏膜上皮的恶性肿瘤，包括结肠癌和直肠癌，是常见的消化道恶性肿瘤。临床多以腹痛、大便习惯与粪便性状改变、便血、腹部肿块、肛门坠痛为主要表现。大肠癌类似文献中的"脏毒""肠风""锁肛痔""积聚""肠覃""肠积""癥瘕"等病证。本病在诊治时需注意与痢疾、痔疾相鉴别。

1. 病因病机

大肠为六腑之一，"六腑者，传化物而不藏"，大肠对水谷的传化，需要不断地受纳、消化、传导和排泄，是个虚实更迭，动而不居的过程，宜通而不宜滞。如各种致病因素影响大肠正常的传导功能，湿热瘀毒蕴积于肠内，瘀结不通，日久变生本病。本病病位在大肠，与脾脏密切相关，如脾胃受伤，或脾气亏虚，健运失司，则易致水湿内停，聚于大肠，与体内痰瘀交结，日久变生瘀毒而成本病。

2. 治疗原则

大肠为传导之官，积滞内停，湿热蕴结，瘀毒结聚，致大便脓血，故在清热利湿治疗的基础上，要祛瘀解毒，标本兼顾。理气通腑当贯穿治疗始终，便于湿热瘀代谢产物排出。

3. 辨治分型与簇药对应用

（1）湿热郁毒证

临床表现：腹部阵痛，便中带血或黏液脓血便，里急后重，或大便干稀不调，肛门灼热，或有发热，恶心，胸闷，口干，小便黄，舌质红，苔黄腻，脉滑数。

病机：肠腑湿热，灼血为瘀，热盛酿毒。

治法：清热利湿，化瘀解毒。

代表方：槐角丸。

簇药对应用：槐角丸由两组簇药对组成。①**槐角、地榆、黄芩、当归**：四药相簇为用，是止血凉血与解毒活血并用之法则之典范，此法则常用于治疗肿瘤、痈疡等病症。②**枳壳、防风**：为疏风行气，调节气机簇药对。此两组簇药对共同组成槐角丸以清肠止血、疏风利气。

加减变化：若腹痛较著者，可加**香附、郁金**簇药对行气活血定痛；若大便脓血黏液，泻下臭秽，为热毒炽盛，可加**白头翁、败酱草、马齿苋**簇药对以清热解毒，散血消肿。

（2）瘀毒内阻证

临床表现：腹部拒按，或腹内结块，里急后重，大便脓血，色紫暗，量多，烦热口渴，面色晦暗，或有肌肤甲错，舌紫暗或有瘀点、瘀斑，脉涩。

病机：瘀血内结，瘀滞化热，热毒内生。

治法：活血化瘀，清热解毒。

代表方：膈下逐瘀汤。

簇药对应用：膈下逐瘀汤由4组簇药对组成。①**桃仁、红花、赤芍、当归、川芎**：诸药相簇为用，活血与行气共用，既行血分瘀滞，又解气分郁结；祛瘀与养血同施，则活血而无耗血之虞，行气又无伤阴之弊；升降兼顾，既能升达清阳，又可降泄下行，使气血和调。②**乌药、香附、枳壳**：香附以行血分为要，乌药以走气分为主，枳壳行气除胀，三药合用，行气消胀、散寒止痛效强，可治一切气痛。③**五灵脂、延胡索**：二药活血行气而止痛。④**牡丹皮、甘草**：牡丹皮凉血活血，甘草清热缓急止痛，二药共同清热凉血、活血止痛。

（3）脾肾双亏证

临床表现：腹痛喜温喜按，或腹内结块，下利清谷或五更泄泻，或见大便带血，面色苍白，少气无力，畏寒肢冷，腰酸膝冷，苔薄白，舌质淡胖，有齿痕，脉沉细弱。

病机：脾肾气虚，气损及阳。

治法：温阳益精。

代表方：大补元煎。

簇药对应用： 大补元煎由两组簇药对组成。①熟地黄、山药、山茱萸：三药相伍滋补肝脾肾三脏，即所谓"三阴并补"。②人参、当归、甘草、杜仲、枸杞：益气养阴，补肾填精。诸药合方大补元气，救本培元。

加减变化： 若下利清谷、腰酸膝冷之症突出，可配补骨脂、肉豆蔻、吴茱萸、五味子（即四神丸）簇药对以温补脾肾，涩肠止泻。

（4）肝肾阴虚证

临床表现： 腹痛隐隐，或腹内结块，便秘，大便带血，腰膝酸软，头晕耳鸣，视物昏花，五心烦热，口咽干燥，盗汗，遗精，月经不调，形瘦纳差，舌红少苔，脉弦细数。

病机： 肝肾阴伤，阴虚火旺。

治法： 滋肾养肝。

代表方： 知柏地黄丸。

簇药对应用： 知柏地黄丸由熟地黄、山药、山茱萸"三补"，茯苓、泽泻、牡丹皮"三泻"，及知母、黄柏清肾火3组簇药对共同组成。"三补"簇药对滋补肝脾肾。"三泻"簇药对泄湿浊而降相火。诸药成方，共奏滋阴降火之效。

加减变化： 若便秘者，加火麻仁、郁李仁簇药对润肠通便。若大便带血，加三七、茜草、仙鹤草簇药对化瘀止血。若遗精，加芡实、金樱子簇药对益肾固精。若月经不调者，加香附、当归簇药对理气活血调经。

【梅教授常用簇药对备要】

白及、地榆、仙鹤草： 大肠癌临床多见便血表现，三药均可收敛止血，还可凉血止血、解毒疗疮，善于治疗血热妄行之便血、吐血等，也具有良好的抗肿瘤作用，我们认为止血类中药有很好的抗肿瘤的作用，以及减少化疗药物引起的骨髓抑制。

白花蛇舌草、地榆、仙鹤草、莪术： 四药为用活血化瘀、凉血止血、清热解毒，主治痈肿疮毒、咽喉肿痛等。本簇药对为抗肿瘤协定处方，配合半枝莲清热解毒、党参健脾益气，具有提高免疫、抗癌、防复发的作用。

三、肝癌辨证思路与簇药对应用规律

肝癌是指原发于肝细胞或肝内胆管上皮细胞的恶性肿瘤，又称原发性肝癌，是常见的恶性肿瘤之一。早期表现为一般的消化道症状，如上腹部不适、腹胀、纳呆、乏力，时有腹痛、胁痛等；晚期则以腹部肿块、持续性疼痛、腹胀、纳差、黄疸、腹水、消瘦等为主要表现。本病可能与文献中"肥气""积气""积证""鼓胀""黄疸""积聚""癥瘕""暴症"等病证的描述类似。本病应注意与鼓胀、黄疸相鉴别。

1. 病因病机

肝主疏泄、喜条达而恶抑郁，肝藏血，体阴用阳，平素若外感实邪、酒食不节、情志郁怒、正气亏虚易导致气血运行不畅，久生瘀血、痰浊内聚，终成积聚。肝癌病位在肝，与脾、胃、肾、胆密切相关。其病性常虚实夹杂，虚以脾气虚、肝肾阴虚及脾肾阳虚为主；实以气滞血瘀、湿热瘀毒为患。本病早期临床表现不明显，一旦发病，病情复杂，发展迅速，病机转化急剧，预后较差。初起病机多以气郁脾虚湿阻为主，进一步可致湿热毒瘀互结，耗伤阴血，终致正衰邪实，病情恶化，甚则阴阳离决。毒、虚、瘀、热是肝癌的基本病变，邪毒化火，瘀毒互结，脾肾亏虚，进一步表现为肝肾阴虚和脾肾阳虚，贯穿肝癌发病全过程。

2. 治疗原则

肝主疏泄，具有调节人体气机的作用，脾乃中土，为气机升降之枢，气行则血行瘀消、水行湿化，以调理气机为先，再则健脾补中应贯穿治疗始终。仲师谓"见肝之病，知肝传脾，当先实脾""脾旺不受邪"，健脾对扶持正气、延缓肝癌进程有重要作用。应注意清热解毒用之适量。

3. 辨治分型与簇药对应用

（1）肝气郁结证

临床表现：右胁部胀痛，右胁下肿块，胸闷不舒，善太息，纳呆食少，时有腹泻，月经不调，舌苔薄腻，脉弦。

病机：肝气不舒，气机郁结。

治法：疏肝健脾，活血化瘀。

代表方：柴胡疏肝散。

簇药对应用：柴胡疏肝散由两组簇药对组成。①**柴胡、枳壳、芍药、甘草**：四药配伍，共奏疏肝理脾、调气机之效。②**陈皮、川芎、香附**：三药相合，共奏疏肝行气、活血止痛之功。

加减变化：若疼痛明显，可加**郁金、延胡索**簇药对以活血解郁、行气止痛。若已出现胁下肿块者，可加**莪术、桃仁、半夏、浙贝母**簇药对破血逐瘀、软坚散结。四药相簇为用，使痰消血破而肿块得散。若纳呆食少者，加**党参、白术、薏苡仁、神曲**簇药对开胃健脾祛湿，四药补利兼备。

（2）气滞血瘀证

临床表现：右胁疼痛较剧，入夜更甚，甚则痛引肩背，右胁下结块较大，质硬拒按，或同时见左胁下肿块，面色萎黄而暗，倦怠乏力，脘腹胀满，甚至腹胀大，皮色苍黄，脉络暴露，食欲不振，大便溏结不调，月经不调，舌质紫暗，有瘀斑瘀点，脉弦涩。

病机：气滞血瘀，结为癥块，不通则痛。

治法：行气活血，化瘀消积。

代表方：复元活血汤。

簇药对应用：复元活血汤由3组簇药对及黄酒散瘀相伍组成以活血祛瘀、疏肝通络。①**穿山甲、柴胡、天花粉**：柴胡辛行苦泄，性善条达肝气，疏肝行气解郁，能引诸药入肝经、走两胁。穿山甲活血走窜，能行血分之瘀滞，破瘀通络，消肿散结。天花粉"续绝伤""消仆损瘀血"，既能入血分助诸药活血消瘀散结，又可清热解毒润燥。三药相簇为用，共奏活血化瘀、疏肝通络之效。②**桃仁、大黄、甘草**：三药相簇为用，泻热导滞、活血化瘀、推陈致新力强，使瘀热假肠道以出。③**桃仁、红花、当归**：诸药为用，祛瘀与养血同施，可使活血而阴血不伤。

加减变化：若转为鼓胀之腹胀大，皮色苍黄，脉络暴露者，加甘遂、大戟、芫花簇药对攻逐水饮。或改用调营饮（由赤芍、当归、丹参凉血活血，川芎、莪术、延胡索行气活血，瞿麦、葶苈子、桑白皮、槟榔、大黄利水消肿3组簇药对组成）以活血化瘀，行气利水。

（3）湿热聚毒证

临床表现：右胁疼痛，甚至痛引肩背，右胁部结块，身黄目黄，口干口苦，心烦易怒，食少厌油，腹胀满，便干溲赤，舌红，苔黄腻，脉弦滑或滑数。

病机：湿邪化热，聚而为毒。

治法：清热利胆，泻火解毒。

代表方：茵陈蒿汤。

簇药对应用：茵陈蒿汤由**茵陈蒿、栀子、大黄**簇药对单独组成。三药合用，利湿与泄热并进，通利二便，前后分消，湿邪得除，瘀热得去，黄疸自退，共奏清热利湿退黄之效。

加减变化：若疼痛明显者，加**柴胡、香附、延胡索**簇药对疏肝理气，活血止痛。

（4）肝阴亏虚证

临床表现：胁肋疼痛，胁下结块，质硬拒按，五心烦热，潮热盗汗，头晕目眩，纳差食少，腹胀大，甚则呕血、便血、皮下出血，舌红少苔，脉细而数。

病机：久病耗伤阴血，肝阴亏虚。

治法：养血柔肝，凉血解毒。

代表方：一贯煎。

簇药对应用：此方由**沙参、麦冬、当归、枸杞子、生地黄**滋养肝肾簇药对与少量川楝子疏肝泄热，相伍组成一贯煎以滋阴疏肝。诸药合用，共奏滋养肝肾之功。

加减变化：若出血者，加**仙鹤草、白茅根、牡丹皮**簇药对清热凉血止血。若出现黄疸者，可合**茵陈蒿、栀子、大黄**簇药对（即茵陈蒿汤）清热利胆退黄。若肝阴虚日久，累及肾阴，而见阴虚症状突出者，可加鳖甲、龟甲，及女贞子、墨旱莲两组簇药对滋肾阴、清虚热。龟板与鳖甲相伍起养阴潜阳、软坚散结之效。女贞子、墨旱莲相伍平补肝肾而不滋腻。若肾阴虚日久损及肾阳而见肾阴阳两虚，临床见形寒怯冷、腹胀大、水肿、腰酸膝软等症，可用由**地黄**、**山药**、**山茱萸**"三补"，**泽泻**、**茯苓**、**牡丹皮**"三泻"，及**桂枝**、**附子**温肾助阳3组簇药对组成的金匮肾气丸温补肾阳为主方加减化裁。

【梅教授常用簇药对备要】

紫草、茜草：紫草甘咸寒，归心肝经，善于凉血解毒，活血清热；茜草苦寒，归肝经，色赤入血分，能凉血止血，化瘀通经。二药相簇，凉血止血、活血消肿，常用于治疗水火烫伤、痈疮肿痛、跌打损伤等，也常用于抗肿瘤治疗。

土茯苓、白毛藤、叶下珠：土茯苓解毒清热利湿，通利关节，《本草纲目》言其可"治拘挛骨痛，恶疮痈肿，解汞粉、银朱毒"。白毛藤甘苦寒，有清热利湿、祛风解毒之效，临床常用于治疗肝癌、肝硬化、肝炎等，效果良好。叶下珠可清热利尿消积，现代药理研究证实其有抗乙肝病毒、抗肝癌、抗肝细胞损伤、抑菌等作用。三药配伍共同组成簇药对，临床上主治肝胆湿热证，症见目昏胁痛、黄疸等，常与四妙丸（**牛膝、薏苡仁、苍术、黄柏**）和四味健步汤（**白芍、丹参、石斛、怀牛膝**）合用抗乙肝相关肝硬化。

四、肾癌辨证思路与簇药对应用规律

肾癌是指发生于肾脏，以尿血、腰痛、上腹或腰部肿块为主要表现的癌病，是泌尿系统常见的肿瘤，男性多于女性。根据肾癌的起病及临床表现，中医古籍有关肾癌的论述散见于"尿血""腰痛""肾积""痰癖""尿血""积"等病证中。本病需与多囊肾、肾结核、泌尿系结石相鉴别。

1. 病因病机

肾癌发病与肾、膀胱、脾、肝等脏腑密切相关。本病起因多由房劳太过、损伤肾气；或饮食失调、脾失健运；或忧思郁怒，相火内灼，肝经血燥，火邪郁结；或年老体衰，肾虚不足；或起居不慎，身形受寒，邪气自外乘之，以至水湿不化，脾肾两伤，湿毒内生，积于腰府。久而气滞血瘀，凝聚成积块。湿毒化热，下注膀胱，灼伤经络、血热妄行，则可见尿血经久不愈。肾为真阴元阳所系，病之初期因尿血不止，而致肾阴虚损，久而阴损及阳，则可见面色㿠白，四肢不温等肾阳虚衰之症。而后日渐食少消瘦，阴阳俱损，终属败证。

2. 治疗原则

肾癌治疗需注意把握本虚与标实，本虚以脾肾气虚、肝肾阴虚常见，标实以湿热、血瘀为主，法当扶正祛邪，攻补兼施。早期邪盛正虚不明显，可以清热利湿、活血解毒之法为主攻之，中期宜攻补兼施，晚期可以健脾益肾滋阴补法为主。

3. 辨治分型与簇药对应用

（1）湿热毒蕴证

临床表现：腰痛，腰腹坠胀不适，尿血，尿急，尿频，尿痛，发热，消瘦，纳差，舌红苔黄腻，脉濡数。

病机：湿热蕴结下焦，膀胱气化不利。

治法：清热利湿，解毒通淋。

代表方：八正散或龙胆泻肝汤。

簇药对应用：八正散由4组簇药对组成。①**车前子、瞿麦、萹蓄**：共奏清热利水通淋之功。②**木通、灯心草、甘草**：木通性味苦寒，上清心火，下利湿热，通利尿窍，使湿热从小便而去；甘草缓急止茎中涩痛；加灯芯草更增利水通淋之力。③**大黄、栀子**：二药合诸药可令湿热从二便分消。④**滑石、甘草**：滑石滑利窍道，清热渗湿，利水通淋；甘草和其中以助甘寒生津，防止因利小便而伤阴，使邪去而正不伤，又可缓滑石之寒滑重坠伤胃。4组簇药对合成此方使湿热之邪尽从二便而去，共奏清热泻火、利水通淋之效。

龙胆泻肝汤由4组簇药对组成。①龙胆草、黄芩、栀子：三药相簇为用，共奏清肝泻火、清利湿热之功。②生地黄、木通、甘草：三药为用使滋阴制火却不恋邪，利水通淋却不伤阴，共奏清心利水养阴之效。③柴胡、当归、生地黄：肝经实火易耗伤阴血，故予生地黄、当归养血滋阴，使邪去而阴血不伤；佐以柴胡舒畅肝胆之气，与生地黄、当归相伍，以适肝体阴用阳之性。④木通、车前子、泽泻：三药渗利湿热，可导湿热下行，使邪有出路。4组簇药对相伍，清热与渗利、滋养共施，使泻中有补，祛邪而不伤正。

加减变化：若尿血者，可加小蓟、白茅根、仙鹤草簇药对相簇共同清热凉血止血。若腰痛甚者，酌加郁金、三七簇药对活血定痛。

（2）瘀血内阻证

临床表现：面色晦暗，腰腹疼痛，甚则腰腹部肿块，尿血，发热，舌质紫暗或有瘀点、瘀斑，苔薄白，脉涩。

病机：瘀血蓄结，壅阻气机。

治法：活血化瘀，理气散结。

代表方：桃红四物汤。

簇药对应用：桃红四物汤由两组簇药对组成。①当归、川芎、白芍、熟地黄：四物相配，补中有通，滋阴不腻，温而不燥，阴阳调和，补血而不滞血，和血而不伤血，共奏补血和血之功。②桃仁、红花：活血通经，破血行滞。诸药相簇活血养血。

加减变化：若血尿较著者，可去破血逐瘀的桃仁、红花，加三七、花蕊石簇药对；花蕊石善于化瘀止血，三七走而不守，化瘀止血，二药相簇增强化瘀止血之效。若发热者，加牡丹皮、丹参簇药对清热凉血；牡丹皮长于凉血散瘀，清透阴分伏火；丹参善于活血化瘀，祛瘀生新。二药合用凉血活血，清透热邪增强。

（3）脾肾两虚证

临床表现：腰痛，腹胀，尿血，腰腹部肿块，纳差，呕恶，消瘦，气短乏力，便溏，畏寒肢冷，舌质淡，苔薄白，脉沉细。

病机：脾肾气虚，气损及阳。

治法：健脾益肾，软坚散结。

代表方：大补元煎。

簇药对应用：此方簇药对详见"大肠癌脾肾双亏证"。

加减变化：若尿血者，可加**仙鹤草、血余炭**簇药对收敛止血。若畏寒肢冷、便溏者，可合附子理中汤温中健脾，附子理中汤由**炮附子**温阳与**人参、白术、干姜、甘草**温中健脾簇药对组成。

（4）阴虚内热证

临床表现：腰痛，腰腹部肿块，五心烦热，口干，小便短赤，大便秘结，消瘦乏力，舌质红，苔薄黄少津，脉细数。

病机：肝肾阴亏，虚火内生。

治法：滋阴清热，化瘀止痛。

代表方：知柏地黄丸。

簇药对应用：此方簇药对分析详见"大肠癌肝肾阴虚证"。

加减变化：若尿血者，加**三七、茜草、仙鹤草**簇药对化瘀止血。若便秘者，加**火麻仁、郁李仁**簇药对润肠通便。若心悸失眠者，加**酸枣仁、柏子仁、五味子**簇药对养心安神之效。若遗精者，加**芡实、金樱子**簇药对益肾固精；芡实甘涩平，补脾肾固精，金樱子味酸而涩，功专固敛，长于固精。二药合用共增益肾健脾、固涩止遗之功。若月经不调者，加**香附、当归**簇药对理气活血调经。

【梅教授常用簇药对备要】

败酱草、淡竹叶、玉米须：败酱草辛苦微寒，清热解毒力强，肠痈、肺痈、皮肤疮痈肿痛皆可用之，又辛散行滞，有活血化瘀止痛之功，虽重用而无寒凝之弊，《本草纲目》言其"善排脓破血"。淡竹叶轻清，可清热利尿，引热下行，予邪热出路。玉米须味甘淡，有利尿消肿功效。三药合用，共奏清热解毒、凉血化瘀、利尿通淋之效，主治湿热下注之小便不利、尿浊血热妄行之尿血等。三药轻盈，同理三焦，为治肾病之角药。

明党参、爵床、茵陈蒿、炒白芍：茵陈蒿清热解毒利湿；白芍养血敛阴柔肝；明党参补气生津，解毒清肺；爵床清热解毒，利尿消肿。诸药合用，有清热、利湿、解毒之效，也可清利肾毒，为治疗肾病之要药，时常与**杜仲、牛膝、太子参、黄芪**益肾健脾簇药对，收敛流失精微。

狗脊、续断、骨碎补：三药配伍加强补肝肾、强筋骨之效，可活血通络而止痛，主治肾虚骨弱、外伤骨折疼痛等。本角药临床上可用于缓解肿瘤骨转移的疼痛。

五、胃癌辨证思路与簇药对应用规律

胃癌是指起源于胃黏膜上皮细胞的恶性肿瘤，其发病部位包括贲门、胃体、幽门，以进行性胃脘痛、食少、消瘦、便血或呕血为常见症状。胃癌主要见于"胃反""反胃""翻胃""噎膈""积聚""伏梁""胃脘痛"等中医病证中。

1. 病因病机

情志不舒，饮食不节，胃失和降，脾胃升降失常，运化失司，痰凝气滞，热毒血瘀交阻于胃，积聚成块，是胃癌的主要病因，而正气亏虚，脏腑功能失调是发病的内在原因。胃癌的病变在脾胃，与肝、肾两脏密切相关。气滞血瘀，痰湿内阻，是本病的主要病机特点。

2. 治疗原则

脾胃的升降受纳与肝木的疏泄密切相关，治疗时应注意疏泄肝木，以调和脾胃。胃之受纳，须脾气的强健，故治疗胃癌时须注意健脾益气，并顾护胃气，忌用大剂的滋腻碍胃、苦寒败胃药物，"胃气一败，百药难治"。本病需与胃炎、胃息肉、胰腺炎相鉴别。

3. 辨治分型与簇药对应用

（1）肝胃不和证

临床表现：胃脘胀满或疼痛，串及两胁，嗳气陈腐或呃逆，纳食少或呕吐反胃，舌质淡红，苔薄黄，脉弦。

病机：肝郁犯胃，胃失和降。

治法：疏肝和胃，降逆止痛。

代表方：柴胡疏肝散合旋覆代赭汤。

簇药对应用：柴胡疏肝散簇药对分析详见"肝癌肝郁气滞证"中。旋覆代赭汤由**旋覆花、代赭石、半夏**及**人参、生姜、大枣、甘草**簇药对组成。其一，旋覆花、代赭石、半夏祛痰降逆。三药共成簇药对，相须为用，为祛痰降逆最佳组合，使痰涎得消，逆气得平，则心下之痞硬除，而嗳气、呕呃可止。其二，人参、生姜、大枣、甘草为调和脾胃增效簇药对。四药相簇为用，共同扶助正气、补益气血、培元养正。两组簇药对合成此方，共奏降逆化痰、益气和胃之效。

加减变化：若体质未虚者，可加用**半枝莲、七叶一枝花、徐长卿**簇药对解毒抗癌。若胀痛甚者，可加**延胡索、莪术、三棱**簇药对破血行气止痛。若嗳腐胀满者，可加**鸡内金、山楂、谷芽、麦芽**簇药对化积消食、健脾和中。若胃中嘈杂、口干、舌红少苔，可去香附、陈皮、半夏、枳壳，加**麦门冬、石斛、佛手**簇药对养阴益胃、行气调中。

（2）痰湿结聚证

临床表现：脘腹满闷，食欲不振，腹部作胀，吞咽困难，泛吐黏痰，呕吐宿食，大便溏薄，舌苔白腻，脉弦滑。

病机：脾胃损伤，运化失健，痰湿内生，阻遏气机。

治法：理气化痰，软坚散结。

代表方：导痰汤。

簇药对应用：导痰汤由3组簇药对组成。①**半夏、茯苓、橘红**：三药合用，起理气化痰、健脾渗湿之功，为祛痰剂中的常用组合。②**天南星、枳实**：天南星苦辛温，燥湿化痰，散结消肿；枳实辛散苦降，能破气散结，善于化痰消积。二药相簇燥湿化痰理气。③**生姜、甘草**：二药合用，和胃祛痰增效。

加减变化：若脘痞腹胀者，可加**厚朴、枳实**簇药对行气消痞。若舌淡便溏、喜热饮者，属脾阳不振，可加**干姜、草豆蔻、苍术**簇药对燥湿健脾、行气温中。

（3）气滞血瘀证

临床表现：胃脘刺痛拒按，痛有定处，或可扪及肿块，腹满不欲食，呕吐宿食，或如赤豆汁，或见黑便如柏油状，舌质紫暗或有瘀点，舌苔薄白，脉细涩。

病机：气机郁滞，瘀血阻络。

治法：活血化瘀，理气止痛。

代表方：膈下逐瘀汤。

簇药对应用：此方簇药对分析详见"大肠癌瘀毒内阻证"。

加减变化：若中寒明显者，可加附子、肉桂、高良姜簇药对温中散寒。若疼痛明显，正气不虚，可加肿节风、徐长卿簇药对抗癌消积、通络止痛。若瘀久损伤血络较甚，见大量吐血、黑便者，则应去桃仁、三棱、莪术、赤芍等，可加仙鹤草、蒲黄、三七簇药对化瘀收敛止血。若呕吐甚者，可加半夏、生姜簇药对和胃降逆止呕。若胃中灼热者，可加蒲公英、白花蛇舌草簇药对清热解毒、散结抗癌。

（4）脾肾两虚证

临床表现：胃脘隐痛，喜温喜按，朝食暮吐，暮食朝吐，宿谷不化，泛吐清水，面色萎黄，大便溏薄，神疲肢冷，舌质淡，舌边有齿印，苔薄白，脉沉缓或细弱。

病机：久病及阳，脾肾阳虚，寒凝气滞。

治法：温中散寒，健脾暖胃。

代表方：理中丸合六君子汤。

簇药对应用：理中丸由人参、干姜、白术、甘草簇药对单独组成，可温中祛寒、益气健脾。而六君子汤由两组簇药对组成：①人参、白术、茯苓、甘草：四药配伍，以补脾为主，兼以运化、利湿，共奏益气健脾之功。②半夏、陈皮、姜、枣：为燥湿健脾、祛痰行气簇药对。诸药合方，共奏益气健脾、燥湿祛痰之效。

加减变化：若脾肾阳虚，更见形寒肢冷者，可加肉桂、补骨脂、淫羊藿簇药对。三药相簇为用，增强温阳散寒之功。若大便质软，数日一行，可加肉苁蓉、当归簇药对。二者相伍，既可以温阳益精补血，又可以润燥滑肠通便。若恶心、呕吐甚者，可加灶心土、代赭石簇药对。灶心土辛温而涩，温中止血，又有止呕、止泻之功；代赭石质重而沉降，善镇冲逆。二药合用，温中降逆以止呕。

【梅教授常用簇药对备要】

蒲黄、三七：二药均可化瘀止血而不留瘀，活血定痛，对各种血证均适用，主治吐血、衄血、咯血、尿血、崩漏、跌打损伤、痛经、产后疼痛等。

红花、莪术、黄精：红花辛温，为活血通经、祛瘀止痛要药。莪术可破血行气、消积止痛，为"治积聚诸气之要药"。黄精补中益气、滋阴填精，调和五脏，充实肌肉，坚硬骨髓。三药相簇，共奏活血化瘀、补益脾肾之功，主治瘀血日久不去、癥瘕积聚等。

黄精、绞股蓝、黄芪：三药合用增强补肾填精、益气健脾功效，主治脾肾气虚，症见气短乏力、腰膝酸软、少气懒言等。胃癌临床发现时多已处于中晚期阶段，化疗为常用治疗手段，本角药平补阴阳，有抗动脉硬化、升白细胞作用等，用于治疗放化疗骨髓抑制多见良效。

张雪梅名中医讲堂

临证簇药

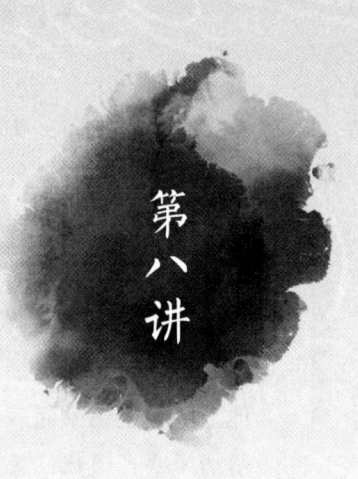

第八讲

肺系辨证与簇药对应用规律

一、感冒辨证思路与簇药对应用规律

感冒以脉浮、头项僵痛、发热、恶寒、鼻塞、流涕、喷嚏、咳嗽、全身不适为主证的常见外感疾病之一，以冬春季节多见。《伤寒论》中分为"太阳中风""太阳伤寒""少阴寒证"等，其症状如下："太阳病，发热，汗出，恶风，脉缓者，名为中风"；"太阳病，或已发热，或未发热，必恶寒，体痛，呕逆，脉阴阳俱紧者，名为伤寒"；"少阴病，始得之，反发热，脉沉者，麻黄细辛附子汤主之"。临床上凡普通感冒、流行性感冒及其他上呼吸道感染而表现感冒特征者，均可参照本讲辨证论治。诊断过程中应辨清风寒、风热、暑湿之证，及气血阴阳等虚性感冒，注意感冒与风温、普通感冒与流行感冒的区别。

1. 病因病机

《素问·骨空论》曰"风者，百病之始也……风从外入，令人振寒，汗出头痛，身重恶寒"，《诸病源候论》言"夫时气病者，此皆因岁时不和，温凉失节，人感乖戾之气而生，病者多相染易"等。总结诸位医家经验，病机为感受风、寒、热、暑、湿、燥六淫病邪、时行戾气，从口鼻而入，或从皮毛内侵，侵犯肺卫，因正气不足，卫外不固，致卫表不和，肺失宣肃而成。因体质等因素，病程中可见寒热、虚实的转化。

2. 治疗原则

《素问·阴阳应象大论》言"其在皮者，汗而发之"，采用因势利导、解表达邪的治疗原则，若体虚感冒，应注意扶正祛邪。

3. 辨治分型与簇药对应用

（1）风寒束表证

临床表现：恶寒重，发热轻，头痛，骨节疼痛，无汗，鼻塞、流涕，鼻痒、咽痒，偶有咳嗽，白痰，口不渴，舌淡，苔薄白润，脉浮或缓或紧。

病机： 风寒外束，卫阳被郁，腠理闭塞，肺气不宣。

治法： 辛温解表。

代表方： 荆防达表汤或荆防败毒散。

簇药对应用： 此方共有3个簇药对。①**荆芥、防风**：二药均属辛温解表、祛风散寒之品，配伍相须为用，并走于上，增强发散风寒、祛风胜湿之力，其性平缓，故四季外感配伍皆可用之。②**川芎、枳壳、桔梗、柴胡**：四药相伍为用，升降气机，有"通肺利膈下气"之效，为调节气机之簇药对。③**柴胡、前胡、羌活、独活**：羌活善祛上半身风寒湿痹；独活善祛下半身风寒湿痹，二者合用，通治一身风寒湿邪。柴胡辛苦微寒，解肌透邪，祛邪解表退热，且可疏肝行气；前胡辛苦微寒，疏散风热，降肺气而祛痰涎，二药辛散苦降，宣降肺气。

加减变化： 若表寒重，头痛身痛，无汗，全身肌肉关节酸痛，配**麻黄、桂枝**，此簇药对来源于《伤寒论》的麻黄汤，可增强发汗散寒的功效。

（2）风热犯表证

临床表现： 身热重，恶寒轻，咽痛，鼻塞，流黄浊涕，头胀痛，面赤，口干欲饮水，舌红，苔薄黄，脉浮或数。

病机： 风热犯表，热郁肌肤，卫表失和，肺失清肃。

治法： 辛凉透表。

代表方： 银翘散。

簇药对应用： 此方含有3个簇药对。①**金银花、连翘**：二者气味芳香，既能疏散风热、清热解毒，又可辟秽化浊，在透散卫分表邪的同时，还兼顾了温热病邪易蕴藉成毒及夹秽浊之气的特点；二者轻清透泄，使营分热邪有外达之机，促其透出气分而解，即叶天士所说的"入营犹可透热转气"。②**薄荷、荆芥穗、芦根、淡豆豉、淡竹叶**：五味药轻扬开宣，为清透、辛凉平和之药，共奏散风热、生津之效。③**桔梗、甘草**：源于《伤寒论》中桔梗汤，桔梗味苦辛，辛主于散，功专开提足少阴之热邪，佐以甘草，载之于上，则能从肾上入肺中，循喉咙而清利咽喉。

加减变化： 风热上壅，头胀痛明显，加**桑叶、菊花**清利头目；痰阻于肺，咳嗽痰多，加**前胡、杏仁、川贝母**宣肺化痰；热毒壅盛，喉咙红肿疼痛，甚至化脓，加**大青叶、板蓝根、青黛**清热解毒。

（3）暑湿伤表证

临床表现： 身热，微恶风，汗少，肢体沉重疼痛，头昏，胸闷脘痞，恶心，腹胀，小便短赤，大便或溏，舌淡，苔黄白润，脉濡数。

病机： 暑湿遏表，暑热伤中，表卫不和，肺气不清。

治法： 清暑祛湿解表。

代表方： 新加香薷汤。

簇药对应用： 此方有两个簇药对。①香薷、厚朴、白扁豆：香薷、厚朴化湿和中。三者相须相使，使表寒得散，暑湿自去，终得脾健胃和。②金银花、连翘：二药轻清透泄，透热转气。

加减变化： 湿困卫表，肢体沉重酸痛明显，加藿香、佩兰芳香化湿；里湿太甚，口中黏腻，胸闷脘闷，加苍术、陈皮、半夏和中化湿。

（4）气虚感冒

临床表现： 恶寒较甚，发热，无汗，头痛身楚，咳嗽，痰白，咳痰无力，平素神疲体弱，气短懒言，反复易感，舌淡苔白，脉浮而无力。

病机： 气虚卫弱，风寒乘袭，气虚无力达邪。

治法： 益气解表。

代表方： 参苏饮。

簇药对应用： 参苏饮含3组簇药对。①紫苏叶、陈皮、甘草：相簇而用，共奏疏风散寒、理气和中之效，可使气血和而微汗出，风寒解而病自愈。②半夏、茯苓、人参健脾化痰除湿簇药对。③葛根、枳壳、前胡、桔梗理气解表簇药对。全部簇药对共奏益气解表、理气化痰之效。

加减变化： 若表虚自汗，易伤风邪者，加黄芪、防风、白术益气固表；若见恶寒重，发热轻，四肢欠温，语音低微，舌质淡胖，脉沉细无力，为阳虚外感，当助阳解表，用再造散加减，药用党参、黄芪、桂枝、附子、炙甘草温阳益气，细辛、防风、羌活解表散寒。

（5）阴虚感冒

临床表现： 身热，微恶风寒，少汗，头昏，心烦，口干，干咳少痰，舌红少苔，脉细数。

病机： 阴亏津少，外受风热，表卫失和，津液不能作汗。

治法：滋阴解表。

代表方：加减葳蕤汤。

簇药对应用：此方含有3组簇药对。①玉竹、白薇、薄荷：玉竹滋阴润燥；白薇凉血清热而除烦渴；薄荷疏散风热，且能清利头目，疏肝行气。三药合用，可养阴解表，及抗焦虑清虚火。②淡豆豉、葱白、薄荷解表散热簇药。③甘草、桔梗、红枣宣肺养阴血簇药对，全方滋阴清热解表。

加减变化：阴伤较重，口渴、咽干明显，加沙参、麦冬以养阴生津；血虚，面色无华，唇甲色淡，脉细，加地黄、当归滋阴养血。

【梅教授常用簇药对备要】

紫苏叶、陈皮、香附、甘草，紫苏叶辛温芳香，外能发散风寒，稍兼化痰止咳之效，内可行气宽中、和胃止呕，兼有理气安胎之功；香附疏肝理气、调理三焦之气，与紫苏叶相配，既能发汗解表，又能行气和血。陈皮行气燥湿，舒肺脾之气，调和气血，助表邪得散；炙甘草和中。四药为伍，相簇而用，共奏疏风散寒、理气和中之效，可使气血和而微汗出，风寒解而病自愈，常用于素体气郁感受风寒的感冒患者。

射干、牛蒡子、桔梗、山豆根，射干苦寒泄降，清热解毒，去君相二火，祛痰利咽消肿；山豆根大寒大苦，功善清肺火，解热毒，利咽消肿；牛蒡子辛苦性寒，于升浮之中又能清降之性，能外散风热，内解热毒，有清热解毒、消肿利咽之效；桔梗辛散苦泄，开宣肺气，祛痰利气。四者结合，辛开苦降，共奏清热解毒、利咽消肿、祛痰开音之效，用于热毒较盛的风热证。

人参、黄芪、桂枝、甘草，人参甘平，大补元气，补脾益肺，为补肺气要药；黄芪甘温，内补脾肺之气，外可益卫固表，益气实卫；桂枝辛甘温，温通经脉，助阳化气，桂枝不但入表，又可入营血。芪、桂相伍补气通阳，和血通经，桂枝得黄芪益气而振奋卫阳，黄芪得桂枝固表而不致留邪。甘草甘平，补脾益气，调和诸药。四药合用，用于阳气虚弱的感冒患者。

玉竹、白薇、薄荷，玉竹甘平柔润，滋阴润燥，以滋汗源，润肺燥，又可清热生津；白薇微苦咸寒，其性泄降，凉血清热而除烦渴；薄荷辛凉，疏散风热，且能清利头目、疏肝行气。三药合用，可养阴解表，及抗焦虑清虚火，可用于素体阴虚的感冒患者。

二、咳嗽辨证思路与簇药对应用规律

咳嗽是因肺失宣降，肺气上逆作咳声，咳吐痰涎为临床表现的一类病证。《黄帝内经》最早提出了咳嗽的病名、病因、症状、证候分类等，如《黄帝内经·素问·宣明五气》言"五气所病……肺为咳"；《黄帝内经·素问·咳论》言"皮毛先受邪气，邪气以从其合也""五脏六腑，皆令人咳，非独以肺也"。历代医家将其分为外感咳嗽与内伤咳嗽，急慢性支气管炎、部分支气管扩张、慢性咽炎等可参照本病辨证论治。诊治过程中应辨清外感与内伤的不同，咳嗽特点的不同及痰色、质、量、味的不同。

1. 病因病机

《河间六书·咳嗽论》言"寒、暑、燥、湿、风、火六气，皆令人咳"，六淫之邪，从口鼻或皮毛而入，侵犯于肺，肺失宣降；《临证指南医案·咳嗽》诉"内伤咳嗽，不可不逐一分之，有刚亢之威，木叩金鸣，土虚不生金，水虚痰泛，元海虚而诸气上冲"，病变部位主要在肺，与肝、脾、肾有关，以致肃降失权，肺气上逆作咳。

2. 治疗原则

在治疗过程分清外感与内伤，邪正虚实。外感却邪止咳为主，内伤扶正补虚。

3. 辨治分型与簇药对应用

（1）外感咳嗽

1）风寒袭肺证
临床表现：咳嗽声重，气急，痰量多色白质稀，咽痒，伴有鼻塞、流涕、喷嚏等，舌淡苔薄白，脉浮或紧。
病机：风寒袭肺，肺气失宣。
治法：疏风散寒，宣肺止咳。

代表方：三拗汤合止嗽散。

簇药对应用：麻黄、杏仁、甘草构成三拗汤，麻黄发汗散寒，宣肺平喘；杏仁宣降肺气，止咳化痰；生甘草清热解毒，协同麻、杏利气祛痰。三药共奏疏风宣肺、止咳平喘之功。

加减变化：咳嗽迁延不愈，加**紫菀**、**百部**润肺降逆。

2）风热犯肺证

临床表现：咳嗽频繁，声音嘶哑，咳痰不爽，色黄质黏，偶有黄涕，头痛，舌红，苔薄黄，脉浮数或滑。

病机：风热犯肺，肺失清肃。

治法：疏风清热，宣肺止咳。

代表方：桑菊饮。

簇药对应用：①**桑叶**、**菊花**：二者相须为用，轻灵而直走上焦，使肺中风热得以疏散。②**薄荷**、**芦根**、**连翘**、**杏仁**、**桔梗**、**甘草**：诸药为清轻宣透之药，疏风清热，清利孔窍，宣肺生津。

加减变化：肺热内盛，身热较重，口渴喜饮，加**黄芩**、**知母**清热生津；热邪壅盛，咽喉疼痛，加**射干**、**山豆根**、**木蝴蝶**清热利咽。

3）风燥伤肺证

临床表现：干咳作呛，鼻、咽、口唇干，偶有咳中带血，舌红，苔薄白黄偏干，脉浮数。

病机：风燥伤肺，肺失清润。

治法：疏风清肺，润燥止咳。

代表方：温燥用桑杏汤，凉燥用杏苏散。

簇药对应用：桑杏汤有两组簇药对。①**桑叶、杏仁、浙贝母、沙参、梨皮**：此属辛凉甘润簇药对，外可轻宣燥热，内可凉润肺金，且诸药用量较轻，轻清宣肺，共奏轻宣温燥、润肺止咳之效。②**淡豆豉、栀子**：清宣上焦肺热。

杏苏散有3组簇药对。①**紫苏叶、杏仁、前胡、桔梗、枳壳**：此簇药对以紫苏叶、前胡辛温之轻者达表，桔梗从上开，枳壳、杏仁从下降，肺的宣发肃降功能得以恢复，则嗌塞鼻塞宣通，而咳可止。②**半夏、陈皮、茯苓**燥湿化痰。③**生姜、大枣、甘草**调和脾胃。

（2）内伤咳嗽

1）痰湿蕴肺证

临床表现： 咳嗽反复发作，咳声重浊，痰黏量多，进食油腻加重，胸膈满闷，体倦，四肢重浊，大便黏，舌苔白腻，脉濡滑。

病机： 脾因失运生痰，上犯于肺，壅遏肺气。

治法： 燥湿化痰，理气止咳。

代表方： 二陈平胃散合三子养亲汤。

簇药对应用： 本方含有3组簇药对。①**半夏、陈皮、茯苓**：三药合用，起理气化痰、健脾渗湿之功，为祛痰剂中的常用组合。②**厚朴、苍术、陈皮**：三药相簇为用，共奏燥湿运脾、和胃消痰、理气除满之功。③**紫苏子、白芥子、莱菔子**："三子"均系行气消痰之品，根据"以消为补"的原则，合而为用，各逞其长，使气顺痰消，共奏降气平喘之功。

加减变化： 寒痰较深，痰黏白如泡沫，加**干姜、细辛、桂枝**温肺化痰。

2）痰热郁肺证

临床表现： 咳嗽气息粗促，痰多质黏色黄，难以咳出，面赤，身热，欲饮凉水，胸胁胀痛，咳时引痛，舌红，苔黄腻，脉滑数。

病机： 痰热壅肺，肺失肃降。

治法： 清热化痰，肃肺止咳。

代表方： 清金化痰汤。

簇药对应用： ①**黄芩、栀子、知母**：三药共奏清热泻肺生津之效。②**川贝母、瓜蒌、麦冬**：三药合用可使肺的炼液之痰软化，较易排出。③**茯苓、陈皮**：陈皮理气行滞，燥湿化痰，茯苓健脾渗湿，治生痰之源。④**桔梗、甘草、桑白皮**：桑白皮清泻肺热，下气平喘止咳，气薄质液，不燥不刚，虽泻肺气而无伤于娇脏，桔梗载药上行；生甘草清热泻火，调和诸药。全方起到清热化痰、肃肺止咳的效果。

加减变化： 痰热壅盛蒙窍，可加**竹茹、鲜竹沥、天竺黄**清热化痰开窍。

3）肝火犯肺证

临床症状： 上气呛咳，咳嗽面赤，咽干口苦，胸胁胀痛，随情绪波动而增减，舌红，苔薄黄少津，脉弦数。

病机： 肝郁化火，上逆侮肺。

治法：清肺泻肝，顺气降火。

代表方：泻白散合黛蛤散加减。

簇药对应用：①**桑白皮、地骨皮、粳米、甘草**：地骨皮、桑白皮以泻肺中伏火，对于阴虚有热者尤宜，且有养阴之功，使肺中郁热得以清泄，宣降之能得以恢复。炙甘草、粳米养胃和中，培土生金，以扶肺气。四药相簇为用，清热而不伤阴，泻肺而不伤正，使肺气清肃，则咳喘自平。②**青黛、海蛤壳**：二药可泻肝清热、软坚散结止咳。

4）肺阴亏耗证

临床表现：干咳少痰，或痰中带血，喑哑，口咽干燥，或午后潮热，手心烦热，消瘦疲劳，舌红少苔，脉细数。

病机：肺阴内亏，虚热内灼，肺失润降。

治法：滋阴润肺，化痰止咳。

代表方：沙参麦冬汤。

簇药对应用：①**沙参、麦冬、玉竹**：三者可增强滋肺阴、清余热的功效。②**天花粉、桑叶**：天花粉，清降肺热，又能生津润燥，桑叶质轻性寒，清透肺中燥热，二者清肺金，生津液。③**甘草、白扁豆**：白扁豆，甘微温，健脾化湿和中，补而不腻，温而不燥，合甘草达培土生金之效。

【 梅教授常用簇药对备要 】

陈皮、半夏、茯苓、枳实、竹茹：半夏辛温，善化痰浊而和胃降逆，配本证为痰热内扰，配以甘淡微寒之竹茹，专清热化痰，除烦止呕。半夏与竹茹相伍，一温一凉，可起化痰和胃、止呕除烦之功。治痰先治气，气顺痰自消，配以辛苦温之陈皮，理气行滞，燥湿化痰，辛苦微寒之枳实，破气散结，消痰除痞，一温一凉，使气行、痰化、胃和。加之茯苓健脾渗湿，治生痰之源。诸药相簇为用，可理气化痰以和胃，胃气和降则胆郁得舒，痰浊得去则胆无邪扰，共奏理气化痰、清胆和胃之功。

杏仁、黄芩、瓜蒌仁：杏仁宣肺降气，理气止咳；黄芩苦寒，能清热燥湿；瓜蒌仁甘寒，善于清热化痰，且可导痰热从大便而下。三药合用，化痰与清热、理气并进，气顺则火降，火清则痰消，痰消则火无所附，痰热诸症可除。

三、哮病辨证思路与簇药对应用规律

哮病是呈阵发性、发作性，发作时喉中有哮鸣声的痰鸣气喘疾病。中医称之为"呷嗽""哮吼""齁𪖙"等。《金匮要略》言"咳而上气，喉中水鸡声，射干麻黄汤主之"，明确指出哮病发作的特点及治疗，将其归于"伏饮"，临床常分为发作期与缓解期，从症状特点看，相当于西医支气管哮喘、喘息性支气管炎等表现为哮喘的疾病。治疗过程要分清发作期与缓解期，区别哮与喘、哮病与支饮的不同。

1. 病因病机

《症因脉治·哮病》指出"哮病之因，痰饮留伏，结成窠臼，潜伏于内，偶有七情之犯，饮食之伤，或外有时令风寒束其肌表，则哮喘之症作矣"，发病"夙根"在痰，因外邪、饮食、情志、劳累等诱发，致肺不布散津液，脾不运化水精，肾不蒸化水液，"伏痰"遇感而发，痰随气升，气因痰阻，相互搏结，壅塞气道，肺管变窄，搏击有声，发为哮病。易迁延难愈，反复发作，每当季节交替，症状常会加重。

2. 治疗原则

基本原则"发时治标，缓解治本"，发作时可祛风清热、散寒宣肺涤痰，缓解时健脾、补肺、固肾，发生危项时需扶正固脱、回阳救逆。

3. 辨治分型与簇药对应用

（1）发作期

1）冷哮证

临床表现：喉中哮鸣如水鸡声，呼吸急促，喘憋气逆，胸膈满闷如塞，咳不甚，咳痰不爽，色白有泡沫，怕冷面色发青，舌淡，苔白滑，脉浮紧或弦。

病机：痰伏于肺，遇寒束表，痰升气阻，肺失宣降。

治法：散寒化痰，宣肺平喘。

代表方：射干麻黄汤。

簇药对应用：此方共有3组簇药对。①**麻黄、射干**：二者配合平喘止咳，又能清热解毒利咽、祛痰散结。②**紫菀、款冬花**：二药性味作用平和，辛而不燥，温而不热，均有润肺下痰之效。③**干姜、细辛、五味子、半夏**：细辛、干姜二药为用温肺化饮，又可助表邪得解，五味子酸收敛肺，降逆止咳，并可防姜、辛过散之弊。半夏善燥湿而化痰浊。四药合用，散收结合，开中有合，共奏解表散寒、温肺化饮之功。

加减变化：寒邪甚，身疼无汗，加**桂枝、生姜**散寒温通；痰邪壅盛，涌吐大量痰沫，胸闷，加**葶苈子、大枣、罗汉果**泻肺涤痰。

2）热哮证

临床表现：喉中痰鸣如吼，喘促气息粗涌，痰黏色黄，咳出不利，口苦，身热，舌红苔黄腻，脉滑或数。

病机：痰热蕴肺，壅阻气道，肺失清肃。

治法：清热化痰、宣肺定喘。

代表方：定喘汤。

簇药对应用：定喘汤由3组簇药对组成。**麻黄、白果、甘草**与**紫苏子、半夏、杏仁、款冬花**降气化痰，以及**桑皮、黄芩**清肺火组成。麻黄、白果二药合用，一散一收，既可加强平喘之功，又可防麻黄耗散肺气。诸药合用，使肺气宣降，风寒得解，则喘咳痰多自除。

加减变化：肺热壅盛，痰吐黄稠，加**海蛤壳、鱼腥草、知母、石膏**清热化痰散结。

3）寒包热哮证

临床表现：喉中哮鸣有声，胸膈烦闷，呼吸急促，喘咳气逆，咳痰不爽，痰黏色黄，或黄白相兼，烦躁，发热，恶寒，无汗，身痛，口干欲饮，大便偏干，舌苔白腻罩黄，舌尖边红，脉紧。

病机：痰热壅肺，复感寒邪，外寒包热，肺失宣降。

治法：解表散寒，清热化痰。

代表方：小青龙加石膏汤。

簇药对应用：本方由**麻黄、桂枝、石膏**外解风寒表邪，宣肺兼清里热，及芍药、甘草和营再加上干姜、细辛、五味子、半夏解表散寒、温肺化饮3组簇药对合方，共奏解表散寒、清热化痰之效。

加减变化：痰鸣气逆，加射干、葶苈子、紫苏子祛痰降气平喘。

4）风痰哮证

临床表现：喉中痰涎壅盛，声如曳锯，或鸣声如笛，胸闷痰黏难咳，五窍发痒，舌厚，脉滑或浮。

病机：痰浊伏肺，风邪引动，肺气郁闭，升降失司。

治法：祛风涤痰，降气平喘。

代表方：三子养亲汤。

簇药对应用：见咳嗽章节痰湿壅肺证。

加减变化：感受风邪，五窍痒甚，加防风、荆芥、蝉蜕、地龙祛风化痰。

5）虚哮证

临床表现：喉中哮鸣如打鼾，声低，气短息促，发作频繁，动则喘甚，口唇、爪甲发紫，形寒肢冷，舌质淡或紫暗，脉沉。

病机：哮病久发，痰气瘀阻，肺肾两虚，摄纳失权。

治法：补肺纳肾，降气化痰。

代表方：平喘固本汤。

簇药对应用：平喘固本汤由党参、黄芪补益肺气，及紫苏子、半夏、橘皮、款冬降气化痰，再加上冬虫夏草、五味子、胡桃肉补肾纳气，四组簇药对共奏补肺纳肾、降气化痰之功。

加减变化：阳虚怕冷，加附子、干姜、鹿角胶温阳固肾。

（2）缓解期

1）肺脾气虚证

临床表现：疲劳，气短息弱，喉中轻度哮鸣，痰色白质稀，多汗，大便稀，舌淡苔白，脉细。

病机：哮病日久，肺虚不能主气，脾虚不能运化水液，痰饮蕴肺，肺气上逆。

治则：健脾益气，培土生金。

代表方：六君子汤。

簇药对应用： 六君子汤由四君子汤益气健脾与**半夏、陈皮、姜、枣**燥湿簇药对相伍组成。四药配伍，以补脾为主，兼以运化、利湿，共奏益气健脾之功。

加减变化： 表虚自汗，加**黄芪、浮小麦、牡蛎**益气敛汗。

2）肺肾两虚证

临床表现： 以短气息促，吸气不利为主，动则益甚，腰膝酸软，五心烦热，口干，舌红少苔，脉细；畏寒肢冷，面白，舌淡边胖，脉沉。

病机： 哮病久发，精气亏乏，肺肾摄纳失常。

治法： 补肺益肾。

代表方： 生脉地黄汤合金水六君煎。

簇药对应用： 生脉地黄汤由生脉饮（人参、麦冬、五味子）益气养阴加上六味地黄汤（内有簇药对"三补""三泻"）组成，金水六君煎由二陈汤（半夏、橘红、白茯苓、甘草）燥湿化痰加党参、当归身益气活血，共奏补肺益肾、活血化痰之效。

加减变化： 肺气阴两虚加**百合、沙参、太子参、黄芪**益气养阴簇药对，肾阳虚加**附子、肉桂、补骨脂**温阳簇药对。

【 梅教授常用簇药对备要 】

椒目、桑皮、葶苈子、蒺藜： 此簇药对系张雪梅主任治疗哮证的经用簇药对，出自《校注〈医醇剩义〉》卷三"椒目瓜蒌汤"，此簇药对温发肺阳、宣肃肺功、疏肝理气，从肝肺入手，能解痉止喘、扩张支气管。与**瓜蒌仁、橘红、半夏、茯苓、紫苏子、生姜**祛痰水之簇药对配合组成椒目瓜蒌汤，功效泻肺逐饮。原书引用《医醇剩义·痰饮》："悬饮者，水流胁下，咳吐引痛。胁乃肝胆之位，水气在胁，则肝气拂逆，而肺气清肃之令，不能下行，故咳而引痛也，椒目瓜蒌汤主之。"半夏、茯苓、橘红健脾燥湿化痰，瓜蒌仁宽胸利膈化痰，生姜和胃降逆化痰，合之则成逐水利气，化饮止痛止喘止哮。

四、喘证辨证思路与簇药对应用规律

喘证是以呼吸困难，甚至张口抬肩，鼻翼扇动，不能平卧为临床特征的病证，常伴有咳嗽、动则喘甚，甚则喘促持续不解，烦躁不宁，面唇青紫，肢冷，汗出如珠，脉浮大无根，重则发为喘脱。西医中的肺炎、喘息性支气管炎、肺气肿、肺源性心脏病、心源性哮喘、肺结核等有喘证的临床表现均可参照辨证治疗，治疗过程要与气短、哮病鉴别。

1. 病因病机

喘证常因六淫外邪、饮食、情志、劳逸久病等因素，导致肺气上逆，宣降失职；或气无所主，肾失所纳而成。病位在肺，常与脾、肾、心相关，"肺为气之主，肾为气之根"；病理性质分为虚实，实喘因外邪、痰浊、肝郁气逆，邪壅肺气，宣降不利所致；虚喘因阳气不足、阴津亏耗，致肺肾出纳失常，久病可影响到心，心阳衰惫，鼓动无力，反过来影响肺的功能。

2. 治疗原则

治疗分清虚实邪正。实喘以祛邪利气为主，可温化宣肺、清化肃肺、化痰理气；虚喘以培补摄纳，可补肺、健脾、补肾、温心阳。

3. 辨治分型与簇药对应用

（1）**实喘**

1）风寒壅肺证

临床表现：喘息咳逆，呼吸急促，胸部胀闷，痰多稀薄带泡沫，色白质黏，伴有头痛、恶寒、口不渴，舌淡苔白润，脉浮紧。

病机：风寒上受，内舍于肺，邪实气壅，肺气不宣。

治法：宣肺散寒。

代表方：麻黄汤合华盖散。

簇药对应用：本方由两组簇药对组成。**麻黄、桂枝、杏仁**宣肺解表，与

陈皮、茯苓、紫苏子、桑白皮祛痰止咳簇药对相伍,达到宣肺散寒、化痰止咳平喘之效。

加减变化:寒痰较重,痰白清稀,多泡沫,加**细辛、干姜**温肺化痰。

2)表寒肺热证

临床表现:喘逆上气,胸胀痛,息粗,鼻扇,咳黄黏稠痰,伴发热,畏冷,烦闷,身痛,苔薄白或缓,脉浮或滑数。

病机:寒邪束表,热郁于肺,肺气上逆。

治法:解表清里,化痰平喘。

代表方:麻杏石甘汤。

簇药对应用:该方含两组簇药对。**麻黄、石膏**解表散寒清热,合**杏仁、甘草**止咳簇药对,达到清热宣肺、止咳平喘的功效。麻黄、石膏二药为用犹如龙升雨降,具有汗出邪散、表里双解、郁热顿除之功。

加减变化:痰热重,痰黄黏稠,加**瓜蒌、贝母**清热化痰。

3)痰热郁肺证

临床表现:喘咳气涌,胸部胀痛,痰多质黏色黄,偶夹血,身热,有汗,渴喜冷饮,面赤,舌红,苔黄,脉滑数。

病机:邪热蕴肺,蒸液为痰,痰热壅滞,肺失清肃。

治法:清热化痰,宣肺平喘。

代表方:桑白皮汤。

簇药对应用:本方由两组簇药对组成。①**栀子、黄芩、黄连**:苦寒泻火,能够燥湿清热、泻火解毒,善清泄肺与三焦之热,清上导下。②**桑白皮、半夏、紫苏子、杏仁、贝母**:泻肺降气止咳,化痰平喘。

加减变化:腑气不通,痰涌便秘,加**瓜蒌仁、大黄**通腑泻肺。

4)痰浊阻肺证

临床表现:喘而胸满闷塞,甚则仰息,痰多,质黏色白,咳吐不爽,口不渴,恶心,食少,舌淡,苔白腻,脉滑或实。

病机:中阳不运,积湿生痰,痰浊壅肺,肺失肃降。

治法:祛痰降逆,宣肺平喘。

代表方:二陈汤合三子养亲汤。

簇药对应用:见咳嗽章节痰湿壅肺证。

加减变化： 痰湿较重，胸闷恶心，加厚朴、苍术燥湿理气；痰从寒化，色白清稀，加干姜、细辛温肺化痰。

5）肺气郁痹证

临床表现： 每因情绪刺激诱发，发时突然呼吸急促，息粗气憋，胸闷，咽中如窒，痰鸣不显，睡眠困难，心慌，舌淡，苔白，脉弦。

病机： 肝郁气逆，上冲犯肺，肺气不降。

治法： 开郁降气平喘。

代表方： 五磨饮子。

簇药对应用： 五磨饮子有两组簇药对。①乌药、木香、槟榔：诸药合用，使寒凝得散，气滞得疏，肝络调和，共奏行气疏肝、散寒止痛之功。②枳实、沉香：枳实苦辛微寒，善行中焦之气，破气散结，消除痞满，沉香沉降下行，为诸药先导，能加强引痰火下行之功效。两对簇药对共奏开郁降气、化痰平喘之效。

加减变化： 肝郁气滞较重，可加柴胡、郁金、青皮疏肝理气。

（2）**虚喘**

1）肺气虚耗证

临床表现： 喘促短气，咳声低弱，自汗畏风，疲劳，烦热而渴，颧色潮红，舌淡薄少，脉细。

病机： 肺气亏虚，气失所主，肺阴亏虚，虚火上炎，肺失清肃。

治法： 补肺益气养阴。

代表方： 生脉饮合补肺汤。

簇药对应用： 由3组簇药对组成，人参、黄芪、熟地黄益气养精簇药对，紫菀、桑白皮泻肺平喘簇药对，再加上生脉饮（人参、麦冬、五味子）这对簇药对，共奏补肺益气、养阴平喘之效。

2）肾虚不纳证

临床表现： 喘促日久，动则易甚，呼多吸少，气不得续，神疲，肢冷汗出，面白，舌淡边胖，或者舌暗黑而润，脉沉。

病机： 肺病及肾，肺肾俱虚，气失摄纳。

治法： 补肾纳气。

代表方：金匮肾气丸合参蛤散。

簇药对应用：见金贵肾气丸簇药对分析。

加减变化：脐下悸动，气冲上咽，加紫石英、沉香温肾摄纳。

3）正虚喘脱证

临床表现：喘逆剧盛，张口抬肩，鼻翼扇动，端坐不能平卧，稍动咳喘欲绝，烦躁不安，面唇青紫，肢冷，脉浮大无根。

病机：肺气欲绝，心肾阳衰。

治法：扶阳固脱，镇摄肾气。

代表方：参附汤送服黑锡丹。

簇药对应用：本方由3组簇药对组成。①黑锡、生硫黄、胡芦巴、附子、阳起石、补骨脂温肾簇药对。②肉豆蔻、沉香、小茴香、肉桂、川楝子、木香理气纳气簇药对。③人参、附子扶阳固脱簇药对。全方共奏扶阳固脱、镇摄肾气之效。

【 梅教授常用簇药对备要 】

五味子、乌梅、罂粟壳：罂粟壳，味酸涩，功擅敛肺止咳，蜜制后兼能润肺化痰，《本草纲目》谓："咳嗽诸痛既久，则气散不收而肺胀痛剧，故俱宜此涩之、固之、收之、敛之。"乌梅、五味子均为酸涩之品，且五味子为收敛耗散肺气之要药，二药合用可敛肺止咳、养阴润肺生津。三药相簇为用，酸收酸涩，共奏敛肺止咳、养肺生津之功，正如《黄帝内经》所曰"肺欲收，急食酸以收之，用酸补之"。

五、肺痈辨证思路与簇药对应用规律

肺痈是以发热、咳嗽、胸痛、咳吐腥臭脓痰或脓血为主要临床表现的一种内痈。《金匮要略·肺痿肺痈咳嗽上气病脉证治》言："咳而胸满振寒，脉数，咽干不渴，时出浊唾腥臭，久久吐脓如米粥者，为肺痈。"相当于西医的肺脓肿，如化脓性肺炎、肺坏疽、支气管扩张、支气管囊肿、肺结核空洞伴化脓感染有肺痈表现者均可参照本病,注意与风瘟、痰热蕴肺的咳嗽、哮喘等鉴别。

1. 病因病机

感受外邪,内犯于肺,或因痰热蒙盛,蒸灼肺脏,致热壅血瘀,酝酿成痈,血败肉腐化脓。病位在肺,病理性质主要是痰热、血瘀,后期有阴虚。随着病情发展、邪正的消长,表现为初期、成痈期、溃脓期、恢复期等不同阶段。

2. 治疗原则

溃脓期是病情顺与逆的转折点,因此治疗时机比较重要,截断病情发展是关键。总原则以清热解毒、化瘀排脓为主。初期宜清肺散邪;成痈期宜清热解毒、化瘀消痈;溃脓期宜排脓解毒;恢复期宜益气养阴。

3. 辨治分型与簇药对应用

(1) 初期

临床表现:恶寒发热,咳嗽,咳吐白黏痰,痰量逐渐增多,胸痛,咳则痛甚,呼吸不利,舌苔薄黄,脉浮滑。

病机:风热外袭,卫表不和,邪热壅肺,肺失清肃。

治法:疏风散热,清肺化痰。

代表方:银翘散。

簇药对应用:见感冒的风热犯表证。

加减变化:热势较甚,加鱼腥草、黄芩清肺泻热簇药对;胸痛加桃仁、郁金活血通络簇药对。

(2) 成痈期

临床表现:身热转甚,时时振寒,继则壮热,汗出烦躁,气急咳嗽,胸痛,转侧不利,咳吐黄绿色浊痰,有腥味,口干咽燥,舌苔黄腻,脉滑数。

病机:热毒蕴肺,蒸液为痰,热壅血瘀,酝酿成痈。

治法:清肺解毒,化瘀消痈。

代表方：千金苇茎汤合如金解毒散。

簇药对应用：此合方含有3组簇药对。①芦根、薏苡仁、冬瓜仁、桃仁：苇茎性善清肺热，"专于利窍"，为治肺痈要药。冬瓜仁、苇茎共奏清肺宣壅、涤痰排脓之效。薏苡仁清肺热以排脓，利肠胃以渗湿。桃仁与冬瓜仁配合，可使痰瘀从大便而解，瘀去则痈消。四药合用，共奏清热化痰、排脓逐瘀之功。②黄芩、黄连、黄柏、栀子：四药同用，苦寒直折，使清热泻火解毒之力大增。③桔梗、甘草宣肺止咳，祛痰排脓。

加减变化：肺热壅盛，壮热、口渴、心烦、汗多，加石膏、知母清火泄热；咳痰黄稠，加桑白皮、瓜蒌、海浮石清热化痰。

（3）**溃脓期**

临床表现：咳吐大量脓痰，或如米粥或脓血相兼，腥臭异常，有时咯血，胸中烦满而痛，甚则气喘不能卧，身热面赤，烦渴喜饮，舌红苔黄腻，脉滑数。

病机：热壅血瘀，血败肉腐，痈肿内溃，脓液外泄。

治法：排脓解毒。

代表方：加味桔梗汤。

簇药对应用：本方由3组簇药对组成。①桔梗、甘草：桔梗味苦辛平，开宣肺气，祛痰排脓，能开肺气之结，甘草润肺止咳、泻火解毒，结合桔梗宣肺化痰排脓。②贝母、橘红：贝母性寒味甘苦，能清热化痰、散结消肿，橘红既可理气行滞，又能燥湿化痰，二者加强桔梗、甘草排脓效果。③薏苡仁、金银花、葶苈子、白及：薏苡仁清肺热以排脓，利肠胃以渗湿，金银花善散肺经热邪，透热达表，又凉血化瘀、清热解毒，葶苈子泻肺平喘，白及促进肺部排脓溃破后肌肉愈合，此四味药有排脓之功，共凑良好排脓之效。

加减变化：络伤血溢，咯血，加白茅根、三七、藕节凉血止血；津伤明显，口干，盗汗，烦躁，加沙参、麦冬养阴生津。

（4）**恢复期**

临床表现：身热渐退，咳嗽减轻，咯吐脓痰渐少，臭味变淡，痰液转清，精神好转，偶有气短，疲劳，自汗盗汗，潮热、心烦、口干燥，形体消瘦，舌红，苔薄，脉细或无力，病情时轻时重，迁延不愈。

病机： 邪毒渐去，肺体损伤，阴伤气耗，或为邪恋正虚。

治法： 清养补肺。

代表方： 沙参清肺汤。

簇药对应用： 本方由3组簇药对组成。①沙参、黄芪、太子参为益气养阴补肺簇药对。②桔梗、甘草为宣肺排脓簇药对。③薏苡仁、冬瓜子、白及、合欢皮清肺排脓，破腐生肌。3组簇药对共奏清养补肺、排余邪、生新肌之效。

加减变化： 阴虚发热，低热不退，百合、麦冬滋肺阴簇药对，青蒿、地骨皮清虚热簇药对；脾虚纳差、便溏加茯苓、白术、山药补益脾气簇药对。

【梅教授常用簇药对备要】

地骨皮、桑白皮、粳米、甘草： 桑白皮清泻肺热，下气平喘止咳，气薄不燥不刚，虽泻肺气而无伤于娇脏；地骨皮甘淡而寒，助桑白皮以泻肺中伏火，对于阴虚有热者尤宜，且有养阴之功；二药相配，使肺中郁热得以清泄，宣降之能得以恢复。炙甘草、粳米养胃和中，培土生金，以扶肺气。四药相簇为用，清热而不伤阴，泻肺而不伤正，使肺气清肃，则咳喘自平。

六、肺痨辨证思路与簇药对应用规律

肺痨是以咳嗽、咯血、潮热、盗汗、身体消瘦为主要临床表现的传染性的慢性疾病，相当于西医的肺结核，治疗过程注意与虚劳、肺痿区别。

1. 病因病机

肺痨常与内因正气虚弱和外因痨虫传染相关，病位在肺，与脾、肾、心相关，病理性质以阴虚为主，可导致气阴两虚，阴损及阳。

2. 治疗原则

治疗当以补虚培元和抗痨杀虫为原则，治疗以滋阴为主，同时补益脾肾，增强正气，提高抗病能力。

3. 辨治分型与簇药对应用

（1）肺阴亏损证

临床表现： 干咳，咳声短促，或咯少量凝痰，痰中带血，胸部隐痛，自觉手足心烦，口干咽燥，疲倦乏力，纳差，苔薄白，边尖红，脉细。

病机： 阴虚肺燥，肺失滋润，肺伤络损。

治法： 滋阴润肺。

代表方： 月华丸。

簇药对应用： 月华丸有4组簇药对。①**沙参、麦冬、天冬、生地黄**为滋阴润肺簇药对。②**熟地黄、阿胶、山药、茯苓**养血滋阴，培土生津，濡养肺阴。③**桑叶、菊花**二者相须为用，轻灵而直走上焦，使肺中风热得以疏散。④**百部、三七、川贝母**补肺止血，抗痨杀虫。4组簇药对共奏滋阴润肺、抗痨杀虫之效。

（2）虚火灼肺证

临床表现： 呛咳气急，痰少质黏，或吐痰黄稠量多，时时咯血，血色鲜红，混有泡沫痰涎，午后潮热，骨蒸，五心烦热，颧红，盗汗量多，口渴心烦，失眠，性情急躁易怒，或胸胁掣痛，男子可见遗精，女子月经不调，形体日益消瘦，舌干而红，苔薄黄而剥，脉细数。

病机： 肺肾阴伤，水亏火旺，燥热内灼，络损血溢。

治法： 滋阴降火。

代表方： 百合固金汤合秦艽鳖甲散。

簇药对应用： 本方由4组簇药对组成。①**玄参、贝母、桔梗、甘草**：四药合用，滋肾保肺，金水并调，可使阴血渐充，虚火自清，痰化咳止，以达到固护肺金的目的。②**生地黄、白芍、麦冬、百合、熟地黄、当归**滋养肺肾簇药对。③**柴胡、秦艽**为祛风降火簇药对。④**鳖甲、地骨皮、知母**滋肺阴降虚火簇药对。全部簇药共奏滋阴降火、润肺止咳的功效。

加减变化： 痰热蕴肺，咳嗽痰黏色黄，加**桑皮、天花粉、知母、海蛤粉**清热化痰簇药对；盗汗较著者，加**乌梅、浮小麦、甘草、煅龙骨、煅牡蛎**养阴止汗簇药对。

(3) 气阴耗伤证

临床表现： 咳嗽无力，气短声低，咳痰清稀色白，量较多，偶或夹血，或咯淡红血，午后潮热，伴有畏风、怕冷，自汗与盗汗可并见，纳少神疲，便溏，面色㿠白，颧红，舌质光淡，边有齿印，苔薄，脉细数。

病机： 阴伤气耗，肺脾两虚，肺气不清，脾虚不健。

治法： 益气养阴

代表方： 保真汤

簇药对应用： 本方由4组簇药对组成。①人参、黄芪、白术、茯苓、大枣、甘草益气健脾簇药对。②天冬、麦冬、生地黄、熟地黄、五味子、白芍为滋阴润肺簇药对；当归、赤芍为养血凉血簇药对。③莲须、地骨皮、柴胡、黄柏、知母为滋阴降火簇药对。④陈皮、生姜、厚朴理气温脾簇药对。全部簇药对共奏益气滋阴、培土生金之效。

加减变化： 咯血量多者，加山萸肉、仙鹤草、煅龙牡、三七补气摄血；骨蒸盗汗等阴伤症状者，加鳖甲、牡蛎、乌梅、地骨皮、银柴胡益阴配阳，清热除蒸。

(4) 阴阳虚损证

临床表现： 咳逆喘息，少气，咳痰色白有沫；或夹血丝，血色暗淡，潮热，自汗，盗汗，声嘶或失音，面浮肢肿，心慌，唇紫，肢冷，形寒，或见五更泄泻，口舌生糜，大肉尽脱，男子遗精阳痿，女子经闭，苔黄而剥，舌质光淡隐紫，少津，脉微细而数，或虚大无力。

病机： 阴伤及阳，精气虚竭，肺、脾、肾俱损。

治法： 滋阴补阳。

代表方： 补天大造丸。

簇药对应用： 本方由两组簇药对组成。①芍药、枸杞、熟地黄、紫河车、龟甲、鹿角滋肾温阳簇药对。②山药、人参、白术、当归、黄芪、酸枣仁、茯苓健脾益气簇药对。全方健脾益气、养血生气，起到滋阴温阳的疗效。

加减变化： 肾虚气逆喘息者，加冬虫夏草、诃子、沉香摄纳肾气；心慌者，加紫石英、丹参、远志镇心安神。

【梅教授常用簇药对备要】

知母、天花粉、葛根、鸡内金：此簇药对清热滋阴，生津止渴，知母苦寒质润，苦寒泻火，润以滋燥，能清热生津止渴；天花粉"续绝伤""消仆损瘀血"，既能入血分助诸药活血消瘀散结，又可清热解毒润燥；葛根味辛性凉，清热开泄，发表散邪，生津止渴，防热毒伤津；鸡内金甘平，健胃消食，加减胃阴。四药共奏滋阴生津之效。

贝母、瓜蒌、天花粉：贝母苦甘微寒，清热润肺，能清化热痰，也能润化燥痰，又可止咳；瓜蒌甘寒，亦能清化热痰及润化燥痰，且能宽胸散结，与贝母同用，能增强润滑燥痰之功效，是润肺化痰的常用组合；天花粉，清降肺热，又能生津润燥，与贝母、瓜蒌合用，更增润肺化痰之功。三药相簇为用，使肺阴得润而燥痰可除，清肃有权则咳逆可止，共奏润肺化痰之效。

黄精、地榆、白头翁、夏枯草：此簇药对是张雪梅主任抗结核、肺曲霉菌等的经验簇药对。黄精甘平，功效补气养阴，健脾润肺益肾，可补肝气，明目，抗痨。地榆寒苦酸，归肝、肺、肾和大肠经，有凉血止血、清热解毒、培清养阴、消肿敛疮等功效。白头翁苦寒，有清热解毒、凉血止痢、燥湿杀虫的功效。《本经逢原》言："白头翁，《神农本草经》言苦温者，传写之误也。其治温疟狂易寒热等症，皆少阳、阳明热邪固结之病，结散则积血去而腹痛止矣。《名医别录》止鼻衄，弘景止毒痢，亦是热毒入伤血分之候。"夏枯草，辛苦寒，归肝胆经，清肝泻火，明目，散结消肿，抗痨。四药配合成抗痨、肺曲霉菌簇药对。

七、肺胀辨证思路与簇药对应用规律

肺胀是多种慢性肺系疾患反复发作，迁延不愈，导致肺气胀满，不能敛降的一种病证。临床表现为胸部膨满、憋闷如塞、喘息上气、咳嗽痰多，烦躁，心悸，面色晦暗，或唇甲发绀，脘腹胀满，肢体浮肿等。其病程缠绵，时轻时重，经久难愈，严重者可出现神昏、痉厥、出血、喘脱等危重证候，西医学中慢性支气管炎合并肺气肿、肺源性心脏病可参照本病辨证论治,治疗过程中应与喘病、哮证鉴别。

1. 病因病机

肺胀多因久病肺虚,痰浊潴留,而致肺不敛降,气还肺间,肺气胀满,每因复感外邪诱使病情发作或加剧。病变首先在肺,继则影响脾、肾,后期病及于心。病理因素主要为痰浊、水饮与血瘀互为影响,病理性质多属本虚标实。

2. 治疗原则

治疗应"急则治其标,缓则治其本",祛邪与扶正共施,依其标本缓急,有所侧重。标实者,根据病邪的性质,分别采取祛邪宣肺,降气化痰,温阳利水,甚或开窍、息风、止血等法。本虚者,当以补养心肺、益肾健脾为主,或气阴兼调,或阴阳两顾。

3. 辨治分型与簇药对应用

(1) 痰浊壅肺证

临床表现:胸部满闷,短气喘息,稍劳即著,咳嗽痰多,色白黏腻或呈泡沫,畏风易汗,脘痞纳少,倦怠乏力,舌暗,苔薄腻或浊腻,脉小滑。

病机:肺虚脾弱,痰浊内蕴,肺失宣降。

治法:化痰降气,健脾益肺。

代表方:苏子降气汤合三子养亲汤。

簇药对应用:三子养亲汤见咳嗽章节痰湿壅肺证。苏子降气汤含有3组簇药对。①**紫苏子、半夏、前胡、厚朴**:四药相簇为用,降气化痰、止咳平喘。②**紫苏叶、姜、枣、甘草**散寒宣肺、调和脾胃增效簇药对。③**肉桂、当归**温补下虚簇药对。全部簇药共奏降气化痰、止咳平喘、健脾益肺之效。

加减变化:痰多,胸满不能平卧,加葶苈子、莱菔子泻肺祛痰平喘;肺脾气虚,易出汗,短气乏力,痰量不多,酌加党参、黄芪、防风健脾益气,补肺固表。

（2）痰热郁肺证

临床表现：咳逆，喘息气粗，胸满，烦躁，目胀睛突，痰黄或白，黏稠难咳，或伴身热，微恶寒，有汗不多，口渴欲饮，溲赤，便干，舌边尖红，苔黄或黄腻，脉数或滑数。

病机：痰热壅肺，清肃失司，肺气上逆。

治法：清肺化痰，降逆平喘。

代表方：桑白皮汤。

簇药对应用：见喘证中痰热郁肺证。

加减变化：痰热内盛，胸满气逆，痰质黏稠不易咳吐者，加鱼腥草、瓜蒌皮、海浮石、贝母清热滑痰利肺；痰鸣喘息，不得平卧，加射干、葶苈子泻肺平喘；痰热伤津，口干舌燥，加天花粉、知母、芦根以生津润燥。

（3）痰蒙神窍证

临床表现：神志恍惚，表情淡漠，谵妄，烦躁不安，撮空理线，嗜睡，甚则昏迷，或伴肢体瞤动，抽搐，咳逆喘促，咳痰不爽，苔白腻或黄腻，舌质暗红或淡紫，脉细滑数。

病机：痰蒙神窍，引动肝风。

治法：涤痰，开窍，息风。

代表方：涤痰汤。

簇药对应用：此方含有3组簇药对。①橘红、半夏、茯苓：半夏辛温性燥，善燥湿化痰；橘红理气行滞，燥湿化痰；茯苓健脾渗湿，能助化痰之力，健脾可杜生痰之源。②天南星、枳实、石菖蒲、竹茹为化痰开窍簇药对。③人参、生姜、甘草健脾和胃增效簇药对，共奏化痰息风、宣郁开窍之效。

加减变化：若痰热内盛，身热，烦躁，谵语，神昏，苔黄舌红者，加葶苈子、天竺黄、竹沥簇药对清热泻肺开窍；肝风内动，抽搐，加钩藤、全蝎，另服羚羊角粉凉血息风，三者也是一对平肝凉肝簇药对。

（4）阳虚水泛证

临床表现：心悸，喘咳，咳痰清稀，面浮，下肢浮肿，甚则一身悉肿，腹部胀满有水，脘痞，纳差，尿少，怕冷，面唇青紫，苔白滑，舌胖质黯，脉沉细。

病机： 心肾阳虚，水饮内停。

治法： 温肾健脾，化饮利水。

代表方： 真武汤合五苓散。

簇药对应用： 此方由两组簇药对组成。①茯苓、白术、白芍、生姜、附子：诸药相簇为用，温脾肾以助阳气，利小便以祛水邪。②桂枝、茯苓、白术、泽泻、猪苓：诸药相伍，甘淡渗利为主，佐以温阳化气，使水湿之邪从小便而去。两组簇药对合用共奏温肾健脾、化饮利水之效。

加减变化： 若水肿势剧，上凌心肺，心悸喘满，倚息不得卧者，加沉香、川椒目、葶苈子行气逐水；血瘀甚，发绀明显，加泽兰、红花、益母草化瘀行水。

（5）肺肾气虚证

临床表现： 呼吸浅短难续，声低气怯，甚则张口抬肩，倚息不能平卧，咳嗽，痰白如沫，咯吐不利，胸闷心慌，形寒汗出，或腰膝酸软，小便清长，或尿有余沥，舌淡或暗紫，脉沉细数无力，或有结代。

病机： 肺肾两虚，气失摄纳。

治法： 补肺纳肾，降气平喘。

代表方： 平喘固本汤合补肺汤。

簇药对应用： 见喘证的肺气虚耗证及哮病的虚哮证。

加减变化： 肺虚有寒，怕冷，舌质淡，加肉桂、干姜、桂枝温肺散寒；有阴伤，低热，舌红苔少，加麦冬、玉竹、生地黄养阴清热；气虚瘀阻，颈脉动甚，面唇发绀明显，加当归、丹参、泽兰活血通脉。

【梅教授常用簇药对备要】

黄连、半夏、瓜蒌： 此簇药对源于《伤寒论》的小陷胸汤。瓜蒌甘寒，能清热化痰，除胸中痰热邪气、利气散结以宽胸，又质润能滑利润燥通便，使邪热从大便而走，又可防半夏燥热太过。黄连苦寒，能泄热除痞，清热燥湿解毒，善清泻心、胃、肝经诸热；半夏辛温而燥而善化痰浊，辛开苦降而长于降逆散结以消痞，二药合用，一苦一辛，体现"辛开苦降"之法，促进散结消痞。三药相簇为用，为除烦涤痰、开结宽胸之剂，用于治疗痰热郁肺的肺胀病。

八、肺痿辨证思路与簇药对应用规律

肺痿，是指肺叶痿弱不用，临床以咳吐浊唾涎沫为主症，为肺脏的慢性虚损性疾患。《金匮要略心典·肺痿肺痈咳嗽上气病脉证治》说："痿者，萎也，如草木之萎而不荣。"凡某些慢性肺实质性病变如肺纤维化、肺硬变、肺不张等，临床表现肺痿特征者，均可参照本节辨证论治。本病治疗过程中应与肺痈、肺痨鉴别。

1. 病因病机

肺痿多因久病损肺和误治津伤引起，发病机理为肺虚津气失于濡养所致。本病发病机理，总缘肺脏虚损，津气严重耗伤，以致肺叶枯萎。因津伤则燥，燥盛则干，肺叶弱而不用则痿。病理性质有肺燥津伤、肺气虚冷之分。

2. 治疗原则

治疗总以补肺生津为原则。虚热证，治当生津清热，以润其枯；虚寒证，治当温肺益气而摄涎沫。

3. 辨治分型与簇药对应用

（1）虚热证

临床表现：咳吐浊唾涎沫，其质较黏稠，或咳痰带血，咳声不扬，甚则音嗄，气急喘促，口渴咽燥，午后潮热，形体消瘦，皮毛干枯，舌红而干，脉虚数。

病机：肺阴亏耗，虚火内炽，灼津为痰。

治法：滋阴清热，润肺生津。

代表方：麦门冬汤合清燥救肺汤。

簇药对应用：此方由3组簇药对组成。①桑叶、杏仁、枇杷叶、石膏、半夏：桑叶疏导外邪，石膏清泄里热，表里同调，本证为表邪所致，故以桑叶量大，突出其疏散外邪的特点，半夏降逆下气，化其痰涎。用杏仁、枇杷叶苦以降气，调畅气机。②**阿胶、麦门冬、胡麻仁**：补肺之气阴簇药对。③**人参、半夏、大枣、甘草、粳米**：健脾养胃，增强他药的疗效。两方共奏滋阴清热、润肺生津之效。

加减变化：咳吐浊黏痰，口干欲饮，加**天花粉、知母、川贝母**清热化痰簇药对；津伤甚者加**沙参、玉竹**以养肺津簇药对；潮热加**银柴胡、地骨皮、鳖甲**清虚热、退骨蒸簇药对。

（2）**虚寒证**

临床表现：咯吐涎沫，其质清稀量多，不渴，短气不足以息，头眩，神疲乏力，食少，形寒，小便数，或遗尿，舌质淡，脉虚弱。

病机：肺气虚寒，气不化津，津反为涎。

治法：温肺益气。

代表方：甘草干姜汤或生姜甘草汤加减。

簇药对应用：此方由两组簇药对组成。**甘草、干姜**甘辛合用，甘以滋液，辛以散寒；**生姜、甘草**补脾助肺，益气生津为主。

加减变化：脾虚者，神疲乏力，食少，形寒，加**人参、大枣、白术、茯苓**甘温补脾，益气生津；肾虚不能纳气，喘息，短气者，加**益智仁、沉香、蛤蚧**温肾纳气。

第九讲 心系辨证与簇药对应用规律

一、心悸辨证思路与簇药对应用规律

心悸指患者自觉心中急剧跳动，惊慌不安，不能自主，或脉见参伍不调的一种病证。西医学之各种原因引起的心律失常，如心动过速、心动过缓、过早搏动、心房颤动与扑动、房室传导阻滞、束支传导阻滞、病态窦房结综合征、预激综合征、心力衰竭、心肌炎、心包炎以及一部分神经症等可参考本篇辨证治疗。辨证需分清虚实，辨明惊悸、怔忡，详辨脉象变化。本病需与胸痹、奔豚、卑惵相鉴别。

1. 病因病机

心悸的病因较为复杂，既有体质因素、饮食劳倦或情志所伤，亦有因感受外邪或药物中毒所致，其中体质素虚是发病的根本。病机包括虚实两方面，虚为气血阴阳亏虚，引起心神失养；实则痰浊、瘀血、水饮引起心脉不畅、心神不宁。

2. 治疗原则

在补虚及祛邪的基础上，酌情配伍养心安神或镇心安神的方药。主要治则包括益气养血、滋阴温阳、化痰涤饮、活血化瘀及养心安神。

3. 辨治分型与簇药对应用

（1）心虚胆怯

临床表现：心悸，善惊易恐，坐卧不安，多梦易醒，食少纳呆，恶闻声响。舌象多正常，脉细略数或弦细。

病机：心虚胆怯，心神失养。

治法：益气养心，镇惊安神。

代表方：平补镇心丹。

簇药对应用：平补镇心丹由3组簇药对组成。①人参、五味子、山药、茯苓：益气健脾敛神。②天门冬、生地黄、熟地黄、肉桂：天门冬、生地黄、熟地黄滋养心阴，肉桂鼓舞气血生长。③**远志、酸枣仁、龙齿、朱砂**：远志、酸枣仁养心安神；龙齿、朱砂镇惊安神。3组簇药对共奏益气养心、镇惊安神之功。

（2）心脾两虚

临床表现：心悸气短，头晕目眩，面色不华，神疲乏力，纳呆腹胀。舌质淡，脉细弱。

病机：心脾两虚致气血生化不足，血虚不能养心。

治法：健脾养心，补益气血。

代表方：归脾汤。

簇药对应用：归脾汤由2组簇药对组成。①**人参、黄芪、白术、甘草、木香、生姜、大枣**：人参、黄芪、白术、炙甘草益气健脾，以资气血生化之源；木香理气醒脾，使补而不滞。②**当归、龙眼肉、远志、酸枣仁、茯神**：当归、龙眼肉补养心血；酸枣仁、远志、茯神养心安神。两组簇药对相伍共奏益气补血、健脾养心之效。

（3）心阴亏虚

临床表现：心悸易惊，心烦失眠，口干，五心烦热，盗汗。舌红少津，脉细数。

病机：心阴亏虚，心失所养。

治法：滋养阴血，宁心安神。

代表方：天王补心丹。

簇药对应用：天王补心丹由3组簇药对组成。①**柏子仁、酸枣仁、朱砂**：柏子仁养心气、安魂定魄，酸枣仁补心血、养心安神，朱砂清心降火、镇惊安神。②**丹参、五味子、远志、茯苓**：远志开心气、宁心安神、豁痰开窍，茯苓健脾宁心安神、补益心气，五味子养心神、补益心肾，丹参除烦安神。③**人参、当归、生地黄、玄参、麦冬、天冬**：人参、生地黄、当归养心血，玄参、麦冬、天冬、生地黄滋养心阴。3组簇药对及桔梗为舟楫载药上行，相伍共奏滋阴养血、补心安神之效。

（4）肝肾阴虚

临床表现：心悸失眠，五心烦热，眩晕耳鸣，急躁易怒，腰痛遗精。舌红少津，脉细数。

病机：肾阴不足，肝阴亏损。

治法：滋养肝肾，养心安神。

代表方：一贯煎合酸枣仁汤。

簇药对应用：一贯煎合酸枣仁汤由2组簇药对组成。①沙参、麦冬、生地黄、当归、枸杞子：生地黄滋养肝肾阴血，枸杞补养肝肾、益精养血，当归补血养肝，沙参、麦冬滋养肺胃，此簇药对与少量川楝子共同组成一贯煎，共奏滋养肝肾之功。②酸枣仁、知母、茯苓、川芎、甘草：酸枣仁养心安神，茯苓、甘草培土缓肝，川芎调血养肝，知母清热除烦，此簇药对单独组成酸枣仁汤。一贯煎侧重滋养肝肾，酸枣仁汤侧重养血安神，两方联合使用，可获滋补肝肾、补血宁心之功。

（5）心阳不振

临床表现：心悸不安，动则尤甚，形寒肢冷，胸闷气短，面色㿠白，自汗，畏寒喜温，或伴心痛。舌质淡，苔白，脉虚弱，或沉细无力。

病机：久病体虚，损伤心阳，心失温养。

治法：温补心阳。

代表方：桂枝甘草龙骨牡蛎汤。

簇药对应用：桂枝甘草龙骨牡蛎汤由2组簇药对组成。①桂枝、甘草：桂枝、炙甘草温补心阳。②龙骨、牡蛎：龙骨、牡蛎收敛固涩，镇静安神，平肝潜阳。

（6）水饮凌心

临床表现：心悸，胸脘痞满，渴不欲饮，小便短少或下肢浮肿，形寒肢冷，眩晕，恶心呕吐，泛涎。舌淡苔滑，脉弦滑或沉细而滑。

病机：阳虚不能化水，水邪内停，上凌于心，饮阻气机。

治法：振奋心阳，化气行水。

代表方：苓桂术甘汤。

簇药对应用：苓桂术甘汤由单组簇药对组成。茯苓、桂枝、白术、甘草：茯苓健脾利水，渗湿化饮；桂枝功能温阳化气，平冲降逆；白术健脾燥湿；炙甘草一可合桂枝以辛甘化阳，二可合白术益气健脾，三可调和诸药。四药合用，温阳健脾以助化饮，淡渗利湿以平冲逆。

（7）痰浊阻滞

临床表现：心悸短气，心胸痞闷胀满，痰多，食少腹胀，或有恶心。舌苔白腻或滑腻，脉弦滑。

病机：痰浊阻滞心气。

治法：理气化痰，宁心安神。

代表方：导痰汤。

簇药对应用：导痰汤由3组簇药对组成。①橘红、半夏、茯苓：半夏燥湿化痰、和胃降逆、散结消痞；橘红理气行滞、燥湿化痰；茯苓健脾渗湿。②天南星、枳实：枳实、制天南星燥湿化痰理气。③生姜、乌梅、甘草：三药调脾和胃。3组簇药对相伍共奏燥湿祛痰、行气开郁之效。

（8）心血瘀阻

临床表现：心悸怔忡，短气喘息，胸闷不舒，心痛时作，或形寒肢冷。舌质暗或有瘀点、瘀斑，脉虚或结代。

病机：血脉瘀阻，心失所养。

治法：活血化瘀。

代表方：血府逐瘀汤。

簇药对应用：血府逐瘀汤由2组簇药对组成。①桃仁、红花、当归、川芎、赤芍：诸药相簇为用，活血与行气共用，祛瘀与养血同施，升降兼顾，使气血和调。②牛膝、桔梗、柴胡、枳壳：柴胡、桔梗与枳壳、牛膝同伍，一升一降，调畅气机，开胸通阳，行气止痛而助活血，配伍生地黄、甘草滋阴清热凉血。

（9）邪毒犯心

临床表现：心悸，胸闷，气短，左胸隐痛。发热，恶寒，咳嗽，神疲乏力，口干渴。舌质红，少津，苔薄黄。脉细数，或结代。

病机：邪毒犯心，损及阴血，耗伤气阴，心神失养。

治法：清热解毒，益气养阴。

代表方：银翘散合生脉散。

簇药对应用：银翘散合生脉散由3组簇药对组成。①金银花、连翘：金银花、连翘二者气味芳香，既能疏散风热、清热解毒，又可辟秽化浊、轻清透泄，使营分热邪有外达之机，促其透出气分而解，即"入营犹可透热转气"。②薄荷、芦根、淡竹叶、牛蒡子、桔梗、甘草：薄荷、牛蒡子疏风散热；芦根、淡竹叶清热生津；桔梗宣肺止咳；甘草利咽调和诸药，诸药合用散风热、生津宣肺。③人参、麦冬、五味子：人参益气生津；麦冬益气养阴生津；五味子生津止咳。全方共奏清热解毒、益气养阴之功。

【梅教授常用簇药对备要】

人参、麦冬、五味子、黄芪、丹参、赤芍：人参、黄芪健脾益气复脉，丹参养血活血、除烦安神，赤芍活血散瘀，五味子补益心肾，麦冬滋阴定悸，诸药合用共奏益气活血、养阴定悸之功。此组簇药对可用于气阴不足兼有血瘀之心悸。

酸枣仁、柏子仁、五味子、合欢皮、石菖蒲、远志：此方张主任经常应用于心悸怔忡、心律失常患者，宁心安神，安神即可宁心，通过应用安神的药物达到控制失常心律。酸枣仁、柏子仁养血安神，合欢皮活血安神通络；石菖蒲、远志祛痰安神，痰火扰神，切合病机。诸药合用共奏养血活血、化痰安神、复律定悸之功。此组簇药对可用于阳阳失调、气血不足兼有痰瘀之心悸。

二、胸痹辨证思路与簇药对应用规律

胸痹是指因胸阳不振，阴寒、痰浊留居胸廓，或心气不足，鼓动乏力，使气血瘀阻，心失所养致病，以发作性或持续性心胸闷痛为主要表现的内脏痹证类疾病。本病相当于冠状动脉粥样硬化性心脏病之心绞痛、心肌梗死、心包炎等，辨证需注意辨胸痛性质，辨真心痛的顺逆，关键在防厥、防脱，需与胃脘痛、结胸、胸痞鉴别。

1. 病因病机

胸痹的病位在心，其发病可在心气、心阳、心血、心阴不足，或肝、肾、脾失调的基础上，兼有痰浊、血瘀、气滞、寒凝等病变，总属本虚标实之病证。

2. 治疗原则

胸痹实证者，当以"通脉"为主，予温通、清热、疏利、化痰、祛瘀等法；虚证者，调阴阳，补不足，纠正有关脏腑之偏衰。本证多虚实夹杂，故在治疗上予补中寓通、通中寓补、通补兼施等法。真心痛的治疗中防脱、防厥是减少死亡的关键，必须辨清证情的顺逆，一旦见到有厥脱迹象者，即应投以防治厥脱的药物，以防止其进一步恶化。

3. 辨治分型与簇药对应用

（1）寒凝心脉

临床表现： 卒然心痛如绞，形寒，天气寒冷或迎寒风则心痛易作或加剧，甚则手足不温，冷汗出，短气心悸，心痛彻背，背痛彻心。苔薄白，脉紧。

病机： 阴寒盛于心胸，阳气失展，寒凝心脉，营血运行失畅。

治法： 祛寒活血，宣痹通阳。

代表方： 当归四逆汤。

簇药对应用： 当归四逆汤由两组簇药对组成。①**当归、通草、细辛**：当归补血行血，细辛辛温发散，通草通经脉畅血行。三药合用，共奏温经散寒、养血通脉之效。②**桂枝、芍药、大枣、甘草**：四药合用和营养血散寒通阳止痛之功。这两组簇药对共奏祛寒活血、宣痹通阳之效。

（2）气滞心胸

临床表现： 心胸满闷，隐痛阵阵，痛无定处，善太息，遇情志不畅则诱发、加剧，或可兼有脘胀，得嗳气、矢气则舒等症。苔薄或薄腻，脉细弦。

病机： 情志抑郁，肝气郁结，木失条达，气滞上焦，胸阳失展，血脉不和。

治法：疏调气机，理脾和血。

代表方：柴胡疏肝散。

簇药对应用：柴胡疏肝散由两组簇药对组成。①柴胡、枳壳、芍药、甘草：此簇药对乃四逆散易枳实为枳壳，四药配伍，共奏透解郁热、疏肝理脾之效。②陈皮、香附、川芎：三药相合，共奏疏肝行气、活血止痛之功。二簇药对共合疏调气机、理脾和血。

（3）痰浊闭阻

临床表现：痰饮者，胸闷重而心痛轻，或胸闷而兼心痛时作，遇阴天易作，咳唾痰涎，苔白腻或白滑，脉滑；兼湿者，则可见口黏，恶心，纳呆，倦怠，或便软等症。

病机：痰邪停于心胸，窒塞阳气，络脉阻滞。

治法：温化痰饮，宣痹通阳。

代表方：瓜蒌薤白半夏汤或枳实薤白桂枝汤。

簇药对应用：瓜蒌薤白半夏汤由一组簇药对组成。瓜蒌、薤白、白酒、半夏：此簇药对单独组成瓜蒌薤白半夏汤，行气解郁，通阳散结，祛痰宽胸。

枳实薤白桂枝汤由两组簇药对组成，①薤白、瓜蒌、桂枝：瓜蒌涤痰散结，开胸通痹；薤白通阳散结，化痰散寒；桂枝通阳散寒，降逆平冲。三药合用使胸阳振，痰浊降，阴寒消，气机畅。②枳实、厚朴：开痞散结、下气除满，治疗胸阳不振、痰气互结之胸痹。三簇药对共奏温化痰饮、宣痹通阳之功。

（4）瘀血痹阻

临床表现：心胸疼痛较剧，如刺如绞，痛有定处，伴有胸闷，日久不愈，或可由暴怒而致心胸剧痛。苔薄，舌暗红、紫暗或有瘀斑，或舌下血脉青紫，脉弦涩或结代。

病机：血瘀停着不散，血脉郁滞，心脉不通，故作疼痛如刺如绞，而痛处不移。

治法：活血化瘀，通脉止痛。

代表方：血府逐瘀汤。

簇药对应用：血府逐瘀汤由两组簇药对组成。①桃仁、红花、当归、川芎、赤芍：诸药相簇为用，活血与行气共用，祛瘀与养血同施，升降兼顾，使气血和调。此五味药物的簇药是王清任《医林改错》系列方中的基础簇药对。②牛膝、桔梗、柴胡、枳壳：柴胡、桔梗与枳壳、牛膝同伍，一升一降，调畅气机，开胸通阳，行气止痛而助活血，配伍生地黄、甘草滋阴清热凉血。三簇药对共奏活血化瘀、通脉止痛之效。

（5）心气不足

临床表现：心胸阵阵隐痛，胸闷气短，动则喘息，心悸且慌，倦怠乏力，或懒言，面色白，或易汗出。舌淡红胖，有齿痕，苔薄，脉虚细缓或结代。

病机：思虑伤神，劳心过度，损伤心气，胸阳不振，运血无力，血滞心脉。

治法：补养心气而振胸阳。

代表方：保元汤合甘麦大枣汤。

簇药对应用：保元汤合甘麦大枣汤由两组簇药对组成。①人参、黄芪、甘草、肉桂：此簇药对单独组成保元汤，人参、黄芪大补元气以扶心气；甘草甘温益气，通经脉，利血气而治心悸；肉桂辛热补阳，散寒而治心痛，又能纳气归肾，而缓短气、喘息之症，合用共奏益气温阳之功。②小麦、甘草、大枣：此簇药对单独组成甘麦大枣汤，养心安神、和中缓急，治疗脏躁。三药皆为甘平质润之品，合用共奏养心安神之功。二簇药对共奏补养心气而振胸阳之功。

（6）心阴不足

临床表现：心胸疼痛时作，或灼痛，或兼胸闷，心悸怔忡，心烦不寐，头晕，盗汗，口干，大便不爽，或有面红升火之象。舌红少津，苔薄或剥，脉细数，或结代。

病机：心阴亏虚，心失所养，心脉不畅。

治法：滋阴养心，活血清热。

代表方：天王补心丹。

簇药对应用：天王补心丹由3组簇药对组成。①柏子仁、酸枣仁、朱砂：柏子仁养心气、安魂定魄，酸枣仁补心血、养心安神，朱砂清心降火、镇惊安神。②**丹参、五味子、远志、茯苓**：远志开心气、宁心安神、豁痰开窍，茯苓健脾宁心安神、补益心气，五味子养心神、补益心肾，丹参除烦安神。③**人参、当归、生地黄、玄参、麦冬、天冬**：人参、生地黄、当归养心血，玄参、麦冬、天冬、生地黄滋养心阴。3组簇药对及桔梗为舟楫载药上行，相伍共奏滋阴养血、补心安神之效。

（7）心阳亏虚

临床表现：心悸动而痛，胸闷，神倦怯寒，遇冷则心痛加剧，气短，动则更甚，四肢欠温，自汗。舌质淡胖，苔白或腻，脉虚细迟或结代。

病机：阳虚寒凝心脉，不通则痛。

治法：补益阳气，温振心阳。

代表方：人参汤或参附汤。

簇药对应用：人参汤或参附汤分别各由一组簇药对组成。①**人参、甘草、干姜、白术**：此簇药对单独组成人参汤，四药合用温补其阳而逐其寒。②**人参、附子**：此簇药对单独组成参附汤，益气回阳固脱。二簇药对共奏补益阳气、温振心阳之功。

【梅教授常用簇药对备要】

黄芪、桂枝、川芎、赤芍、薤白、瓜蒌：黄芪健脾益气，桂枝通阳散寒，川芎、赤芍活血化瘀，瓜蒌、薤白涤痰通阳散结，诸药合用使气血通，胸阳振，痰浊降。此组簇药对可用于气虚痰瘀之胸痹。

木香、丁香、檀香、砂仁：宣痹宽胸止痛之代表簇药对，用于止痛需"后下"，主要用药物的挥发油等成分。《本草纲目》言木香治"心腹一切滞气。和胃气，泄肺气，行肝气。凡气郁而不舒者，宜用之"。张雪梅主任认为，木香与砂仁合用或单用后下，有明显的止泻作用。丁香系为鸡舌香、丁子香，以花蕾和其果实入药。花蕾称公丁香或雄丁香，果实称母丁香或雌丁香，能温中降逆，补肾助阳。用于脾胃虚寒，呃逆呕吐，食少吐泻，心腹冷痛，肾虚阳痿。有抗菌作用、抗真菌、驱虫、健胃、止痛作用。《本草备要》言檀香功效"调脾胃，利胸膈，为理气要药"，能行气止痛，散寒调中。主治寒凝气滞、胸腹冷痛，胃寒作痛，呕吐食少，胸痹心痛等。砂仁有化湿开胃，温脾止泻，理气安胎的功效。诸药合用使气血通，胸阳振。此组簇药对可用于气滞痰瘀之胸痹。

三、真心痛辨治分型与簇药对应用

（1）气虚血瘀

临床表现：心胸刺痛，胸部闷窒，动则加重，伴短气乏力，汗出心悸，舌体胖大，边有齿痕，舌质黯淡或有瘀点瘀斑。舌苔薄白，脉弦细无力。

病机：血瘀闭阻心脉，心脉不通。

治法：益气活血，通脉止痛。

代表方：保元汤合血府逐瘀汤。

簇药对应用：保元煎合血府逐瘀汤由3组簇药对组成。①人参、黄芪、甘草：人参、黄芪补益心气，甘草补养心气调和诸药。②桃仁、红花、当归、川芎、赤芍、丹参：红花、桃仁、川芎活血化瘀，赤芍、当归、丹参养血活血。③桔梗、柴胡、枳壳：柴胡、桔梗、枳壳行气豁痰开胸。诸簇药对合用共奏益气活血通脉之效。

（2）寒凝心脉

临床表现：胸痛彻背，胸闷气短，心悸不宁，神疲乏力，形寒肢冷，舌质淡黯，舌苔白腻，脉沉无力，迟缓或结代。

病机：寒凝气滞，心脉不通。

治法：温补心阳，散寒通脉。

代表方：当归四逆汤。

簇药对应用：当归四逆汤由两组簇药对组成。①当归、通草、细辛：当归补血行血，细辛辛温发散，通草通经脉畅血行。三药合用，共奏温经散寒、养血通脉之效。②桂枝、芍药、大枣、甘草：桂枝温散寒邪通阳，芍药养血活血，芍药与甘草相配，能缓急止痛；大枣健脾和营，四药合用共奏养血散寒、通阳止痛之功。

（3）正虚阳脱

临床表现：心胸绞痛，胸中憋闷或有窒息感，喘促不宁，心慌，面色苍白，大汗淋漓，烦躁不安或表情淡漠，重则神志昏迷，四肢厥冷，口开目合，手撒尿遗，脉疾数无力或脉微欲绝。

病机：亡阳厥脱，亡阴厥脱或阴阳俱脱，阴阳离决。

治法：回阳救逆，益气固脱。

代表方：四逆加人参汤。

簇药对应用：四逆加人参汤由两组簇药对组成。①红参、附子、肉桂：红参大补元气，附子肉桂温阳。②山萸肉、龙骨、牡蛎、玉竹、炙甘草：山萸肉、龙骨、牡蛎固脱，玉竹、炙甘草养阴益气。两组簇药对共奏回阳救逆、益气固脱之功。

四、不寐辨证思路与簇药对应用规律

不寐即失眠，指经常不易入寐，或寐而易醒，时寐时醒，或醒而不能再寐，甚至彻夜不寐，醒后常见神疲乏力，头晕头痛，心悸健忘，心神不宁，多梦等症。不寐古称为"不得眠""目不瞑、不得卧"。《黄帝内经·灵枢·大惑论》认为"卫气不得入于阴，常留于阳。留于阳则阳气满，阳气满则阳跷；不得入于阴则阴气虚，故目不瞑矣"。张仲景对"不寐"的证候和治法有详细论述，如黄连阿胶汤主少阴病热化伤阴后的阴虚火旺证，酸枣仁汤主虚劳病虚热烦躁的不寐证。西医学的神经症、高血压、脑动脉硬化、贫血、肝炎、更年期综合征以及某些精神病中凡是有失眠表现者，均可参考本病进行辨证治疗。

1. 病因病机

人的正常睡眠是由心神所主，阳气由动转静时，人即进入睡眠状态；反之，阳气由静转动时，人即进入清醒状态。因此，人的正常睡眠是阴阳之气昼夜变化的自然结果。不寐的病因主要有饮食不节，情志失常，劳倦、思虑过度及病后、年迈体虚等因素，其基本病机总属阳盛阴衰，阴阳失交。一为阴虚不能纳阳，一为阳盛不得入阴。病位主要在心，与肝、脾、肾关系密切。病理性质有虚、实之分。肝郁化火，或痰热内扰，邪扰心神，多属实证。心脾两虚，气血不足，或由心胆气虚，或由心肾不交，水火不济，心神失养，神不安宁，多属虚证。病久可致虚实兼夹，或兼血瘀。如为肝郁化火证者，易伤阴耗气，则由实转虚；心脾两虚者，饮食不当，有食积内停而见虚实夹杂；如温燥太过，易致阴虚火旺；属心肾不交者，心火独亢，肾水亏虚之证。

2. 治疗原则

不寐的基本治疗原则应注意调整脏腑气血阴阳，如补益心脾、滋阴降火、交通心肾、疏肝养血、益气镇惊、化痰清热、和胃化滞等，兼以安神镇静、安神定志等，注重精神心理治疗，畅情志。

3. 辨治分型与簇药对应用

（1）肝火扰心

临床表现： 不寐多梦，甚则彻夜不眠，急躁易怒，伴头晕头胀，目赤耳鸣，口干而苦，不思饮食，便秘溲赤；舌红苔黄，脉弦而数。

病机： 肝郁化火，内扰心神。

治法： 疏肝泻热，镇心安神。

代表方： 龙胆泻肝汤。

簇药对应用： 龙胆泻肝汤由以下簇药对组成。①**龙胆草、黄芩、栀子：** 龙胆草大苦大寒，泻厥阴之热；黄芩、栀子苦寒泻火、燥湿清热、泻火解毒。三药相簇为用，共奏清肝泻火、清利湿热之功；②**生地黄、木通、甘草：** 清心降火；③**柴胡、当归、生地黄：** 入肝养血滋阴；④**木通、车前子、泽泻：** 利尿清湿热。4组簇药对相伍组成龙胆泻肝汤，清泻肝胆实火、清利肝经湿热，治疗肝胆实火上炎证和肝经湿热下注证。

加减变化： 若胸闷胁胀，善叹息者，加**香附、郁金、佛手**以疏肝解郁安神；若肝胆实火，肝火上炎之重症出现头痛欲裂、大便秘结，可服当归龙荟丸以增强泻肝火、安神之功。

（2）痰热扰心

临床表现：心烦不寐，胸闷脘痞，泛恶嗳气，伴头重，目眩；舌偏红，苔黄腻，脉滑数。

病机：痰热内盛，扰动心神。

治法：清化痰热，和中安神。

代表方：黄连温胆汤。

簇药对应用：黄连温胆汤由以下两组簇药对组成。①陈皮、半夏、茯苓、枳实、竹茹：此簇药对理气化痰、清胆和胃；②黄连、生姜、大枣、甘草：和诸药，调脾胃；黄连专清心火，清心化痰，苦燥降气，清热安神。

加减变化：若心悸动，惊惕不安加琥珀、珍珠母、朱砂以增强安神镇惊之效；若痰热盛，痰火上扰心神，彻夜不眠，大便秘结不通者，加大黄或用礞石滚痰丸以清化痰热，安神助眠。

（3）心脾两虚

临床表现：不易入睡，或睡中多梦易醒，醒后再难入寐，或兼见心悸、心慌、神疲、乏力、口淡无味，或食后腹胀，不思饮食，面色萎黄。舌质淡，舌苔薄白，脉缓弱。

病机：心脾两虚，营血不足。

治法：补益心脾，养心安神。

代表方：归脾汤。

簇药对应用：归脾汤由以下两组簇药对组成：①黄芪、人参、白术、陈皮、甘草、木香：黄芪、人参、甘草、白术益气健脾而助运化，陈皮理气和胃、调理气机而使诸药补而不滞；木香辛香而散，理气醒脾，与大量益气健脾药配伍，复中焦运化之功，使补而不滞，滋而不腻。②当归、龙眼肉、远志、酸枣仁：当归、龙眼肉甘温补血，养心安神；酸枣仁、远志宁心安神定志，柔肝缓急。加之茯神健脾宁心安神。

加减变化：若心血不足较甚者，加熟地黄、白芍、阿胶以滋补阴血；不寐较重者，加柏子仁、五味子、夜交藤、合欢皮以安神宁志；若夜梦纷纭，时醒时寐加肉桂、黄连以清心安神；若兼脘闷纳差，苔滑腻，加二陈汤以清化痰湿；若兼腹泻者减当归加苍术、白术之类以燥湿健脾。

（4）心肾不交

临床表现：心烦不寐，入睡困难，心悸多梦，伴头晕耳鸣，腰膝酸软，潮热盗汗，五心烦热，咽干少津，男子遗精，女子月经不调；舌红少苔，脉细数。

病机：水亏于下，火炎于上，心肾无以交通。

治法：滋阴降火，交通心肾。

代表方：六味地黄丸合用交泰丸。

簇药对应用：六味地黄丸由以下两组簇药对组成。①**熟地黄、山药、山茱萸**：熟地黄补肝肾阴，填精益髓；山药补脾肾；山茱萸补养肝肾、涩精。三药相伍滋补肝、脾、肾三脏，即所谓"三阴并补"。②**茯苓、牡丹皮、泽泻**：泻心、脾、肾三火，以成"三泻"簇药对相佐制约组成六味地黄丸。交泰丸交济水火，方中黄连苦寒，入少阴心经，降心火，不使其炎上；肉桂辛热，入少阴肾经，暖水脏，不使其润下，寒热并用，如此可得水火既济。

加减变化：若心阴不足为主者，可用天王补心丹以养血补心安神；若心烦不寐，彻夜不眠者，加**朱砂、磁石、龙骨、龙齿**以清热镇惊安神。

（5）心胆气虚

临床表现：虚烦不得眠，入睡后又易惊醒，终日惕惕，心神不安，胆怯恐惧，遇事易惊，并有心悸、气短、自汗等症状。舌质正常或淡，脉弦细。

病机：心胆气虚、心虚胆怯。

治法：益气镇惊，安神定志。

代表方：安神定志丸合用酸枣仁汤。

簇药对应用：安神定志丸由以下3组簇药对组成。①**石菖蒲、远志、茯神**：远志、石菖蒲入心开窍，除痰定惊，茯神养心安神，三药合用具安神定志之效。②**朱砂、龙齿**清心火重镇安神。③**茯苓、党参**：健脾益气，宁心安神。酸枣仁汤由以下簇药对组成：**酸枣仁、知母、茯苓、川芎、甘草**，共奏养血安神、清心除烦之功。

加减变化：若心肝血虚，惊悸汗出者，重用**人参**，加**白芍、当归、黄芪**以益气养血补血，安神镇惊；若木不疏土，胸闷，善太息，纳呆腹胀者，加**柴胡、陈皮、山药、白术**以健脾益气疏肝；若心悸甚惊惕不安者，加**生龙骨、生牡蛎、朱砂**以清心安神定志。

【梅教授常用簇药对备要】

龙胆草、黄芩、栀子：此簇药对源于《医方集解》的龙胆泻肝汤。龙胆草大苦大寒，为"凉肝猛将"，善泻厥阴之热。三药相簇为用，共奏清肝泻火、清利湿热之功。

陈皮、半夏、茯苓、枳实、竹茹：此簇药对源于《三因极一病证方论》的温胆汤。诸药相簇为用，可理气化痰以和胃，胃气和降则胆郁得舒，痰浊得去则胆无邪扰，共奏理气化痰、清胆和胃之功。

当归、龙眼肉、远志、酸枣仁：此簇药《正体类要》归脾汤，具补血养心安神之效，与人参、茯苓、白术、甘草、木香、姜、枣健脾簇药对相伍组成归脾汤，益气补血、健脾养心，治疗心脾气血两虚证及脾不统血证。

熟地黄、山药、山茱萸：此簇药对源于《小儿药证直诀》的六味地黄丸（原名"地黄丸"）。三药相伍滋补肝、脾、肾三脏，即所谓"三阴并补"，然重用熟地黄，故仍以滋补肾阴为主。

酸枣仁、知母、茯苓、川芎、甘草：此簇药对源于《金匮要略》的酸枣仁汤。诸药共奏养血安神、清热除烦之功，如张璐所言"此平调土木之剂"，为治虚劳肝极之神方。

五、多寐辨证思路与簇药对应用规律

多寐指不分昼夜，时时欲睡，呼之能醒，醒后复睡，精神困顿萎靡，不能自主，甚至不分地点、场合，卧倒便睡的病证。亦称"嗜睡""多卧""嗜眠""多眠"等。西医学中的发作性睡病、神经官能症、某些精神病，其临床症状与本病类似，可参照本节辨证论治。

1. 病因病机

多寐的主要病位在心，与脾、肾关系密切。主要由于饮食失调、情志不遂、年老体衰、头部外伤等原因，导致痰湿困阻，脾气不足，阳气虚衰，瘀血阻窍，心气不足，精气亏损，而致气血阴阳失调，无以奉养心神，心神失养而致多寐。本病主要以虚证为本，实证为标，临床多见虚实夹杂之证。

2. 治疗原则

治疗多寐，气虚者当从健脾入手，阳虚者当以温肾为主，湿困者当以化湿，痰痹者当以化痰，瘀阻者当以活血，心气不足者则补益心气，精气亏损者则补益肾精。若病程延久，病情复杂者又当灵活变通之。

3. 辨治分型与簇药对应用

（1）湿盛困脾

临床表现：头蒙如裹，昏昏嗜睡，肢体沉重，偶伴浮肿，胸脘痞满，纳少，泛恶；舌苔腻，脉濡。

病机：湿邪外束，内困脾土，湿浊停留，神窍不通。

治法：燥湿健脾，醒神开窍。

代表方：平胃散。

簇药对应用：平胃散由以下两组簇药对组成。①陈皮、厚朴、苍术：三药相簇为用，共奏燥湿运脾、和胃消痰、理气除满之功。②大枣、生姜、甘草：调胃增效簇药对相伍组成平胃散，以燥湿运脾、行气和胃，用于治疗湿阻中焦证。

加减变化：若湿邪久蕴而化热者，可加黄芩、通草、薏苡仁，以清热化湿。

（2）瘀血阻滞

临床表现：神倦嗜睡，头痛头晕，病程较久，或有外伤史；脉涩，舌质紫暗或有瘀斑。

病机：瘀血阻滞，阳气痹阻。

治法：活血通络。

代表方：通窍活血汤。

簇药对应用：通窍活血汤由以下两组簇药对组成。①桃仁、红花、当归、川芎、赤芍：诸药相簇为用，活血与行气共用，既行血分瘀滞，又解气分郁结；祛瘀与养血同施，则活血而无耗血之虑，行气又无伤阴之弊；升降兼顾，既能升达清阳，又可降泄下行，使气血和调。②麝香、老葱、生姜、黄酒、大枣：通窍活血，生姜、大枣兼调脾胃。两组簇药对组成通窍活血汤，活血通窍。

加减变化： 若兼有气滞者，加青皮、陈皮、枳壳、香附以增强行气化滞之效；若兼有热象者，加黄芩、山栀以清热通窍；若兼有阴虚者，加生地黄、牡丹皮、丹参以养阴通窍；若兼有气虚者，加黄芪、党参以益气通窍；若兼有阳虚者，加肉桂、附子以温阳通窍；若兼有痰浊者，加半夏、陈皮、白芥子以燥湿化痰通窍。

（3）脾气虚弱

临床表现： 嗜睡多卧，倦怠乏力，饭后尤甚，伴纳少便溏，面色萎黄；苔薄白，脉虚弱。

病机： 脾虚气弱，运化无权。

治法： 健脾益气。

代表方： 香砂六君子汤。

簇药对应用： 香砂六君子汤由以下簇药对组成。人参、白术、茯苓、甘草，四药配伍，以补脾为主，兼以运化、利湿，共奏益气健脾之功；与半夏、陈皮、木香、砂仁理气簇药对，及生姜开胃组成香砂六君子汤，益气健脾、行气化痰，主治脾胃气虚、痰阻气滞证。

加减变化： 若脾虚下陷者，加黄芪、升麻、柴胡以益气升阳举陷。

（4）阳气虚衰

临床表现： 心神昏浊，倦怠嗜卧，精神疲乏懒言，畏寒肢冷，面色㿠白，健忘；脉沉细无力，舌淡苔薄。

病机： 阳气虚衰。

治法： 益气温阳。

代表方： 附子理中丸加减。

簇药对应用： 附子理中丸由以下簇药组成。人参、干姜、甘草、白术：四药合用，一温一补一燥，温阳健脾燥湿以"理中"也；与附子相伍组成附子理中丸，温阳祛寒之力，且可温肾，用于治疗脾胃沉寒痼冷或脾肾虚寒证。

加减变化： 若气虚甚者加《杂病源流犀烛》的人参益气汤，黄芪、肉桂、人参、炙甘草簇药对益气，与白芍、生甘草、生地黄、熟地黄、五味子养阴簇药对和升麻、防风升阳簇药对组成,以增强健脾益气补肾升阳之功。

【梅教授常用簇药对备要】

陈皮、厚朴、苍术:此簇药对源于《简要济众方》的平胃散。三药相簇为用,共奏燥湿运脾、和胃消痰、理气除满之功。

桃仁、红花、当归、川芎、赤芍:此簇药对源于《医林改错》的血府逐瘀汤。诸药相簇为用,活血与行气共用,既行血分瘀滞,又解气分郁结;祛瘀与养血同施,则活血而无耗血之虑,行气又无伤阴之弊;升降兼顾,既能升达清阳,又可降泄下行,使气血和调。

人参、白术、茯苓、甘草:此簇药对源于《太平惠民和剂局方》的四君子汤。四药配伍,以补脾为主,兼以运化、利湿,共奏益气健脾之功。

人参、干姜、甘草、白术:此簇药对源于《伤寒论》的理中丸。四药合用,一温一补一燥,温阳健脾燥湿以"理中"也。

六、健忘辨证思路与簇药对应用规律

健忘又称"善忘""多忘""喜忘",是指记忆减退,遇事易忘的一种病证。健忘多因心脾虚损、髓海不足、心肾不交、痰瘀痹阻等,使心神失养,脑力衰弱所致。西医学神经衰弱、脑动脉硬化等疾病出现以记忆障碍为主者,可参照本篇进行辨证论治。生性迟钝、天资不足者不属本病范围。

1.病因病机

本病之病因,较为复杂。或因房事不节,肾精暗耗;或因思虑过度,劳伤心脾;或因案牍劳形,耗伤心血;或因禀赋不足,髓海欠充;或痰饮瘀血,痹阻心窍;或年老体弱,神志虚衰;或伤寒大病,耗伤气血等,均可引起健忘的发生。健忘病位在脑,在脏属心,与肝、脾、肾关系密切。病属本虚标实,以虚为多。本虚为气血不足,心脾两虚,肾精亏损,髓海不足,心肾不交;标实包括气滞、火郁、痰阻、血瘀。日久病多,虚实夹杂,痰瘀互结,数脏同病。

2. 治疗原则

健忘，因虚而致者多，故治疗以补其不足为主要原则。补法之运用，或补益心脾，或交通心肾，或补肾填精，因证而异。若为气郁、痰阻、血瘀等证，当理气开郁、化痰泄浊、活血化瘀，同时兼顾扶正固本。

3. 辨治分型与簇药对应用

（1）心脾两亏

临床表现：记忆减退，遇事善忘，精神倦怠，气短乏力，声低语怯，心悸少寐，纳呆便溏，面色少华。舌质淡，舌苔薄白或白腻，脉细弱无力。

病机：心脾两亏，神志失藏。

治法：补益心脾。

代表方：归脾汤。

簇药对应用：见不寐辨证分型与簇药对应用。

加减变化：若脘闷纳呆者，加砂仁、厚朴以燥湿行气温中；兼不寐重者，加夜交藤、合欢皮、龙齿以安神镇惊助眠。

（2）心肾不交

临床表现：遇事善忘，心烦失眠，头晕耳鸣，腰膝酸软，或盗汗遗精，五心烦热。舌质红，苔薄白或少苔，脉细数。

病机：阴虚火旺，阴亏于下，阳亢于上。

治法：交通心肾。

代表方：六味地黄丸合交泰丸。

簇药对应用：见不寐辨治分型与簇药对应用。

（3）髓海空虚

临床表现：遇事善忘，精神恍惚，形体衰惫，气短乏力，腰酸腿软，发枯齿摇，纳少尿频。舌质淡，舌苔薄白，脉细弱无力。

病机：肾精亏虚，脑海不充。

治法：填精补髓。

代表方：龟鹿二仙胶。

簇药对应用： 龟鹿二仙胶由以下簇药对组成。**人参、枸杞子、鹿角胶、龟板胶：** 鹿角胶甘咸性温，通督脉而补阳，益精补血；龟板胶甘咸性寒，通任脉而养阴，滋补阴血；人参大补元气，补脾健胃，资化源；枸杞滋阴助阳，益肝肾。四药相合，培补真元，填精补髓，益气养血，阴阳并补。

加减变化： 若心悸失眠者，可用寿星丸以养心安神；偏于气阴亏虚，可用加减固本丸以益气固本；阴阳两虚，可用神交汤以滋补阴阳。

（4）痰迷心窍

临床表现： 遇事善忘，头晕目眩，咯吐痰涎，胸闷体胖，纳呆呕恶，反应迟钝，语言不利。舌质淡，苔白腻，脉滑。

病机： 痰湿内盛，蒙蔽心窍。

治法： 涤痰通窍。

代表方： 导痰汤。

簇药对应用： 导痰汤由以下两组簇药对组成。①**橘红、半夏、茯苓：** 三药合用，起理气化痰、健脾渗湿之功，为祛痰剂中的常用组合。②**天南星、枳实、生姜：** 燥湿化痰理气，和胃增效，相伍组成导痰汤。

加减变化： 若痰湿内盛加用石菖蒲、远志、白芥子，以增涤痰开窍、宁心益智之功。若属热痰或痰郁化热，加竹沥、郁金、黄连以清热化痰；伴气虚，加党参、白术、黄芪以健脾益气；若痰瘀互结，加丹参、川芎、红花、桃仁，或合用血府逐瘀汤以活血化瘀祛痰。

（5）气滞血瘀

临床表现： 记忆减退，遇事善忘，表情淡漠，情绪低落，胸胁胀闷，失眠头晕，唇甲青紫。舌质淡紫或有瘀斑、瘀点、舌苔白，脉弦或涩。

病机： 气滞血瘀，脑脉痹阻。

治法： 行气开郁，活血通络。

代表方： 气郁为主用逍遥散，血瘀为主用血府逐瘀汤。

簇药对应用： 逍遥散由以下两组簇药组成。①**柴胡、薄荷、当归、芍药：** 四药同用，可补肝体而助肝用，使血和则肝和，血充则肝柔，肝郁得解，血虚得养。②**茯苓、白术、甘草、炮姜：** 健脾养血。两组簇药对相伍组成逍遥散，专于疏肝解郁、养血健脾，主治肝郁血虚脾弱证。血府逐瘀汤见多寐辨治分型与簇药对应用。

加减变化：若肝郁气滞，心肾不交，可用通郁汤以疏肝解郁交通心肾；下焦蓄血而健忘者，可用抵当汤以下血通络。

【梅教授常用簇药对备要】

人参、枸杞子、鹿角胶、龟板胶：此簇药对源于《医便》的龟鹿二仙胶。四药相合，共成"血气阴阳交补之剂"（《医方集解》），培补真元，填精补髓，益气养血，阴阳并补。

橘红、半夏、茯苓：此簇药对源于《太平惠民和剂局方》的二陈汤。三药合用，起理气化痰、健脾渗湿之功，为祛痰剂中的常用组合。《丹溪心法附余》云："盖补脾则不生湿，燥湿渗湿则不生痰，利气降气则痰消解，可谓体用兼赅，标本两尽之药也。"

柴胡、薄荷、当归、芍药：此簇药对源于《太平惠民和剂局方》的逍遥散。四药同用，可补肝体而助肝用，使血和则肝和，血充则肝柔，肝郁得解，血虚得养。

七、癫狂辨证思路与簇药对应用规律

癫狂是临床常见的一组精神失常疾患。癫证以精神抑郁、表情淡漠、沉默呆钝、语无伦次、静而少动为特征；狂证以精神亢奋、狂躁刚暴、喧扰不宁、毁物打骂、动而多怒为特征。二者症状可并存，相互转化，不能截然分开，故以癫狂并称。西医学精神分裂症、躁狂抑郁症，可参照本节辨证论治。情感障碍中的抑郁症及某些精神性疾病，凡临床表现与本病类似者，也可参考本节辨证论治。

1. 病因病机

癫狂的主要病机为阴阳失调。癫狂的发生与七情内伤、饮食失节、禀赋异常相关，损及脏腑功能，导致阴阳失衡，"重阳者狂，重阴者癫"。重阳者乃火热亢盛及其所致狂证，重阴者乃痰气瘀结或心肝脾虚及其所致癫证。

癫证起病多缓，发病多有痰气作祟，病位在脑，涉及肝、心、脾；狂证起病多急，发病多伴痰火之邪，病位在脑，与心、肝、胆、胃有关。

2. 治疗原则

癫狂总因七情内伤，使阴阳失调，或气并于阳，或血并于阴而发病，故治疗总则为调整阴阳，以平为期，如《素问·生气通天论篇》所说"阴平阳秘，精神乃治"。癫病多虚，为重阴之病，主于气与痰，治疗宜解郁化痰、宁心安神、补养气血为主。狂病多实，为重阳之病，主于痰火、瘀血，治疗宜降其火，或下其痰，或化其瘀血，后期应予滋养心肝阴液，兼清虚火。

3. 辨治分型与簇药对应用

（1）癫证

1）痰气郁结

临床表现：精神抑郁，表情淡漠，沉默痴呆，时时太息，言语无序，或喃喃自语，多疑多虑，喜怒无常，秽洁不分，不思饮食；舌红苔腻而白，脉弦滑。

病机：肝郁气结，痰蒙神窍。

治法：疏肝解郁，化痰醒神。

代表方：逍遥散合涤痰汤。

簇药对应用：逍遥散由以下两组簇药对组成。①柴胡、薄荷、当归、芍药：四药同用，可补肝体而助肝用，使血和则肝和，血充则肝柔，肝郁得解，血虚得养。②茯苓、白术、甘草、炮姜：健脾养血。两组簇药对相伍组成逍遥散，专于疏肝解郁、养血健脾，主治肝郁血虚脾弱证。涤痰汤由以下3组簇药对组成：①橘红、半夏、茯苓：三药合用，起理气化痰、健脾渗湿之功，为祛痰剂中的常用组合。②天南星、枳实、石菖蒲、竹茹：化痰开窍。③人参、生姜、甘草：健脾和胃增效。3组簇药对相伍组成涤痰汤，化痰息风、宣郁开窍，用于痰蒙心窍证。

加减变化：若痰浊甚者，可加用控涎丹，临卧姜汤送下以增强化痰之效。若痰浊壅盛，胸膈瞀闷，口多痰涎，脉滑大有力，形体壮实者可暂用三圣散取吐，劫夺痰涎，盖药性猛悍，自当慎用。倘吐后形神俱乏，宜以饮食调养。如神思迷惘，表情呆钝，言语错乱，目瞪不瞬，舌苔白腻，为痰迷心窍，用苏合香丸。如不寐易惊，烦躁不安，舌红苔黄，脉滑数者，可加入黄连、黄芩、栀子以清心开窍安神；若病程日久，舌质紫暗或有瘀点、瘀斑，脉弦涩，加丹参、郁金、红花、川芎等以活血化瘀开窍。

2）气虚痰结

临床表现：情感淡漠，不动不语，甚至呆若木鸡，目瞪如愚，傻笑自语，灵机混乱，妄闻妄见，自责自罪，面色萎黄，食少便溏；舌淡苔白腻，脉细滑或细弱。

病机：气虚痰结，蒙蔽心窍。

治法：益气健脾，涤痰宣窍。

代表方：四君子汤合涤痰汤。

簇药对应用：四君子汤由以下簇药组成。**人参、白术、茯苓、甘草**，四药配伍，以补脾为主，兼以运化、利湿，共奏益气健脾之功；涤痰汤簇药对见痰气郁结辨证分型。

加减变化：若痰郁日久化热，则加**黄连**清心热；若心悸易惊者，加**龙骨、牡蛎**镇惊心神；若神思迷惘，表情呆钝，症情较重，是痰迷心窍较深，治宜温开，可用苏合香丸，以豁痰宣窍。

3）气血两虚

临床表现：病程漫长，病势较缓，面色苍白，多有疲惫不堪之象，神思恍惚，心悸易惊，善悲欲哭，思维贫乏，意志减退，言语无序，魂梦颠倒。舌质淡，舌体胖大有齿痕，舌苔薄白，脉细弱无力。

病机：气血俱衰，心失所养。

治法：健脾养心，解郁安神。

代表方：养心汤合越鞠丸。

簇药对应用：养心汤由以下3组簇药对组成。①**人参、黄芪、甘草：**补脾益气。②**酸枣仁、柏子仁、茯神：**三药合用共奏养心安神之功。③**肉桂、五味子：**肉桂温阳安神，五味子酸收安神。诸药合用共奏健脾养心之效。越鞠丸由以下簇药对组成：**香附、川芎、苍术、栀子、神曲**，诸药合用，从气血痰食入手，行气解郁，重在调理气机。

加减变化：若见畏寒蜷缩，卧姿如弓，小便清长，下利清谷者，属肾阳不足，应加补骨脂、巴戟天、肉苁蓉等以补肾壮阳；兼心气耗伤，营血内亏，悲伤欲哭者，仿甘麦大枣汤之意加淮小麦、大枣以养心安神。

（2）狂证

1）痰火扰心

临床表现：起病急，常先有性情急躁，头痛失眠，两目怒视，面红目赤，突然狂暴无知，情感高涨，言语杂乱，逾垣上屋，气力逾常，骂詈叫号，不避亲疏，或毁物伤人，或哭笑无常，登高而歌，弃衣而走，渴喜冷饮，便秘溲赤，不食不眠。舌质红绛，苔多黄腻，脉弦滑数。

病机：五志化火，上扰清窍。

治法：泻火逐痰，镇心安神。

代表方：泻心汤合礞石滚痰丸加减。

簇药对应用：泻心汤由以下簇药对组成。**大黄、黄连、黄芩**，三药合用共奏泻火解毒、燥湿泄热之效，治疗邪火内炽证。礞石滚痰丸由以下簇药对组成：**大黄、黄芩、礞石、沉香**，四药相合，增强泄火逐痰之力，可迅速涤除实热老痰。

加减变化：若胸膈痰浊壅盛，而形体壮实，脉滑大有力者，可采用涌吐痰涎法，三圣散治之，方中**瓜蒂、防风、藜芦**三味，劫夺痰浊，吐后如形神俱乏，当以饮食调养。若阳明热结，躁狂谵语，神志昏乱，面赤腹满，大便燥结，舌苔焦黄起刺或焦黑燥裂，舌质红绛，脉滑实而大者，宜先服大承气汤急下存阴，再投凉膈散加减清以泻实火；病情好转而痰火未尽，心烦失眠，哭笑无常者，可用温胆汤送服朱砂安神丸。

2）阴虚火旺

临床表现：狂病日久，病势较缓，精神疲惫，时而躁狂，情绪焦虑、紧张，多言善惊，恐惧而不稳，烦躁不眠，形瘦面红，五心烦热。舌质红，少苔或无苔，脉细数。

病机：阴虚内热，气阴两伤。

治法：滋阴降火，安神定志。

代表方：二阴煎加减，送服定志丸。

簇药对应用：二阴煎由以下4组簇药对组成。①玄参、麦冬、生地黄：

三药合用，既可大补阴液、养阴保津，又可清热解毒凉血，寓攻于补，攻防结合。②**生地黄、木通、生甘草梢、竹叶**：四药相配，滋阴制火却不恋邪，利水通淋却不伤阴，共奏清心利水养阴之效。③**白薇、地骨皮**：清虚热。④**人参、茯神、石菖蒲**：宁心安神。

加减变化：若痰火未平，舌苔黄腻，质红，加胆南星、天竺黄；心火亢盛者，加朱砂安神丸；睡不安稳者，加孔圣枕中丹。若阴虚火旺兼有痰热未清者，仍可用二阴煎适当加入全瓜蒌、胆南星、天竺黄等以养阴清热化痰。

3）气血凝滞

临床表现：情绪躁扰不安，恼怒多言，甚则登高而歌，弃衣而走，或目妄见，耳妄闻，或呆滞少语，妄思离奇多端，常兼面色暗滞，胸胁满闷，头痛心悸，或妇人经期腹痛，经血紫暗有块。舌质紫暗有瘀斑，舌苔或薄白或薄黄，脉细弦，或弦数，或沉弦而迟。

病机：血瘀气滞。

治法：活血化瘀，理气解郁。

代表方：癫狂梦醒汤加减。

簇药对应用：癫狂梦醒汤由以下2组簇药对组成。①**陈皮、青皮、柴胡、香附**：陈皮、青皮二药理气行滞；柴胡、香附能宣通肝气之结，使气机条畅、气血通利，四药合用共奏行气化滞、疏肝解郁之功。②**桃仁、赤芍、木通**：活血化瘀。诸药合用，共奏活血化瘀、理气解郁之效。

加减变化：若有蓄血内结者，加服大黄䗪虫丸以下血通滞；不饥不食者，加白金丸，以消食化滞。

【**梅教授常用簇药对备要**】

柴胡、薄荷、当归、芍药：此簇药对源于《太平惠民和剂局方》的逍遥散。四药同用，可补肝体而助肝用，使血和则肝和，血充则肝柔，肝郁得解，血虚得养。

橘红、半夏、茯苓：此簇药对源于《太平惠民和剂局方》的二陈汤。三药合用，起理气化痰、健脾渗湿之功，为祛痰剂中的常用组合。

人参、白术、茯苓、甘草：此簇药对源于《太平惠民和剂局方》的四君子汤，具有补气健脾之功。

人参、黄芪、甘草：大补元气，补脾益肺的重要簇药对。

酸枣仁、柏子仁、茯神：三药合用共奏养心安神之功。

香附、川芎、苍术、栀子、神曲：此簇药对源于《丹溪心法》的越鞠丸（芎术丸）。诸药合用，行气解郁，重在调理气机。

大黄、黄连、黄芩：三药合用共奏泻火解毒、燥湿泄热，治疗邪火内炽证。

大黄、黄芩、礞石、沉香：此簇药对源于《泰定养生主论》，录自《玉机微义》的滚痰丸。四药相合，增强泻火逐痰之力，可迅速涤除实热老痰。

玄参、麦冬、生地黄：此簇药对源于《温病条辨》的增液汤及清营汤。三药合用，既可大补阴液、养阴保津，又可清热解毒凉血，寓攻于补，攻防结合。

生地黄、木通、生甘草梢、竹叶：此簇药对源于《小儿药证直诀》的导赤散。四药相配，滋阴制火却不恋邪，利水通淋却不伤阴，共奏清心利水养阴之效。

陈皮、青皮、柴胡、香附：四药合用共奏行气化滞、疏肝解郁之功。

八、痫病辨证思路与簇药对应用规律

痫病，又称为"癫痫"，是以发作性神情恍惚，甚则突然仆倒，昏不知人，口吐涎沫，两目上视，肢体抽搐，或口中怪叫，移时苏醒，一如常人为主要临床表现的一种病证。发作前可伴眩晕、胸闷等先兆，发作后常有疲倦乏力等症状。西医学的癫痫可参照本节辨证论治。

1. 病因病机

痫病的病因可分为先天因素和后天因素两大类。先天因素主要为先天禀赋不足或禀赋异常，后天因素包括情志失调、饮食不节、跌仆外伤或患他病致脑窍损伤等。二者均可造成脏腑功能失调，风、火、痰、瘀闭塞清窍，积痰内伏，偶遇诱因触动，则脏气不平，阴阳失衡而致气机逆乱，元神失控而发病。病机转化取决于正气的盛衰及痰邪的深浅。发病初期，痰瘀阻窍，肝郁化火生风，风痰闭阻或痰火炽盛等，因正气尚足，痰邪尚浅，瘀血尚轻；若日久不愈，痰瘀凝结胶固，损伤正气，可转为虚实夹杂之证，痰邪深伏难去。本病时发时止，且时有反复，若久治不愈，必致脏腑愈虚，痰浊愈深，而成顽痰；顽痰难除，则痫证反复发作，乃成痼疾。

2. 治疗原则

痫病初发，多为阳痫，治以息风涤痰泻火为主。痫病日久，多属阴痫，以补益气血，调理阴阳为大法。肝虚者养其血，肾虚者补其精，脾气虚者助其运，心气不足者，安其神，总以补虚为本。病发为急，以开窍醒神定痫以治标；平时为缓，去邪补虚以治其本。治痫当重行痰，而行痰又当顺气。顽痰胶固，需辛温开导，痰热胶着，需清化降火。本病治疗主要是针对风、痰、火、虚四方面病理因素。

3. 辨治分型与簇药对应用

（1）发作期

阳痫证

临床表现：发作前常有头晕头痛、胸闷、善欠伸等先兆症状，或可无明显症状，旋即昏倒仆地，不省人事，面色先潮红、紫红，继之青紫或苍白，口唇青暗，两目上视，牙关紧闭，颈项侧扭，项背强直，四肢抽掣，或喉中痰鸣，或口吐涎沫，或发时有口中怪叫，甚则二便自遗，移时苏醒，除感疲乏无力外，一如常人。舌质红或暗红，苔多白腻或黄腻，脉弦数或弦滑。

病机：风痰内盛，心神失守。

治法：急以开窍醒神，继以泻热涤痰，息风定痫。

代表方：急救时针刺人中、十宣、合谷等穴以醒神开窍，或可静脉用清开灵注射液，或黄连解毒汤送服定痫丸。

簇药对应用：黄连解毒汤由以下簇药组成，黄芩、黄连、黄柏、栀子，四药同用，苦寒直折，使清热泻火解毒之力大增。定痫丸由以下5组簇药对组成：①川贝母、胆南星、竹沥：三药合用，可获息风止痉、化痰开窍之功。②天麻、全蝎、僵蚕：息风簇药对。③半夏、陈皮、茯苓：燥湿化痰簇药对。④茯神、石菖蒲、远志：化痰安神簇药对。⑤丹参、麦冬、琥珀、辰砂、甘草：清心镇心安神簇药对。5组簇药对相伍组成定痫丸，涤痰息风，开窍安神。

加减变化： 热甚者可选用安宫牛黄丸或紫雪丹以增强清热醒神之功；大便秘结，加生大黄、芒硝、枳实、厚朴，以泻腑清热醒神。

（2）阴痫证

临床表现： 突然昏仆，不省人事，面色晦暗青灰而黄，手足清冷，双眼半开半合，肢体拘急，或抽搐时作，口吐涎沫，一般口不啼叫，或声音微小，醒后周身疲乏，或如常人；或仅表现为一过性呆木无知，不闻不见，不动不语，数秒至数分钟即可恢复，恢复后对上述症状全然不知，多则一日数次或十数次发作；平素多见神疲乏力，恶心泛呕，胸闷咳痰，纳差便溏等症；舌质淡，苔白腻，脉多沉细或沉迟。

病机： 阳虚湿痰内盛，痰迷心窍。

治法： 急以开窍醒神，继以温化痰涎，顺气定痫。

代表方： 急针刺人中、十宣穴以开窍醒神，或可静脉用参附注射液，或灌服以五生饮合二陈汤。

簇药对应用： 参附注射液由人参、附子簇药对组成，共起益气回阳固脱之效。五生饮由生川乌、生白附子、生南星、生半夏簇药对组成，以生南星、生半夏、生白附子辛温除痰，半夏兼以降逆散结，南星兼祛风解痉，白附子祛风痰、逐寒湿；川乌大辛大热，散沉寒积滞，辅以黑豆补肾利湿。二陈汤由橘红、半夏、茯苓簇药对组成，三药合用，起理气化痰、健脾渗湿之功，为祛痰剂中的常用组合。

加减变化： 若有恶心欲呕者加生姜、苏梗、竹茹以健脾和胃止呕；胸闷痰多者，加瓜蒌、枳实、胆南星以化痰；纳差便溏者，加党参、炮姜、诃子以益气温阳健脾。

（3）休止期

1）肝火痰热

临床表现： 平时急躁易怒，面红目赤，心烦失眠，咳痰不爽，口苦咽干，便秘溲黄；发作时昏仆抽搐，吐涎，或有吼叫；舌红，苔黄腻，脉弦滑而数。

病机： 肝火亢盛，扰动心神。

治法： 清肝泻火，化痰宁心。

代表方： 龙胆泻肝汤合涤痰汤。

簇药对应用： 龙胆泻肝汤由以下5组簇药对组成。①龙胆草、黄芩、栀子：三药相簇为用，共奏清肝泻火、清利湿热之功。②生地黄、木通、甘草：清心降火。③柴胡、当归、生地黄：入肝养血滋阴。④木通、车前子、泽泻：利尿清湿热。4组簇药对相伍组成龙胆泻肝汤，清泻肝胆实火、清利肝经湿热。涤痰汤由以下3组簇药对组成：①橘红、半夏、茯苓：三药合用，起理气化痰、健脾渗湿之功，为祛痰剂中的常用组合。②天南星、枳实、石菖蒲、竹茹：化痰开窍。③人参、生姜、甘草：健脾和胃增效。3组簇药对相伍组成涤痰汤，化痰息风、宣郁开窍，用于痰蒙心窍证。

加减变化： 若有肝火动风之势者，加天麻、钩藤、地龙、全蝎以清热凉肝；大便秘结者，加大黄、芒硝以通腑泄热；彻夜难寐者，加酸枣仁、柏子仁、五味子以安神助眠。

2）脾虚痰盛

临床表现： 神疲乏力，身体瘦弱，食欲不佳，大便溏薄，咳痰或痰多，或恶心泛呕，或胸脘痞闷。舌质淡，苔白腻，脉濡滑或细弦滑。

病机： 脾胃气虚，痰湿内盛。

治法： 健脾化痰。

代表方： 六君子汤加减。

簇药对应用： 六君子汤由以下两组簇药对组成。①人参、白术、茯苓、甘草：四药配伍，以补脾为主，兼以运化、利湿，共奏益气健脾之功。②半夏、陈皮、生姜、大枣：燥湿化痰。两组簇药对相伍组成六君子汤，益气健脾、燥湿化痰，治疗脾胃气虚兼痰湿证。

加减变化： 若痰多加制南星、瓜蒌以化痰；呕恶者加竹茹、旋覆花以和胃降逆止呕；便溏者加薏苡仁、白扁豆以利湿止泻。若痰黄量多，舌苔黄腻者，可改用温胆汤以清热化痰。

3）肝肾阴虚

临床表现： 痫病频发，神思恍惚，面色晦暗，头晕目眩，两目干涩，耳轮焦枯不泽，健忘失眠，腰酸腿软，大便干燥。舌质红，脉细数。

病机：肝肾亏虚，精血不足。

治法：滋养肝肾。

代表方：大补元煎加减。

簇药对应用：大补元煎由以下两组簇药对组成。①**熟地黄、山药、山茱萸**：以"三补"补养肝肾。②**人参、当归、熟地黄**：诸药合用，滋补肝肾，善治肝肾亏虚，精血不足之证。

加减变化：若痰多加制南星、瓜蒌以化痰；呕恶者加竹茹、旋覆花以和胃降逆止呕；便溏者加薏苡仁、白扁豆以利湿止泻。若痰黄量多，舌苔黄腻者，可改用温胆汤以清热化痰。

〖梅教授常用簇药对备要〗

黄芩、黄连、黄柏、栀子：此簇药对源于《肘后备急方》的黄连解毒汤。四药同用，苦寒直折，使清热泻火解毒之力大增。

川贝母、胆南星、竹沥：此簇药对源于《医学心悟》的定痫丸。三药合用，可获息风止痉、化痰开窍之功。

人参、附子：此簇药对源于《正体类要》参附汤。二药配伍共起益气回阳固脱之效。

橘红、半夏、茯苓：此簇药对源于《太平惠民和剂局方》的二陈汤。三药合用有理气化痰、健脾渗湿之功，为祛痰剂中的常用组合。

龙胆草、黄芩、栀子：此簇药对源于《医方集解》的龙胆泻肝汤。三药相簇为用，共奏清肝泻火、清利湿热之功。

人参、白术、茯苓、甘草：此簇药对源于《太平惠民和剂局方》的四君子汤。四药配伍，以补脾为主，兼以运化、利湿，共奏益气健脾之功。

熟地黄、山药、山茱萸：此簇药对源于《小儿药证直诀》的六味地黄丸（原名地黄丸）。三药相伍滋补肝脾肾三脏，即所谓"三阴并补"，然重用熟地黄，故仍以滋补肾阴为主。

人参、当归、熟地黄：人参甘温益气，健脾养胃；当归养血和血，善补肝体；熟地黄滋养肝肾，善补肝阴。诸药合用，滋补肝肾，善治肝肾亏虚，精血不足之证。

九、痴呆辨证思路与簇药对应用规律

痴呆，又称呆病，是一种以获得性智能缺损为主要特征的病证，其损害的程度足以干扰工作或日常生活活动。随着人口老龄化，痴呆已经成为老年人的常见病和多发病，是老年人的主要病死原因之一。西医学阿尔茨海默病、血管性痴呆可参照本节进行辨证论治，路易体痴呆、额颞叶痴呆、帕金森病痴呆、麻痹性痴呆、中毒性脑病等具有本病特征者，也可参考本节进行辨证论治。

1. 病因病机

本病的发病多因先天不足，或后天失养，或年迈体虚，或久病不复，导致肾虚精少，髓海不足，元神失养，而渐致痴呆；或因久郁不解，或中风外伤，或外感热毒等，导致损伤脑络，脑气不通，神明不清，而突发痴呆。初期多虚，证候表现为髓海不足、脾肾亏虚、气血不足，以智能缺损症状为主，少见情志异常症状，病情相对稳定，即平台期特征；中期虚实夹杂，证候表现为痰浊蒙窍、瘀血阻络、心肝火旺，一般智能缺损症状较重，常伴情志异常症状，病情明显波动，即波动期特征；后期因痰浊、瘀血、火热久蕴而生浊毒所致，正衰邪盛，表现多以正气虚极和热毒内盛为主，病情明显恶化，临床表现为智能丧失殆尽，且兼神惫如寐，或知动失司，或形神失控，或虚极风动症状。

2. 治疗原则

凡禀赋不足，见脾肾两虚之证，治宜补肾填精、健脾益气，重在培补先后天，让脑髓得充，化源得滋。气得则开，而痰滞当消。或开郁逐痰，或健脾化痰，或清心涤痰，或泻火祛痰，或痰瘀同治。

3. 辨治分型与簇药对应用

（1）髓海不足

临床表现：记忆减退，定向不能，判断力差，或失算，重者失认，失用，懒惰思卧，齿枯发焦，腰酸骨软，步行艰难。舌瘦色淡，舌苔薄白，脉沉细弱。

病机：肝肾亏虚，髓海不充。

治法：滋补肝肾，填髓养脑。

代表方：七福饮加减。

簇药对应用：七福饮由以下3组簇药对组成。①**人参、当归、熟地黄**：诸药合用，滋补肝肾，善治肝肾亏虚，精血不足之证。②**人参、白术、甘草**：健脾益气，补气养血。③**酸枣仁、远志**安神定志。诸药合用共奏滋补肝肾、养脑填髓安神之功。

加减变化：方中填补脑髓之力尚嫌不足，应选加**鹿角胶、龟板胶、阿胶**等血肉有情之品以强益精填髓之功；若兼言行不经、心烦溲赤、舌红少苔，脉细而弦数，是于肾精不足之后，水不制火而心火妄亢，可用六味地黄汤加丹参、莲子心、菖蒲等清心宣窍。也有舌质红而舌苔黄腻者，是内蕴痰热，干扰心窍，可改用清心滚痰丸以清热化痰。

（2）脾肾两虚

临床表现：记忆减退，表情呆板，沉默寡言，行动迟缓，甚或终日寡言不动，失认失算，口齿含糊，词不达意，饮食起居皆需照料，腰膝酸软，肌肉萎缩，食少纳呆，气短懒言，口涎外溢或四肢不温，腹痛喜按，五更泄泻。舌质淡白，舌体胖大，舌苔白，或舌红苔少或无苔，脉沉细弱、两尺尤甚。

病机：年老久病，脾肾亏虚。

治法：补肾健脾，培元生髓。

代表方：还少丹加减。

簇药对应用：还少丹由以下5组簇药对组成。①**熟地黄、山药、山茱萸**："三补"补养肝肾。②**肉苁蓉、巴戟天**：肉苁蓉甘温助阳，质润滋养，既能补肾阳，又可滋肾阴；巴戟天甘温不燥，补肾助阳，略兼益肾精，二药相须，补益下元温阳。③枸杞子、小茴香、杜仲、怀牛膝：温肾壮阳，补益肝肾。④茯苓、山药、大枣、人参：益气健脾而补后天。⑤石菖蒲、远志、五味子：交通心肾而安神。诸簇药对合用，共奏补肾健脾、培元生髓之功。

加减变化： 若舌苔黄腻不思饮食，中焦蕴有痰热者，宜温胆汤加味，待痰热去除，再用补法。

（3）痰浊蒙窍

临床表现： 记忆减退，表情淡漠，头晕身重，晨起痰多，少动不语，不饮不食，忽笑忽歌，忽愁忽哭，与之美馔则不受，与之污秽则无辞，与之衣饰则不着，与之草木则反喜；重症则不能自理生活，其面色苍白不泽，气短乏力。舌体胖，舌质淡，苔白腻，脉细滑。

病机： 气虚痰盛，蒙蔽清窍。

治法： 化痰开窍，益气健脾。

代表方： 洗心汤加减。

簇药对应用： 洗心汤由以下3组簇药对组成。①人参、附子：人参大补元气、益气回阳以固脱，附子温里祛寒、回阳通脉，共起益气回阳固脱之效。②半夏、陈皮、石菖蒲：健脾化痰，开窍祛痰。③茯神、酸枣仁：宁心安神。诸簇药对合用，共奏化痰开窍、益气健脾之功。

加减变化： 若肝郁化火，灼伤肝血心液，则心烦躁动，言语颠三倒四，歌笑不休，甚至反喜污秽，或喜食炭，宜用转呆汤加味。其方在洗心汤的基础上，加用当归、白芍柔肝养血；丹参、麦门冬、天花粉滋养心胃阴液；用柴胡、白芍疏肝解郁；用柏子仁、茯神、酸枣仁加强养心安神之力。

（4）血瘀气滞

临床表现： 多有产伤及外伤病史，或心肌梗死史、脑卒中史，或素有血瘀之疾。善忘，善恐，神情淡漠，反应迟钝，寡言少语，或妄思离奇，或头痛难愈。舌质暗紫，有瘀点瘀斑，舌苔薄白，脉细弦、沉迟，或见涩脉。

病机： 血瘀气滞，脑窍不通。

治法： 活血行气，宣窍健脑。

代表方： 通窍活血汤加减。

簇药对应用： 通窍活血汤由以下2组簇药对组成。①桃仁、红花、当归、川芎、赤芍：诸药相簇为用，活血与行气共用，既行血分瘀滞，又解气分郁结；祛瘀与养血同施，则活血而无耗血之虑，行气又无伤阴之弊；升降兼顾，既能升达清阳，又可降泄下行，使气血和调。②麝香、老葱、生姜、黄酒、大枣：通窍活血，调和脾胃。两组簇药对组成通窍活血汤，活血通窍。

加减变化：若病久气血不足，加当归、生地黄、党参、黄芪补血益气。如久病血瘀化热，常致肝胃火逆，症见头痛、呕恶等，应加钩藤、菊花、夏枯草、竹茹一类清肝和胃之品。

（5）心肝火旺

临床表现：头晕头痛，健忘颠倒，认知损害，以自我为中心，心烦易怒，口苦目干，筋惕肉瞤，舌质暗红，舌苔黄或黄腻，脉弦滑或弦细而数。或可见口眼㖞斜，肢体麻木或半身不遂，或尿赤，大便秘结等。

病机：肝阳上亢，扰动神窍。

治法：清心平肝，醒神开窍。

代表方：天麻钩藤饮加清心之品。

簇药对应用：天麻钩藤饮由以下4组簇药对组成。①**天麻、钩藤、石决明**：三药相簇为用，共奏平肝潜阳之效。②**牛膝、益母草、杜仲、桑寄生**：四药相配伍，共奏活血利水、平降肝阳、补益肝肾之效。③**栀子、黄芩**：清热凉肝。④**夜交藤、茯神**：养心安神。簇药对合用，共奏平肝息风、清热活血、补益肝肾，主治肝阳偏亢、肝风上扰证。

加减变化：若口齿不清者，加石菖蒲、郁金；便秘者，酌加生大黄或加用玄参、生何首乌、芒硝；急躁易怒、眠差多梦者，去黄芩、栀子，加龙胆草、莲子心、丹参、酸枣仁、合欢皮；伴口眼㖞斜者，可合用牵正散；肢体麻木或半身不遂者，去龟甲、夜交藤，加地龙、羌活、独活、桑枝等。

（6）毒损脑络

临床表现：表情呆滞、双目无神、不识事物、面色晦暗、秽浊如蒙污垢，或兼面红微赤，口气臭秽，口中黏涎秽浊，溲赤便干或二便失禁，肢麻、颤动、舌强语謇，烦躁不安甚则狂躁，举动不经，言辞颠倒，苔厚腻、积腐、秽浊结，舌暗或有瘀斑等。

病机：痰毒、热毒、瘀毒壅盛，损伤脑络。

治法：解毒化浊，通络达邪。

代表方：黄连解毒汤加清热、化痰、祛瘀药物。

簇药对应用：黄连解毒汤由以下3组簇药对组成。①黄芩、黄连、黄柏、栀子：四药同用，苦寒直折，使清热泻火解毒之力大增。②石菖蒲、远志、芦荟：化痰降浊。③当归、全蝎、地龙活血通络。诸药合用，共奏解毒化浊、通络达邪之功。

加减变化：若痰热盛者，加天竺黄、郁金、胆南星清热化痰；热结便秘者，加酒大黄、全瓜蒌、枳实、厚朴通腑泄热，或口服牛黄清心丸；热毒较盛，病情波动者，加龙胆草、夏枯草、蒲公英清热解毒，或口服安宫牛黄丸；久病血瘀，加桃仁、红花、赤芍、川芎、穿山甲（注意使用替代品）等活血化瘀。

【梅教授常用簇药对备要】

熟地黄、山药、山茱萸：此簇药对源于《小儿药证直诀》的六味地黄丸（原名：地黄丸）。三药相伍滋补肝脾肾三脏，即所谓"三阴并补"，然重用熟地黄，故仍以滋补肾阴为主。

肉苁蓉、巴戟天：此簇药对源于《圣济总录》的地黄饮子。二药相须，补益下元温阳。

人参、附子：此簇药对源于《正体类要》参附汤。人参大补元气，合上药，益气回阳以固脱；附子温里祛寒，回阳通脉。共起益气回阳固脱之效。

桃仁、红花、当归、川芎、赤芍：此簇药对源于《医林改错》的血府逐瘀汤。诸药相簇为用，活血与行气共用，既行血分瘀滞，又解气分郁结；祛瘀与养血同施，则活血而无耗血之虑，行气又无伤阴之弊；升降兼顾，既能升达清阳，又可降泄下行，使气血和调。

天麻、钩藤、石决明：此簇药对源于《中医内科杂病证治新义》的天麻钩藤饮。三药相簇为用，共奏平肝潜阳之效。

牛膝、益母草、杜仲、桑寄生：此簇药对源于《中医内科杂病证治新义》的天麻钩藤饮。四药相配伍，共奏活血利水、平降肝阳、补益肝肾之效。

黄芩、黄连、黄柏、栀子：此簇药对源于《肘后备急方》的黄连解毒汤。四药同用，苦寒直折，使清热泻火解毒之力大增。

十、厥证辨证思路与簇药对应用规律

厥证是以突然昏倒、不省人事、四肢逆冷为主要临床表现的一种病证。病情轻者，一般在短时间内会逐渐苏醒，清醒后无偏瘫、失语、口眼㖞斜等后遗症。病情重者，昏厥时间较长，严重者甚至一蹶不复而导致死亡。鉴于"厥"的含义较多，本节厥证所讨论的范围是以突然发生的一时性昏倒不省人事为主症，伴有四肢逆冷的病证。暑厥本节也不作讨论。西医学中多种原因所致之晕厥，如癔症、高血压脑病、脑血管痉挛、低血糖、出血性或心源性休克等，均可参考本节辨证论治。

1. 病因病机

厥证的发生多因情志内伤、体虚劳倦、亡血失津、饮食不节等致气机逆乱，升降乖戾，气血阴阳不相顺接而发病。厥证的病机主要是气机逆乱，升降乖戾，气血阴阳不相顺接，常见气厥、血厥、痰厥。气厥由情志异常、精神刺激、素体虚弱等致气机上冲逆乱，清窍壅塞，神明失养而发；血厥因素有肝阳偏亢，遇暴怒伤肝，气血逆乱于上，或大量失血后血不荣窍而致；体虚湿盛，饮食不节以致气机升降失调，或痰随气升，阻滞神明而发为痰厥。大凡气盛有余，气逆上冲，血随气逆，或夹痰浊壅滞于上，以致清窍闭塞，不省人事，皆为厥之实证；而气虚不足，清阳不升，气陷于下，或大量出血，气随血脱，血不上达，气血一时不相顺接，以致神明失养，不省人事，为厥之虚证。

2. 治疗原则

厥证乃危急之候，要及时救治。发作时回厥醒神，醒后则需辨证论治，调治气血。气厥实证顺气开郁，气厥虚证补气回阳；血厥实证活血顺气，血厥虚证补养气血；痰厥行气豁痰；食厥和中消导。对于失血、失津过急过多者，应配合止血、输血、补液等抢救措施。

3. 辨治分型与簇药对应用

（1）气厥

1）实证

临床表现： 由情志异常、精神刺激而发作，突然昏倒，不省人事，或四肢厥冷，呼吸气粗，口噤握拳；舌苔薄白，脉伏或沉弦。

病机： 气机郁滞，神窍不通。

治法： 开窍，顺气，解郁。

代表方： 通关散合五磨饮子。

簇药对应用： 五磨饮子由以下两组簇药对组成。①**乌药、木香、槟榔：**乌药善于疏通气机，可行气疏肝，散寒止痛；木香行气止痛，辛温芳香；槟榔行气导滞。②**枳实、沉香：**下气理气。两组簇药对相伍组成五磨饮子，解郁、降气，主治暴怒暴死，名曰气厥者，七情变动，气逆不降，上气喘急，胸腹胀满，突然大怒而致气厥者。通关散为中成药，由**猪牙皂、鹅不食草、细辛**组成，诸药合用，共奏开窍、顺气、解郁之功。

加减变化： 若肝阳偏亢、头晕而痛、面赤躁扰者，可加**钩藤、石决明、磁石**；若兼有痰热，症见喉中痰鸣、痰壅气塞者，可加**胆南星、贝母、橘红、竹沥**；若醒后哭笑无常、睡眠不宁者，可加**茯神、远志、酸枣仁**。

2）虚证

临床表现： 发病前有明显的情绪紧张、恐惧、疼痛或站立过久等诱发因素，发作时眩晕昏仆，面色苍白，呼吸微弱，汗出肢冷；舌淡，脉沉细微。

病机： 阳气亏虚，神窍不通。

治法： 补气，回阳，醒神。

代表方： 四味回阳饮。

簇药对应用： 四味回阳饮由附子、干姜、甘草簇药对组成。附子上助心阳，中温脾阳，下补肾阳，治疗亡阳证之主药；干姜温中散寒、助阳通脉；甘草，缓附、姜药性之猛烈，调和药性，维持药效。此簇药对为回阳救逆不二组合，联用人参增强补气温阳之功。

加减变化： 若汗出多者，加**黄芪、白术、煅龙骨、煅牡蛎**；心悸不宁者，加**远志、柏子仁、酸枣仁**；纳谷不香、食欲不振者，加**白术、茯苓、陈**

皮；若急救，可先用生脉注射液、参附注射液静脉推注或滴注，苏醒后继用四味回阳饮。

（2）血厥

1）实证

临床表现： 多因急躁恼怒而发，突然昏倒，不省人事，牙关紧闭，面赤唇紫；舌暗红，脉弦有力。

病机： 气滞血瘀，肝阳上亢。

治法： 平肝潜阳，理气通瘀。

代表方： 羚角钩藤汤。

簇药对应用： 羚角钩藤汤由以下3组簇药对组成。①**羚羊角、钩藤、桑叶、菊花：** 羚羊角入肝泻火，降肝胆，善于凉肝息风；钩藤清热平肝、息风止痉；桑叶能散风热，又能清肝热；菊花疏风清热，清肝作用甚好，专制肝木。四药合用，共奏清热凉肝、息风止痉之功。②**白芍、甘草、生地黄：** 柔肝舒筋。③**川贝母、竹茹、茯神木：** 清热化痰、平肝宁心安神。诸药相伍组成羚角钩藤汤，凉肝息风、增液舒筋，用于热盛动风证。

加减变化： 若急躁易怒，肝热甚者，加**菊花、牡丹皮、龙胆草**；若兼见阴虚不足，眩晕头痛者，加**生地黄、枸杞子、珍珠母**。

2）虚证

临床表现： 常因失血过多，突然昏厥，面色苍白，口唇无华，四肢震颤，自汗肢冷，目陷口张，呼吸微弱；舌质淡，脉芤或细数无力。

病机： 气血剧虚。

治法： 补养气血。

代表方： 急用独参汤灌服，继服人参养荣汤。

簇药对应用： 人参养荣汤由以下簇药对组成。**人参、茯苓、白术、甘草、当归、川芎、白芍、熟地黄：** 人参与熟地黄相配，益气养血；白术、茯苓健脾渗湿，助人参益气补脾；当归、白芍养血和营，助熟地黄滋养心肝；川芎活血行气，使地、归、芍补而不滞。甘草为使，益气和中，调和诸药。诸药合用，共奏益气补血之效。此簇药对减去川芎之辛窜，与**远志、五味子、陈皮**安神理气相合组成人参养荣汤，益气补血、养心安神，主治心脾气血不足证。

加减变化：若自汗肤冷、呼吸微弱者，加附子、干姜；若口干少津者，加麦冬、玉竹、沙参；心悸少寐者，加龙眼肉、酸枣仁。也可用人参注射液、生脉注射液静脉推注或滴注。对于急性失血过多者，应及时止血，并采取输血措施，缓解后继用人参养荣汤。

（3）痰厥

临床表现：素有咳喘宿痰，多湿多痰，恼怒或剧烈咳嗽后突然昏厥，喉有痰声，或呕吐涎沫，呼吸气粗；舌苔白腻，脉沉滑。

病机：痰湿内蕴，气机阻滞。

治法：行气豁痰。

代表方：导痰汤。

簇药对应用：导痰汤由以下两组簇药对组成。①橘红、半夏、茯苓：三药合用，起理气化痰、健脾渗湿之功，为祛痰剂中的常用组合。②天南星、枳实：燥湿化痰理气簇药对。两组簇药对及生姜和胃增效，相伍组成导痰汤。

加减变化：若痰湿化热，口干便秘、舌苔黄腻、脉滑数者，加黄芩、栀子、竹茹、瓜蒌仁。

【 **梅教授常用簇药对备要** 】

乌药、木香、槟榔：此簇药对源于《医方考》的五磨饮子、《圣济总录》的天台乌药散。诸药合用，使寒凝得散，气滞得疏，肝络调和，共奏行气疏肝、散寒止痛之功。

附子、干姜、甘草：此簇药对源于《伤寒论》的四逆汤。此簇药对为回阳救逆不二组合。

羚羊角、钩藤、桑叶、菊花：此簇药对源于《通俗伤寒论》的羚角钩藤汤。四药合用，共奏清热凉肝、息风止痉之功。

人参、茯苓、白术、甘草、当归、川芎、白芍、熟地黄：此簇药对源于《瑞竹堂经验方》的八珍汤。诸药合用，共奏强大的益气补血功效。

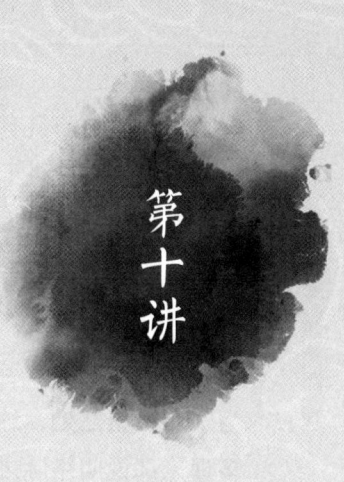

第十讲

"止血修络"理论、肢体经络系辨证与簇药对应用规律

一、"止血修络"理论

止血类中药具有修络护脉、修复组织作用，张雪梅教授认为宏观上的止血凉血功效，是缘于微观下止血类中药修复组织与血管结构功能而达到止血等表象，也在本团队的长期临证与科研中得到印证。

1. 中医止血理论用于修络护脉的现代延伸

《黄帝内经·灵枢·卫气失常》曰："血气之输，输于诸络。"络脉为气血汇聚之处，约束气血运行。"百病入络、久病多瘀、久病入络"等诸多理论都说明络脉之伤在发病中的重要地位，《黄帝内经·灵枢·百病始生篇》曰："阳络伤则血外溢，血外溢则衄血；阴络伤则血内溢，血内溢则后血。"其实这种情况为"络脉之伤重"，可表现出久病入络，络脉破损导致渗血或大出血，可以由肿瘤、血液系统疾病如再生障碍性贫血、骨髓增生异常综合征（MDS）、白血病导致，重度的络脉损伤还有血栓形成等。而轻度的络脉之伤，包括有血管内皮功能受损，或动脉有溃，或有斑块，或有夹层，或有动脉瘤等，或表现为凝血机制障碍等。重度之络伤为轻度之渐，张教授认为各类疾病、各器官功能紊乱或缺损大多起源于络脉管的损害，包括内皮功能损害，在临证中时时不忘保护脉管组织与功能，一定要分清"络脉"与"气血"之间概念，方能正确理解"止血理论"的扩展。中药的功效分类主要基于我国历代劳动人民的经验总结，通过"援物比类、心法和顿悟、试探和反证"归纳总结而成，大多从整体与宏观观察出发。而止血药之所以归纳为"止血"之类，表征上可以止血；而从现代医学微观角度理解，或可能有保护修复血管之功，也可能作用靶点为血液系统，既然可以治疗络脉之"伤重"，为何就不能早期干预络脉之"伤轻"？把防治前移，截断疾病进展。张雪梅教授从"传统之说——见血止血"，再到"扩展之说"，从宏观到微观探寻止血药中的诸多代表药，如止血之圣药——**生地榆**，扶正止血——**仙鹤草**，止血活血——**三七**，凉血止血——**槐花、大蓟、小蓟**，燥湿止血——**李根皮**等。这些药物从宏观上可以修复络脉之重伤（出血），另外，大量的药理实验报告证实，微观上它们有保护组织与血管的功能，所以，张教授认为这些药物具有修复络脉之功；从临床经验上也发现它们有托毒生肌、修复组织，甚至修复骨髓之功。基于络脉理论与百病入络的基本观点，他创新性地提出，止血类中药的"修络维脉"功能具有广泛的临床用途，每于方案中配伍，或可增效，提高中药疗效。

2. "止血修络"簇药对临床应用

（1）血液系统疾病的应用

出血诸症或因于七情过极、感受风热燥外邪、饮食不节、劳倦体虚、久病热病等，不循经之血均为溢血，或发展至瘀血。总之，修复络脉为之关键。在治疗原发病因之时，可配伍或独立应用自拟止血簇药对：**生地榆 30~45g、仙鹤草 30g、槐花 10g、大小蓟各 30g、三七 6~9g**，此方效如桴鼓，为临证基础方。张教授临证中发现三七对于血小板减少症、凝血机制障碍患者不宜加入使用，可能与三七的抗凝机制有关。

血液系统疾病，如骨髓增生异常综合征（MDS）、白血病、骨髓增生性疾病（MPD）等，或出现出血证或血栓证，中药可随时配伍修络之功的簇药对，再针对病因，予补气阴、活血化瘀、补脾肾、宣畅三焦、祛寒温阳、清热解毒等。举隅一方，如在治疗 MDS、再障的常用止血修络簇药对（**生地榆 30~60g、仙鹤草 30g、槐花 20g、大蓟 30g、小蓟 30g**）与补肾填精中药簇药对（**枸杞子 30g、菟丝子 30g、山茱萸 30g、黄精 30g**）合用，再障患者有时也加鸡血藤 30g，苦泄甘缓、温而不热，入血分补血活血；地榆具有凉血止血、修复受损络脉、保护骨髓之功，每每大剂配伍起到稳定病情，甚至血液指标改善。

（2）抗肺部 GGO 或炎症改变

随着近年影像学的进展，越来越多的肺部磨玻璃影（GGO）被检测到，可能是炎性肉芽肿、或 20%~40% 可能为腺瘤增生、原位癌、微浸润、浸润性腺癌。在 GGO 密切随诊观察过程中，给予积极的中药干预，可以作为试探性消炎方案。常用簇药对（**生地榆 30~45g、仙鹤草 30g**），与三仁药对（**薏苡仁 30g、桃仁 10g、冬瓜仁 15g**）宣畅三焦祛湿热，三黄药对（**黄芩 15g、黄柏 10g、黄精 30g**）清热燥湿，再配伍金钱草、鬼针草、马鞭草等簇药对利湿解毒，筑墙合围，增强合力。其中地榆有抗增殖、抗炎作用，此方凉血软结、清利湿热，消退炎性结节。

（3）抗肿瘤

地榆凉血解毒，具有抗肿瘤、抗增殖作用，常用簇药对（**生地榆 30~45g、仙鹤草 30g、莪术 30g、白花蛇舌草 30g、三七 9g**）为基本方配伍，认为此药对具有解毒凉血、托毒生肌、软坚散结，止血与活血并用，一止一活，相得益彰，可入血分，与白花蛇舌草解毒相伍，可祛气分血分之瘀热毒，散开郁热，给邪出路。常与青草药配伍使用，如肝癌，酌加猕猴桃根、白毛藤、半枝莲、半边莲；肺癌，酌加重楼、浙贝母、川贝母、吴大风草；肠癌，常与椿根皮、李根皮、槐花配伍。考虑止血药如地榆入血分，抗增殖抗肿瘤之功可能与目前西药类抗血管生成的靶向药物有类似之功，有待进一步研究。

（4）协助调经之功

月经不调，或因于肾虚、血瘀、气血不足，气滞，或因情绪外邪，或因于年龄因素，在针对病因基础上，常配伍簇药对（**生地榆 15~45g、仙鹤草 30g、当归 15~30g**）应用于月经量多或量少，此簇药对中的当归可以调经，作用靶点在下丘脑－垂体－卵巢轴，而地榆靶作用则是抗增殖及修复受损子宫内膜与血管，又可制约当归的活血功能，不致出血量增多。此配伍方经常立竿见影。

（5）抗动脉硬化

动脉粥样硬化的炎症学说是其重要的发病机制学说，炎症可引起损伤应答。而中医学也有学说认为动脉硬化为热毒所致。近年来，炎症学说重新被强调。而中药除了活血外，凉血解毒之品如地榆也可以抗血管内皮功能损害，修复受损络脉，防治动脉硬化，常于活血凉血止血、益气养精方中配伍使用**生地榆 30g**，与簇药对二黄（**黄精 30g、黄芪 45g**）益气养精，簇药对（**丹参 30g、红花 8g、川芎 30g**）活血，用于防治动脉硬化。

（6）抗皮肤烫伤、皮肤溃久不合

烧烫伤易引起瘢痕、挛缩畸形、功能障碍。而地榆经常用于整形科的复方烫伤制剂，研究发现其通过多靶点、多成分、多通路的药物网络发挥疗效。地榆含有鞣酸等多种成分，可收缩毛细血管，收敛止血、消肿止痛，减少渗出、抗微生物病菌，促进上皮修复新生。常用**生地榆、三七、冰片**簇药对收敛保新、托毒生肌，配伍簇药对三黄（**大黄、黄柏、黄芩**）的提取物外用，促进皮肤修复；也应用于其他原因的皮肤溃久不合者，每每取效。

（7）抗胃、十二指肠溃疡、结肠溃疡

张教授常在半夏泻心汤、小柴胡汤、平胃散等方剂中配伍**生地榆**30g、**白及**5~15g、**瓦楞子**30g簇药对治疗胃、十二指肠溃疡，溃疡或因于湿热，或因于血瘀，或因于脾胃肝失调。在此治疗上，酌加此药对可修复伤络、收敛脏腑疮口，托毒生肌，加速溃疡愈合。也可配合制酸护胃、抗幽门螺杆菌等治疗。而结肠溃疡则用**生地榆、仙鹤草、椿根皮**簇药对收敛生肌，配合白头翁汤、少腹逐瘀汤、膈下逐瘀汤等清毒活血之品，一活一止，合力解毒托毒生肌、利湿热功效。

（8）抗结核、抗病原微生物

生地榆具有抗痨、抗病原微生物的作用，取其之解毒凉血功效，与扶正簇药对二黄（**黄芪、黄精**）、解毒簇药对（**白头翁、夏枯草**）、攻毒簇药对（**蜈蚣、全蝎**）、凉血退蒸降火簇药对（**地骨皮、青蒿**），配伍应用于结核疾病、霉菌性肺炎，取得较好的疗效，地榆既有抗菌、抗痨作用，也有托毒生肌、修复受损组织功能，一举两得。

（9）延缓多囊肾进展

多囊肾是一种遗传性疾病，目前缺少有效药物，严重时表现肾出血、肾衰等。张教授认为此证候与地榆药证相合，又有我们实验室关于地榆抗人多囊肾囊肿衬里上皮细胞（WT9-12）增殖实验支持，张教授常予**地榆、三七、莪术、白花蛇舌草**配合益肾补脾祛浊活血之品，应用于延缓多囊肾进展，为先治未发病之法。

二、痹证辨证思路与簇药对应用规律

痹证是因感受风寒湿热之邪引起的以肢体筋骨、关节、肌肉疼痛、酸楚、麻木、重着，或关节屈伸不利、僵硬、肿大、变形等为主要症状的病证，临床上具有渐进性或反复发作的特点。相当于风湿性关节炎、类风湿关节炎、反应性关节炎、强直性脊柱炎、痛风性关节炎、系统性红斑狼疮、硬皮病、皮肌炎、大动脉炎、风湿性多肌痛、脂膜炎、系统性硬化症、增生性退行性骨关节炎、软骨炎、慢性纤维组织炎、腰肌劳损、肌腱炎等。辨证需要辨清邪气的偏盛，辨别虚实，并注意与痿证鉴别。

1. 病因病机

《黄帝内经·素问·痹论篇》指出"风寒湿三气杂至，合而为痹也。其风气胜者为行痹，寒气胜者为痛痹，湿气胜者为著痹也"；"所谓痹者，各以其时重感于风寒湿之气也"。痹证的发生，一般多以素体阳气阴精不足为内因，风寒湿热之邪为外因。与体质的盛衰以及气候条件、生活环境都有着密切的关系。风寒湿热之邪，乘虚袭入人体，引起气血运行不畅，经络阻滞，分为风寒湿痹（行痹、痛痹、着痹）、风湿热痹；内因劳逸不当、久病体虚，痰浊瘀血，阻于经隧，深入关节筋脉，皆可以发病。一般初起以邪实为主，病位在肢体皮肉经络，久病则多属正虚邪恋，或虚实夹杂，病位则深入筋骨或脏腑。痹证日久，病邪由经络累及脏腑，出现脏腑痹。

2. 治疗原则

痹证总以祛邪通络为治疗原则，大法不外寒者温之、热者清之、留者（湿、痰、瘀等有形之邪）去之、虚者补之。行痹以散风为主，佐以祛寒理湿，又治风先治血，血行风自灭，更须参以补血之剂；痛痹以散寒为主，佐以疏风燥湿，更参以补火之剂，大辛大温以释其凝寒之害；着痹以利湿为主，而佐以祛风散寒，更须参以理脾补气，脾土强而能胜湿。发作期间，以祛邪为主；在静止期，则以调营卫、养气血、补肝肾为主。

3. 辨治分型与簇药对应用

（1）风寒湿痹

1）行痹

临床表现： 肢体关节、肌肉疼痛酸楚，其疼痛呈游走性，不局限于一处。初起多兼有畏风、发热等表证，舌苔薄白，脉浮或浮缓。

病机： 风邪兼夹寒湿，留滞经脉，闭阻气血。

治法： 祛风通络，散寒除湿。

代表方： 防风汤。

簇药对应用： 防风汤由3组簇药对组成。①**防风、秦艽、葛根**：三药共奏祛风散寒、解肌通络止痛之功。②**桂枝、麻黄、杏仁、甘草**：此簇药对源于《伤寒论》的麻黄汤，辛温解表宣肺之良品组合。③**茯苓、当归、甘草、生姜、大枣**：茯苓健脾利水，渗湿化饮，与当归合用，养血利水，舒络止痛；与生姜、大枣、甘草共奏健脾渗湿、养血通络、调和营卫之功。

2）痛痹

临床表现： 肢体关节肌肉疼痛剧烈，痛处较为固定，逢寒则加剧，得热则痛缓，日轻夜重，关节不可屈伸，痛处不红不热，常有冷感。舌质淡，苔薄白，脉弦紧。

病机： 寒邪兼夹风湿，留滞经脉，闭阻气血。

治法： 散寒通络，祛风除湿。

代表方： 乌头汤。

簇药对应用： 乌头汤由3组簇药对组成。①**乌头、麻黄**：二者配伍，同气相求，药力专宏，外能宣表通阳达邪，内可透发凝结之寒邪。②**芍药、炙甘草**：芍药宣痹行血，并配甘草以缓急止痛。③**黄芪、白蜜**：黄芪益气固卫，助麻黄、乌头温经止痛，亦制麻黄过散之性；白蜜甘缓，以解乌头之毒。诸药相伍，使寒湿去而阳气宣通，关节疼痛解除而屈伸自如。

3）着痹

临床表现： 肢体关节、肌肉酸楚、重着、疼痛，痛处较为固定，且有明显的重着感，肌肤麻木不仁，或患处表现为肿胀，行动不灵便。舌质淡，苔白腻，脉濡缓。

病机：湿邪兼夹风寒，留滞经脉，闭阻气血。

治法：除湿通络，祛风散寒。

代表方：薏苡仁汤。

簇药对应用：薏苡仁汤由3组簇药对组成。①**薏苡仁、苍术、甘草、羌活、独活、防风**：此簇药对中，薏苡仁、苍术、甘草益气健脾除湿，羌活、独活、防风祛风除湿，合用以健脾祛风除湿。②**桂枝、川乌、麻黄、生姜**：温经散寒，除湿止痛，通络搜风。③**当归、川芎**：此簇药对辛散温通，养血活血兼以行气，有"治风先治血，血行风自灭"之意。

（2）风湿热痹

临床表现：游走性关节疼痛，可涉及一个或多个关节，活动不便，痛处焮红灼热，肿胀疼痛剧烈，筋脉拘急，手不可近，日轻夜重，得冷则舒，可有皮下结节或红斑。患者多兼有发热、口渴、心烦、喜冷恶热等症状。舌质红，苔黄或黄腻，脉滑数或浮数。

病机：风湿热邪壅滞经脉，气血闭阻不通。

治法：清热通络，祛风除湿。

代表方：白虎加桂枝汤合宣痹汤。

簇药对应用：白虎加桂枝汤由两组簇药对组成。①**石膏、知母、桂枝**：此簇药对源于《伤寒论》，是在石膏、知母此簇药对基础上加入桂枝，此药辛甘温，具有温通经脉、温助阳气、调和营卫的作用，配伍石膏、知母二味甘寒之药，凉性虽大，但不妨碍桂枝的使用，寒温并用，共奏清热通络、调和营卫之功效。②**粳米、甘草**：此簇药对有和胃之功，与桂枝、石膏、知母簇药对相伍组成白虎加桂枝汤，清热和营通络，治疗温疟或风湿热痹。

宣痹汤由两组簇药对组成：①**防己、薏苡仁、蚕沙**：防己祛风止痛，利水消肿，用于风湿痹痛；薏苡仁用治湿痹拘挛；蚕沙祛风除湿，和胃化浊，活血通经。三药合用以祛风利湿除痹。②**连翘、栀子、滑石、赤小豆**：连翘质轻辛凉祛上焦之热，长于清泻心火；栀子通泻三焦，引火下行；滑石甘淡能利水，使湿热之邪从小便走；赤小豆利水除湿而不伤胃。四药合用以清热利湿。两组簇药对及半夏燥湿止痛组成宣痹汤，清热祛湿、通络止痛，治疗风湿热痹证。

（3）痰瘀痹阻证

临床表现：痹证历时较长，反复发作，骨节僵硬变形，关节附近呈暗黑色，疼痛剧烈，停着不移，不可屈伸，关节或疼痛麻木，或红肿疼痛，伴有硬结、瘀斑，面色黧黑，眼睑浮肿，或胸闷痰多。舌紫暗或有瘀斑，舌苔白腻，脉弦涩。

病机：痰瘀互结，留滞肌肤，闭阻经脉

治法：化痰行瘀，蠲痹通络

代表方：双合汤

簇药对应用：双合汤由3组簇药对组成。①**当归、川芎、白芍、地黄、桃仁、红花**：此簇药对源于《仙授理伤续断秘方》的四物汤，与桃仁、红花活血化瘀簇药对相伍组成桃红四物汤（《医垒元戎》）。四物加上桃仁、红花，功用养血活血，主治血虚兼血瘀证。②**半夏、茯苓、甘草、橘红**：此簇药对源于《太平惠民和剂局方》的二陈汤，具有理气化痰、健脾渗湿之功，为祛痰剂中的常用组合。③**白芥子、鲜竹沥**：白芥子走经络，消痰结，止痹痛，除麻木，为活络良药，而鲜竹沥清热化痰，二者相合化痰功著。上述3组簇药对组成双合汤，化痰行瘀，蠲痹通络。

（4）肝肾两虚证

临床表现：痹证日久不愈，关节屈伸不利，肌肉瘦削，腰膝酸软，骨节酸痛，时轻时重，而以屈伸时为甚，或筋肉时有惊掣跳动。面黄少华，心跳乏力，短气，自汗，食少，便溏。舌淡红，苔白薄或少津，脉沉细弱或细数。

病机：肝肾不足，筋脉失于濡养、温煦。

治法：培补肝肾，舒筋止痛。

代表方：独活寄生汤。

簇药对应用：独活寄生汤由4组簇药对组成。①**细辛、秦艽、防风**：细辛长于搜剔阴经之风寒湿邪；秦艽"主寒热邪气，寒湿风痹，肢节痛，下水，利小便"；防风为风药中之润剂，祛一身之风而胜湿止痛。此簇药对祛风胜湿、通络止痛。②**独活、杜仲、桑寄生、牛膝**：四药相簇为用，共奏补肝肾、强筋骨、祛风湿之效。③**人参、茯苓、肉桂、甘草**：温阳散寒，益气健脾。④**当归、川芎、地黄、芍药**：源于《仙授理伤续断秘方》的四物汤，养血活血。4组簇药对相伍组成独活寄生汤，祛风湿、止痹痛、益肝肾、补

气血，治疗痹证日久、肝肾两虚、气血不足证。

【梅教授常用簇药对备要】

丝瓜络、路路通、橘络： 丝瓜络甘平，祛风、通络、活血；路路通苦平，祛风活络、利水、通经；橘络甘苦平，通络、理气、化痰。此簇药对舒筋通络、祛风除痹，主治风湿痹证，症见筋脉拘挛，肢体麻痹等。

赤芍、石斛、怀牛膝、丹参： 赤芍味苦微寒，清热凉血，散瘀止痛，《神农本草经》也说芍药"除血痹"；石斛味甘，性微寒，益胃生津，滋阴清热，古代多用来治疗脚弱腰痛的病症；怀牛膝，《神农本草经》说其"主寒湿痿痹，四肢拘挛，膝痛不可屈伸"，唐宋方中多用来治疗腰膝酸软；丹参味苦微寒，活血祛瘀，通经止痛，清心除烦，凉血消痈。此簇药对又称四味健步汤，主治下肢疼痛为特征的瘀血性疾病，其作用部位以血管为主。张教授临床常与四妙丸、土茯苓、白毛藤、叶下珠合用抗乙肝相关肝硬化。

桑枝、桂枝、红花： 桑枝性平味苦，善达四肢经络，通利关节，习惯上尤多用于上肢痹证，不论新久寒热者，均可适用。桑枝与桂枝，两者均具通经活络之功效，其中前者以祛风湿、通经络为主，后者以温阳通络为宜，二药常相须为用，常用于治上肢风湿痹病，效佳。红花辛温，活血通经，去瘀止痛。此簇药对活血通络止痛，主治上肢痹痛。

三、腰痛辨证思路与簇药对应用规律

腰痛又称"腰脊痛"，是指因外感、内伤或挫闪导致腰部气血运行不畅，或失于濡养，引起是指腰部一侧或两侧疼痛为主要表现的病证。类风湿脊柱炎、强直性脊柱炎、腰肌劳损、腰肌纤维炎、腰椎间盘疾病等腰部病变以及某些内脏疾病，凡以腰痛为主要症状表现时，均可参考本篇进行辨证施治。

1. 病因病机

腰痛的病因有外感、内伤、跌扑损伤，外感为风、湿、寒、热诸邪痹阻经脉，或劳力外伤，气滞血瘀，经脉不通而致腰痛。内伤多责之禀赋不足，肾亏腰府失养。基本病机为筋脉痹阻，腰府失养。腰痛病位主要在肾，病理因素主要是瘀血、气滞、痰积等。肾虚是本，外邪、外伤、劳累、七情均是标。两者又可以互为因果。

2. 治疗原则

腰痛治疗当分标本虚实。腰为肾之府腰痛多以肾虚为本，治疗上不论外感内伤均可在补肾法则的基础上进行加减，但在外感偏盛时，则应急则治其标，先祛邪，后治本。《杂病源流犀烛·腰脐病源流》说："腰痛肾精气虚而邪客病也。"并指出"肾虚其本也；风、寒、湿、热、痰饮、气滞、血瘀、闪挫其标也；或从标，或从本，贵无失其宜而已"。

3. 辨证分型与簇药对应用

（1）寒湿腰痛

临床表现： 腰部冷痛重着，转侧不利，虽静卧亦不稍减或反而加重，遇阴雨天疼痛加剧。舌质淡，舌苔白腻，脉沉而迟缓。

病机： 寒湿闭阻，滞碍气血，经脉不利。

治法： 散寒行湿，温经通络。

代表方： 甘姜苓术汤（又名肾着汤）。

簇药对应用： 甘姜苓术汤由两组簇药对组成。①茯苓、白术：茯苓健脾利水，渗湿化饮，既能消除已聚之痰饮，又善平饮邪之上逆；白术健脾燥湿。苓术相须，健脾祛湿，有治生痰之源以治本之意。②甘草、干姜：重用干姜温中祛寒，合甘草散寒通痹。两组簇药合用，共奏祛寒除湿、健脾利水、温脾胜湿之功。

（2）湿热腰痛

临床表现： 腰部疼痛，重着而热，梅雨季节或暑天腰痛加重，或见肢节红肿，烦热口渴，小便短赤。舌苔黄腻，脉濡数或弦数。

病机：湿热壅遏，经气不畅，筋脉失舒。

治法：清热利湿，舒筋止痛。

代表方：四妙丸。

簇药对应用：四妙丸中即为一组簇药对。**黄柏、苍术、牛膝、薏苡仁**，四药相簇为用，使湿邪祛，则气机通畅，通络行瘀，筋脉舒缓。

（3）瘀血腰痛

临床表现：腰痛如刺，痛有定处，痛处拒按，轻则俯仰不便，重则因痛剧而不能转侧，日轻夜重。舌质紫暗，或有瘀斑，脉涩。

病机：瘀血阻滞，经脉痹阻，不通则痛。

治法：活血化瘀，通络止痛。

代表方：身痛逐瘀汤。

簇药对应用：身痛逐瘀汤由3组簇药对组成。①**桃仁、红花、当归、川芎、牛膝**：此簇药对源于《医林改错》的血府逐瘀汤。活血通经、祛瘀止痛、补肾利水。②**五灵脂、没药、香附**：此簇药对活血行气止痛。③**羌活、秦艽、地龙**：吴昆在《医方考》中提到"秦艽主宰一身之风，羌活去太阳百节之风疼"，与地龙合用共奏通络宣痹止痛之功。3组簇药对合用组成身痛逐瘀汤，多用于瘀血痹阻经络所致的肢体痹痛或机体疼痛等。

（4）肾虚腰痛

1）肾阴虚

临床表现：腰部隐隐作痛，酸软无力，缠绵不愈，心烦失眠，口燥咽干，面色潮红，手足心热，舌红少苔，脉弦细数。

病机：肾阴不足，不能濡养腰脊。

治法：滋补肾阴，濡养筋脉。

代表方：左归丸。

簇药对应用：左归丸由两组簇药对组成。①**枸杞子、菟丝子、牛膝、鹿角胶、龟板胶**：张介宾所谓"善补阴者，必于阳中求阴，则阴得阳生而泉源不绝"。诸药为用，共奏滋阴补肾、填精益髓之功。②**山茱萸、山药、熟地黄**："三补"补肾簇药对。八药合用，"纯甘补阴"，适用于真阴不足、精髓亏损之证，此方纯补无泻。

2）肾阳虚

临床表现：腰部隐隐作痛，酸软无力，缠绵不愈，局部发凉，喜温喜暗，遇劳则甚，卧则减轻，常反复发作，少腹拘急，面色㿠白，手足不温，舌淡，脉沉细无力。

病机：肾阳不足，不能温煦筋脉。

治法：补肾壮阳，温煦筋脉。

代表方：右归丸。

簇药对应用：右归丸由3组簇药对组成。①**鹿角胶、菟丝子、枸杞子、杜仲、当归**：当归养血补肝，加入补肾药中，共补精血。②**附子、肉桂**：温阳祛寒，合鹿角胶培补肾中元阳。③**山茱萸、山药、熟地黄**：滋阴补肾。3组簇药对相伍组成右归丸，温补命门、填精益髓，适用于命门火衰证。本方纯补无泻，集温补药与滋补药于一方，则益火之功尤甚。

【 梅教授常用簇药对备要 】

杜仲、牛膝、山茱萸、山药：杜仲补肝肾、强筋骨，《本经》云其主腰脊痛，补中益精气，坚筋骨，强志。牛膝活血通经，祛瘀止痛，与山茱萸、山药补肾簇药对共奏补肾强筋骨之效。

黄芪、黄精、桑螵蛸：黄芪健脾益气，黄精、海螵蛸益肾填精，此簇药对平补阴阳，主治脾肾气虚，症见气短乏力、腰膝酸软、少气懒言等。

白扁豆、太子参、党参、白术、茯苓、百合：白扁豆、党参（太子参）、白术、茯苓出自参苓白术散，功能健脾益气渗湿；百合甘寒，养阴润肺，清心安神。此簇药对合奏健脾益气、养阴润肺之效。

威灵仙、续断、没药、全蝎：威灵仙、续断补肾壮骨、通利关节、宣痹止痛；没药辛苦平，能破宿血，消肿止痛；全蝎息风消肿通络。此簇药对补肾壮骨、通利关节、消肿止痛，可用于急慢性关节炎症。

丹参、川芎、三棱：丹参性平和，活血祛瘀，通经止痛，用于瘀血诸证，又为妇科调经要药；川芎能上行头目，又下行血海，促进一身之气运行，行气活血，开郁止痛，为血中气药，活血行气而不留瘀；三棱破血行气、消积止痛。三药合用行气破瘀散结止痛，可用治妇科经行不畅、经行腹痛等症。

四、痉证辨证思路与簇药对应用规律

痉证是以颈项强直、筋脉拘急、四肢抽搐，甚至口噤、角弓反张为主要表现的疾病。通常起病急骤，病情危重，变化迅速。《素问·至真要大论》："诸痉项强，皆属于湿"、"诸暴强直，皆属于风"。其中，"项强""强直"皆为痉的临床表现。《金匮要略·痉湿暍病脉证治》认为有"刚痉""柔痉"之别。痉证主要包括诸因引起的"脑膜刺激征"等中枢神经系统受损病变，如流行性脑脊髓膜炎、流行性乙型脑炎、脑血管疾患、脑肿瘤、脑脓肿、脑寄生虫病等病理过程中出现相应表现，以及各种热病所致之抽搐、惊厥等，可参考本篇进行辨证论治。

1. 病因病机

痉证病因可分为内伤、外感两个方面。外感由于感受风、寒、湿、热之邪，壅阻经络，气血不畅，或热盛动风而致痉。内伤是肝肾阴虚，肝阳上亢，阳亢化风而致痉，或阴虚血少，筋脉失养，虚风内动而致痉。痉证病在筋脉，属肝所主，如阴血不足，肝失濡养，筋脉刚劲太过，失去柔和之性，则发为痉证。

2. 治疗原则

痉证属急危病证，应急则治其标，缓则治其本，发作时宜先处理神昏窍闭、筋脉挛急为首务。痉后宜积极治疗原发疾病，或标本兼顾。

3. 辨证分型与簇药对应用规律

（1）邪壅经络证

临床表现：头痛，项背强直，恶寒发热，无汗或汗出，肢体酸重，甚至口噤不能语，四肢抽搐。舌苔薄白或白腻，脉浮紧。

病机：风寒湿邪侵于肌表，壅滞经络。

治法：祛风散寒，燥湿和营。

代表方：羌活胜湿汤。

簇药对应用：羌活胜湿汤由两组簇药对组成。①**羌活、独活**：羌活善祛上部风湿，独活善祛下部风湿，两药相合，能散一身上下之风湿，通利关节而止痹痛。②**防风、藁本、蔓荆子、川芎**：防风祛风胜湿，治一身之痛；藁本善达巅顶，疏散太阳经之风寒湿邪而止头痛；李东垣曰："头痛需用川芎"；蔓荆子偏于清利头目、疏散头面之邪。四药合用，共奏祛风散寒、胜湿止痛之功。

（2）肝经热盛证

临床表现：高热头痛，口噤龂齿，手足躁动，甚则项背强急，四肢抽搐，角弓反张。舌红绛，舌苔薄黄或少苔，脉弦细而数。

病机：邪热炽盛，动风伤津，筋脉失和。

治法：清肝潜阳，息风镇痉。

代表方：羚角钩藤汤。

簇药对应用：羚角钩藤汤由3组簇药对组成。①**羚羊角、钩藤、桑叶、菊花**：桑叶、菊花相伍协助加强羚羊角、钩藤凉肝息风之效。②**白芍、甘草、生地黄**：柔肝舒筋。③**川贝母、竹茹、茯神木**：清热化痰、平肝宁心安神。3组簇药对相伍组成羚角钩藤汤，凉肝息风、增液舒筋，用于热盛动风证。

（3）阳明热盛证

临床表现：壮热汗出，项背强急，手足挛急，口噤龂齿，甚则角弓反张，口渴饮冷，腹满便结。舌质红、苔黄燥，脉弦数。

病机：阳明胃热亢盛，腑气不通，热盛伤津，筋脉失养。

治法：清泄胃热，增液止痉。

代表方：白虎合增液承气汤。

簇药对应用：白虎汤由两组簇药对组成。①**石膏、知母**：二药相伍，既能入肺、胃二经以清热泻火，又可滋养为热邪已伤之阴。②**粳米、甘草**：此簇药对有益胃之功，与石膏、知母合用，清热生津止渴，用于治疗气分热盛证。

增液承气汤由两组簇药对组成。①**玄参、生地黄、麦冬**：三药合用即增液汤，既可大补阴液、养阴保津，又可清热解毒凉血，寓攻于补，攻防结合。②大黄、芒硝：此簇药对泄热通便，与玄参、生地黄、麦冬合用，功效滋阴增液，泻热通便。

（4）心营热盛证

临床表现： 高热烦躁，神昏谵语，项背强急，四肢抽搐，甚则角弓反张。舌红绛，苔黄少津，脉细数。

病机： 热入心营，扰动神明，灼伤阴津，筋脉失养。

治法： 清心透营，开窍止痉。

代表方： 清营汤。

簇药对应用： 清营汤由3组簇药对组成。①增液汤（详见上证）。②犀角、竹叶心、丹参、黄连、连翘：清热凉血解毒。③金银花、连翘：轻清透邪，功效清营解毒、透热养阴，为治疗邪热入营证的常用方。

（5）痰浊阻滞证

临床表现： 头痛昏蒙，神识呆滞，项背强急，四肢抽搐，胸脘满闷，呕恶痰涎。舌苔白腻，脉滑或弦滑。

病机： 痰浊中阻，上蒙清窍，经络阻塞，筋脉失养。

治法： 豁痰开窍，息风止痉。

代表方： 导痰汤。

簇药对应用： 导痰汤由两组簇药对组成。①半夏、橘红、茯苓：此簇药对源于《太平惠民和剂局方》的二陈汤。理气化痰、健脾渗湿之功，为祛痰剂中的常用组合。②天南星、枳实、生姜：此为燥湿化痰理气簇药对，及生姜和胃增效，相伍组成导痰汤，燥湿祛痰、行气开郁，主治痰厥证。

（6）阴血亏虚证

临床表现： 项背强急，四肢麻木，直视口噤，头目昏眩、自汗、神疲短气，或低热。舌质淡或舌红无苔，脉细数。

病机： 失血或伤津，阴血亏耗，筋脉失养。

治法： 滋阴养血，息风止痉。

代表方： 四物汤合大定风珠。

簇药对应用： 四物汤簇药对方解详见双合汤。大定风珠由3组簇药对组成。①鳖甲、龟甲、牡蛎：三药均为味咸质重之品，相簇为用，共奏益阴潜阳、平肝息风、破瘀软坚之功。②生地黄、阿胶、麦冬、麻仁、白芍、甘草：滋阴柔肝、壮水涵木。③鸡子黄、五味子：滋阴敛阴。3组簇药对相伍组成大定风珠，滋阴息风，主治阴虚风动。

【梅教授常用簇药对备要】

薄荷、菊花、钩藤、天麻： 菊花功能疏散风热，宣散表邪，又可入肝经而清肝热、平肝阳。薄荷，质轻宣散，又芳香通窍，透发力强，助药力上行，能清利头目、利咽喉。钩藤味甘性凉，入肝心经，清热平肝、息风定惊，擅治肝热风动之证；天麻甘平柔润，入肝经，养液平肝、息风潜阳，为治风之圣药。此簇药对功能清热平肝、息风止痉。

白芍、甘草、佛手： 芍药配甘草，酸甘相合，柔肝缓中，仲景以芍药治腹痛，一以益脾阴而摄纳至阴耗散之气，一以养肝阴而和柔刚木桀骜之威；佛手疏肝理气，和胃止痛，燥湿化痰，与芍药甘草汤合用，和中顺气化痰消食以治胃脘疼痛。

水牛角、钩藤、石膏： 水牛角可清营凉血，泻火解毒及定惊；钩藤甘寒，入肝经，清热平肝、息风止痉；石膏善清气分实热、肺胃实火而除烦渴，兼解肌表之热。此簇药对退热之余又可预防高热惊厥发生，多用于小儿高热。

五、颤证辨证思路与簇药对应用规律

颤证又称"振掉""颤振""震颤"，是指以头部或肢体摇动、颤抖，不能自制为主要表现的病证。轻者仅有头摇，或限于手足、肢体的轻微颤动，尚能坚持工作和自理生活；重者头部震摇大动，甚至扭转痉挛，全身颤动不已，失去生活自理能力。椎体外系疾病所致的不随意运动，如帕金森病、舞蹈病、手足徐动症等，均可参照本篇辨证论治。

1. 病因病机

颤证病位在筋脉。病因以内因为主，或由年老体衰，髓海不足，或由情志不遂，引动内风，或由劳欲过度，损及脾肾，或饮食不节，助湿生痰。基本病机为肝风内动，筋脉失养。而瘀、痰、风、火为主要病理因素。病性以虚为本，以实为标，以虚实夹杂为多见。

2. 治疗原则

颤证治疗需辨清标本虚实。初期本虚之表征不明显，风动痰滞，瘀血阻络为病之标，治以祛除风火痰瘀、息风、清热、涤痰、化瘀、清除病理因素，则脑络筋脉气血通达。病程较长，年老体弱，肝肾不足，脾虚精亏，髓海空虚而颤者，治宜滋养肝肾、健脾益气养血，以冀脏腑脑髓得充，筋脉血络得滋而内风得宁。

3. 辨证分型与簇药对应用

（1）风阳内动证

临床表现：四肢、头部及口唇、舌体等全身性颤动不止，伴见头晕耳鸣，少寐多梦，肢体麻木，口苦而干，语言迟缓不清，流涎，尿赤，大便干。舌质红苔黄，脉弦。

病机：肝郁阳亢，化火生风，扰动筋脉。

治法：镇肝息风，舒筋止颤。

代表方：天麻钩藤饮合镇肝熄风汤。

簇药对应用：天麻钩藤饮由3组簇药对组成。①天麻、钩藤、石决明：天麻、钩藤清热平肝、息风止痉。石决明咸寒质重，有平肝潜阳、除热明目的功效。三药相簇为用，共奏平肝潜阳之效。②牛膝、益母草、杜仲、桑寄生：补肝肾活血、利水平肝。③栀子、黄芩、夜交藤、茯神：凉肝安神。3组簇药对相伍组成天麻钩藤饮，平肝息风、清热活血、补益肝肾，主治肝阳偏亢、肝风上扰证。

镇肝熄风汤由4组簇药对组成：①怀牛膝、代赭石：代赭石之质重沉降，镇肝降逆，合牛膝以引气血下行，急治其标。②龙骨、牡蛎、龟甲、白芍**：益阴潜阳，镇肝息风。③**玄参、天冬**：下走肾经，滋阴清热。④**茵陈蒿、川楝子、生麦芽**：清泄肝热，疏肝理气，以遂其性。全方重用镇潜诸药，配伍滋阴、疏肝之品，共成标本兼治，而以治标为主的良方。

（2）痰热动风证

临床表现：头摇不止，肢麻颤震，重则不能持物，常胸脘痞闷，头晕口干，咯痰色黄。舌体胖大，舌苔黄腻，脉弦滑数。

病机分析：痰热内蕴，热极生风，筋脉失约。

治法：清热化痰，平肝息风。

代表方：导痰汤合羚角钩藤汤。

簇药对应用：导痰汤合羚角钩藤汤，详见痉证肝经热盛证与痰浊阻滞证的代表方条目。

（3）气血亏虚证

临床表现：肢体及头部颤震日久，表情淡漠而呆滞，伴面色无华，心悸气短，头晕眼花，倦怠懒言，自汗乏力。舌体胖大，舌苔薄白滑，脉沉细弱。

病机：气血两虚，筋脉失养，虚风内动。

治法：益气养血，濡养筋脉。

代表方：人参养荣汤。

簇药对应用：人参养荣汤由两组簇药对组成。①**人参、白术、茯苓、甘草、当归、白芍、川芎、熟地黄**：此簇药对源于《瑞竹堂经验方》的八珍汤，是由人参、茯苓、白术、甘草健脾益气，及当归、川芎、白芍、熟地黄养血活血两组小簇药对组成的。②**远志、五味子、陈皮**：八珍汤减去川芎之辛窜，与远志、五味子、陈皮安神理气相合组成人参养荣汤，益气补血、养心安神，主治心脾气血不足证。

（4）髓海不足证

临床表现：头摇肢颤，持物不稳，腰膝酸软，失眠心烦，耳鸣、善忘，呆傻健忘，生活不能自理。舌质红，苔薄白，或红绛无苔，脉细数。

病机：髓海不足，神机失养，肢体筋脉失主。

治法：填精补髓，育阴息风。

代表方：龟鹿二仙膏合大定风珠。

簇药对应用：龟鹿二仙膏由两组簇药对组成。①**鹿角胶、龟甲：**二味为血肉有情之品，最能峻补阴阳而化生精血。②**枸杞子、人参：**益肝肾，补精血，以辅助龟、鹿二药之功；人参补后天、益中气，以增强气血生化之源。四味合用，阴阳并补，气血兼顾，热又能益寿延年，养精种子。

大定风珠解析详见痉证之阴血亏虚证代表方条目。

（5）阳气虚衰证

临床表现：头摇肢颤，筋脉拘挛，畏寒肢冷，四肢麻木，心悸懒言，动则气短，自汗，小便清长或自遗，大便溏。舌质淡，苔薄白，脉沉迟无力。

病机：阳气虚衰，失于温煦，筋脉不用。

治法：补肾助阳，温煦筋脉。

代表方：地黄饮子。

簇药对应用：地黄饮子由3组簇药对组成。①**肉苁蓉、巴戟天、石斛、麦冬、五味子：**肉苁蓉、巴戟天补益下元温阳。石斛、麦冬清虚火、滋肾阴，五味子滋阴敛液，三药合用，育阴配阳，增补阴精之力。诸药配伍，滋补肾阴，温壮肾阳，共奏阴阳并补之效。②**附子、肉桂、山茱萸、熟地黄、山药：**补肾阳。③**菖蒲、远志、茯苓、薄荷：**开窍醒神，合姜枣益胃增效。3组簇药对组成地黄饮子，滋阴壮阳，引火归原，交通心肾，豁痰开窍。

【 **梅教授常用簇药对备要** 】

枸杞子、菟丝子、牛膝、杜仲：川牛膝活血通经，走而能补。菟丝子为温润之品，温壮肾阳，与杜仲、牛膝共奏益肝肾、强腰膝之功；枸杞子甘平，为养血补精之要药，滋阴补髓填精，与菟丝子相伍以补阳益阴，阴中求阳。

白芍、全蝎、蜈蚣：全蝎味辛行散，性平有毒，具攻毒散结、消肿止痛之功；蜈蚣毒性强于全蝎，药物功效与全蝎相同，二者常相须为用，能增强其攻毒散结、消肿止痛之力。合白芍除增强止痛之功外，还可预防全蝎、蜈蚣的肝脏毒性。

石斛、白芍、珍珠母：此簇药对针对阴虚阳亢，肝风内动的颤证、失眠患者，具有养阴平肝安神功效。石斛具有滋养肾阴、益胃清热之功，民间有

"救命仙草"之称,《药性论》言其益气除热。主治男子腰脚软弱,健阳,逐皮肌风痹,骨中久冷,虚损,补肾积精,腰痛,养肾气,益力。《日华子本草》言石斛"治虚损劣弱,壮筋骨,暖水脏,益智,平胃气,逐虚邪",《本草纲目拾遗》也言其"清胃除虚热,生津,已劳损,以之代茶,开胃健脾。定惊疗风,能镇涎痰,解暑,甘芳降气"。张雪梅主任发现其有安神之功,尤其是对围绝经期妇女。白芍功效养血调经、柔肝止痛、敛阴止汗、平抑肝阳,用于风湿骨痛,风疹瘙痒,癫痫,狂犬咬伤,毒蛇咬伤。珍珠母功于平肝潜阳、安神定惊、清肝明目。三味药组成的簇药对扶正平肝,确有疗效。